AF344061

ANATOMIE MÉDICO-CHIRURGICALE DE L'ABDOMEN

***

LA RÉGION LOMBAIRE ET LE PETIT BASSIN

PAR

RAYMOND GRÉGOIRE

PROFESSEUR AGRÉGÉ À LA FACULTÉ DE MÉDECINE DE PARIS
ET CHIRURGIEN DES HÔPITAUX DE PARIS

Avec 81 planches noires et coloriées comprenant 83 figures

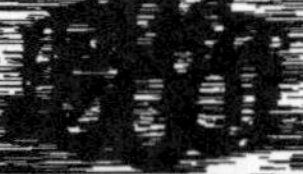

ANATOMIE MÉDICO-CHIRURGICALE
DE L'ABDOMEN

* * *

LA RÉGION LOMBAIRE ET LE PETIT BASSIN

ANATOMIE MÉDICO-CHIRURGICALE

DE L'ABDOMEN

* * *

LA RÉGION LOMBAIRE
ET LE PETIT BASSIN

PAR

Raymond GRÉGOIRE

PROFESSEUR AGRÉGÉ A LA FACULTÉ DE MÉDECINE DE PARIS

CHIRURGIEN DES HOPITAUX DE PARIS

———

Avec 81 planches noires et coloriées
comprenant 85 figures

———

PARIS

LIBRAIRIE J.-B. BAILLIÈRE ET FILS

19, RUE HAUTEFEUILLE

1926

———

ANATOMIE MÉDICO-CHIRURGICALE
DE LA RÉGION LOMBAIRE ET DU PETIT BASSIN

AVANT-PROPOS

Il peut paraître surprenant, à première vue, que dans un même ouvrage nous ayons réuni, de parti pris, la région lombaire et le petit bassin. Cette façon de voir, qui serait sans doute arbitraire dans un livre d'anatomie descriptive, se justifie parfaitement quand on envisage l'anatomie au point de vue médico-chirurgical.

Les affections pathologiques des organes pelviens réagissent souvent sur ceux des lombes et inversement. Les méthodes d'exploration clinique utilisent constamment la voie des organes pelviens pour connaître l'état des organes lombaires. A bien des points de vue la région lombaire est comme un prolongement de la région pelvienne.

Comme dans les deux premières parties de ce livre, nous avons dit ce que nous avons vu et nous l'avons exposé comme nous l'avons compris.

Il eût été peut-être plus sage de transcrire servilement les opinions des autres. Nous nous en sommes servi pour nous faire la nôtre que nous avons de préférence exposée, au risque d'encourir le reproche de ne pas être toujours conforme aux idées admises.

> « Nous savons dire : Caton dit ainsi. Voilà l'opinion de Platon. Ce sont les mots mêmes d'Aristote. Mais nous, que disons-nous nous-mêmes ? Qu'opinions-nous ? Que jugeons-nous ? Autant en ferait bien un perroquet. » (MONTAIGNE, *Essais*, Livre I, chap. XXV.)

LA RÉGION LOMBAIRE ET LE PETIT BASSIN

PREMIÈRE PARTIE

LA RÉGION LOMBAIRE

Le terme de région lombaire, considéré dans le sens où le prennent les anatomistes, comprend la colonne vertébrale lombaire et les parties immédiatement voisines. En clinique c'est-à-dire au point de vue médico-chirurgical, on entend implicitement par région lombaire la région occupée par les reins et leurs annexes. Aussi les cliniciens disent-ils couramment : région lombaire droite, ou région lombaire gauche ; car ils considèrent qu'elles flanquent les parties latérales du rachis lombaire.

Cette région de forme à peu près quadrilatère est limitée : en dehors par une ligne verticale, descendant du bord postérieur de l'aisselle sur la crête iliaque. Cette ligne virtuelle sépare le flanc de la région lombaire. En dedans, cette région s'arrête au relief externe de la masse sacro-lombaire. En bas, elle est bordée par une ligne courbe qui suit la saillie de la crête iliaque. En haut, enfin, elle est limitée par une ligne horizontale passant par l'apophyse épineuse de la onzième vertèbre dorsale.

La douzième côte, une grande partie de la onzième côte et l'extrémité de la dixième côte font donc partie de la région lombaire. Il vaudrait mieux dire, par conséquent, région thoraco-lombaire. Les chirurgiens le savent bien, car il n'est pas exceptionnel qu'ils ouvrent la plèvre en opérant dans la région lombaire, ce qui, d'ailleurs, n'est aujourd'hui d'aucune importance. Les médecins le savent bien aussi, car il arrive de voir des suppurations pleurales s'infiltrer au-dessous des côtes, lorsqu'on a négligé de les évacuer.

I. — PAROI DE LA RÉGION LOMBAIRE

FORME EXTÉRIEURE DE LA RÉGION LOMBAIRE

L'aspect extérieur de la région lombaire est extrêmement variable suivant les individus. Il varie avec le sexe, la taille, le degré d'adiposité ou de maigreur. Ces différences influent grandement sur la facilité des explorations cliniques et des manœuvres chirurgicales. C'est heureusement une des régions les plus mobiles du tronc et le clinicien ou l'opérateur savent fort bien s'en servir pour faciliter leurs moyens d'action.

Chez l'homme jeune et de taille moyenne, la région lombaire continue la surface plane du dos et se relève en bas dans la saillie de la fesse. Elle est donc notablement concave en arrière et en dehors. Mais en dedans, contre la colonne vertébrale, elle est soulevée par la saillie verticale, souvent très prononcée, de la masse sacro-lombaire. Relativement peu visible à l'état de repos, cette volumineuse masse musculaire se tend dans la contraction en un bourrelet vertical considérable dont le relief accuse davantage la dépression de la partie externe. Il existe donc le long de ce relief un **sillon vertical lombaire,** que l'on désigne couramment sous le nom de creux des reins.

La hauteur de la région lombaire chez des individus de même taille présente de grandes variations et il faut savoir en tenir compte en pratique. Sur dix hommes jeunes de 1 m. 70 de hauteur, on trouve entre les deux lignes qui limitent en haut et en bas la région, 10 centimètres de hauteur, en moyenne, avec des variations de 8 à 12 centimètres.

Cela tient, d'une part, à ce qu'il n'y a aucune relation entre la hauteur totale de l'individu et la hauteur du tronc. D'autre part, pour des hauteurs de tronc à peu près semblables, l'aspect de la région lombaire varie considérablement avec la conformation du bassin et surtout du thorax.

A vrai dire, d'après ce que nous avons pu constater, la forme des ailes iliaques est à peu de choses près sensiblement identique chez tous les individus de même sexe. Il n'en est pas de même du thorax.

Chez les individus à thorax long et étroit, la région lombaire,

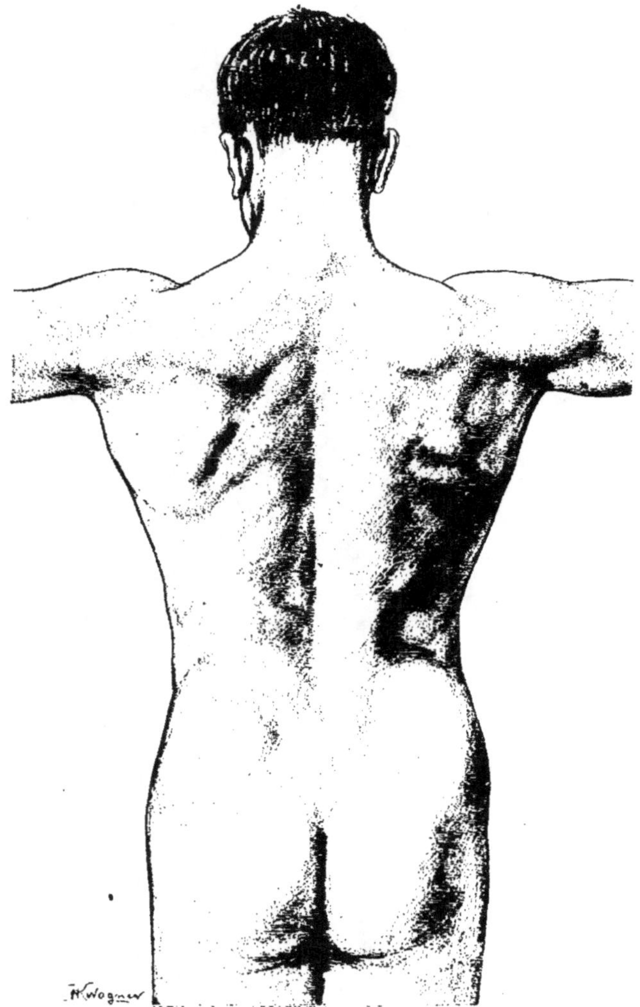

Fig. 1. — Région lombaire chez l'homme jeune et robuste.

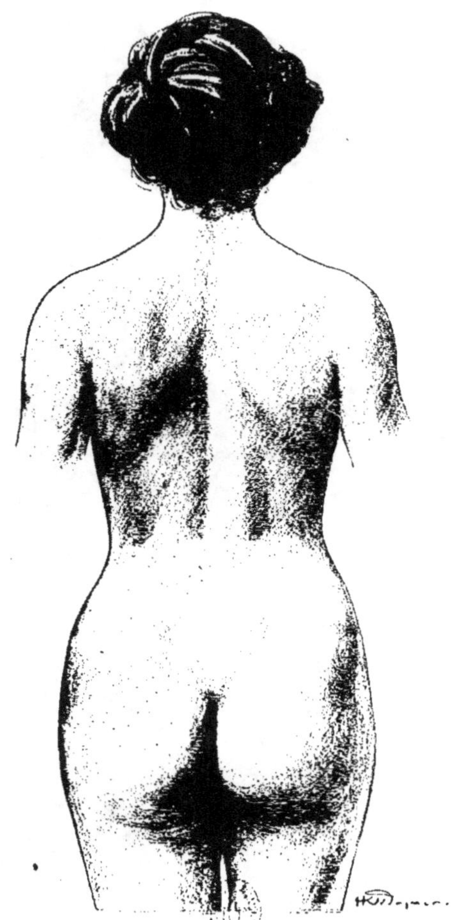

Fig. 2. — Région lombaire chez la femme jeune et robuste.

telle que nous l'avons délimitée, dessine un quadrilatère plus haut que large et sa dépression externe est très marquée.

Chez les individus à thorax court et large, la région lombaire dessine presque un carré et la dépression externe qui existe en dehors de la masse sacro-lombaire est très peu prononcée.

Il n'en faudrait pas conclure cependant que les manœuvres chirurgicales seront plus aisées dans le premier cas que dans le second.

C'est le squelette thoracique qui gêne pour aborder la profondeur et, dans les thorax étroits, les dernières côtes sont fortement obliques en bas et en dehors, alors qu'elles ont tendance à se rapprocher de l'horizontale dans les thorax larges.

La palpation est fortement gênée par la présence du squelette thoracique d'une part, et par l'importance des masses musculaires et des plans fibreux qui, comme nous le verrons plus tard, constituent la paroi lombaire. En dedans, on sent le relief de la masse sacro-lombaire, en bas celui de la crête iliaque, en haut la résistance du gril costal arrête la palpation profonde. On se rend aisément compte de l'obliquité plus ou moins grande des deux dernières côtes. Mais entre elles et la masse sacro-lombaire, le bout des doigts s'enfonce dans un angle dépressible dont l'aire correspond à la dépression sous-thoracique de la partie externe de cette région. On le désigne sous le nom d'**angle costo-vertébral** ; c'est le seul endroit où les doigts puissent pénétrer suffisamment pour apprécier ce qui se passe dans la profondeur.

La percussion de la région lombaire donne la sonorité de l'intestin situé au devant. Toutefois la région lombaire droite, en raison de la présence du foie, est toujours moins nettement sonore que la gauche. Il n'y a que dans les cas d'épanchements liquides abondants de l'abdomen que cette sonorité disparaît. Même dans les plus volumineuses tumeurs kystiques, cette sonorité persiste et c'est là un bon signe dans le diagnostic souvent difficile entre l'ascite et les grands kystes de l'abdomen.

Chez la femme, la conformation de la région lombaire n'est pas très sensiblement différente de l'homme. Toutefois la masse musculaire sacro-lombaire y dessine une saillie beaucoup moins prononcée et la cambrure de la taille, toujours très marquée, la rend nettement plus concave en arrière que chez l'homme. Pour toutes ces raisons, la partie dépressible paraît proportionnellement plus étendue et la consistance moindre des muscles et des plans fibreux rend plus aisée la palpation. C'est probablement aussi pour cela que tout ce qui distend l'abdomen, grossesse, tumeurs, épanchements, aplatit, chez elle, la région lombaire en faisant disparaître la partie déprimée sous-thoracique.

Toutes ces particularités, visibles chez le sujet maigre, disparaissent lorsque **l'adiposité** l'envahit. La graisse sous-cutanée augmente, mais c'est surtout le **coussinet graisseux lombaire** qui, en augmentant de volume, modifie la forme de la région.

Comme au niveau du creux sus-claviculaire et du pli fessier, il existe, en effet, sous la peau de la région lombaire, une couche de graisse indépendante de la graisse sous-cutanée et séparée d'elle par le fascia superficialis. Ce coussinet adipeux comble en partie le creux des reins chez le sujet maigre. Chez le sujet adipeux, il prend des proportions considérables au point de former un véritable bourrelet horizontal qui retombe par dessus le sillon de la hanche. Il n'est pas besoin de dire la difficulté que l'on rencontre alors dans les manœuvres de la palpation.

La position modifie considérablement l'aspect de la région lombaire.

Dans la position courbée en avant, la région devient plane et même convexe en arrière. Sa surface devient fortement oblique en avant et en dehors. Elle se place sur un plan antérieur à celui de la ligne des épines lombaires.

Dans la position courbée en arrière, la concavité de la région lombaire s'accentue légèrement et la saillie de la masse sacro-lombaire devenant plus considérable, il semble que la surface de la région se reporte en arrière du plan passant par les apophyses épineuses lombaires.

Dans l'inflexion latérale, enfin, la région lombaire se trouve profondément modifiée.

Du côté de la flexion, apparaît un sillon profond et horizontal, sous-jacent au rebord thoracique. Il se continue en avant avec le sillon de la taille et s'arrête en arrière au niveau de la masse sacro-lombaire. Chez les individus obèses, il se forme un vrai bourrelet entre ce sillon et la crête iliaque. Dans cette position, le rebord thoracique se rapproche de la crête iliaque, d'autant plus que l'inflexion latérale est plus prononcée. La région lombaire se ferme, pourrait-on dire, et toute manœuvre y devient impossible.

Du côté opposé à l'inflexion latérale, au contraire, la surface de la région lombaire se tend et bombe. Le rebord thoracique s'éloigne notablement de la crête iliaque. La région lombaire s'ouvre. Mais dans cette position, tous les muscles et les tissus fibreux qui forment la paroi lombaire se trouvent tendus au maximum, aussi la paroi devient-elle rigide et toute manœuvre d'exploration clinique est devenue impossible. L'exploration chirurgicale, après incision des parties molles, est grandement facilitée parce que le squelette s'est écarté et que la convexité de la colonne lombaire repousse en dehors le contenu de la région lombaire.

Les chirurgiens usent unanimement de cette position infléchie, lorsqu'ils opèrent sur la région lombaire, et ils ne se rendent vraiment compte des avantages qu'ils en tirent que le jour où une déformation ou une raideur rachidienne la rend impraticable.

STRUCTURE DE LA PAROI LOMBAIRE

La résistance toute spéciale que la paroi de la région lombaire oppose aux examens profonds tient au squelette augmenté de plans fibreux résistants et aux muscles tendus sur ce cadre osseux. Nous avons déjà vu, d'ailleurs, que la douzième côte dans sa totalité, la onzième et la dixième en partie sont comprises dans la région lombaire dont elles occupent le cinquième supérieur environ. Il est impossible d'explorer directement ce qui est en avant d'elles. Il est très difficile, en raison du plan fibreux, d'explorer ce qui est au-dessous.

I. — LE SQUELETTE DE LA PAROI LOMBAIRE

Sur trois côtés, en haut, en bas et en dedans, la région lombaire est bordée par le squelette (voir fig. 3).

En haut, le rebord thoracique entre dans la constitution de la paroi.

Seule l'extrémité antérieure de la dixième côte en fait partie. Encore chez les sujets à thorax large, les côtes étant presque horizontales, la participation de la dixième côte est-elle insignifiante au point de vue pratique.

La onzième côte, toujours longue, est fortement oblique en bas et en dehors et fait, avec la colonne lombaire, un angle de 45° environ. Cet angle est, comme nous l'avons dit déjà, susceptible de quelques variations suivant que le thorax est large ou étroit, mais cette inclinaison ne varie que de quelques degrés en plus ou en moins suivant les cas. Il n'en est pas de même de la dernière côte.

La douzième côte, en effet, présente de grandes variations suivant les individus. De fait, c'est un organe de transition entre les côtes thoraciques et les côtes lombaires ou costoïdes. Elle se rapproche tantôt d'un type, tantôt de l'autre.

La douzième côte, type thoracique, est longue, parallèle à la onzième côte, et comme elle oblique en bas et en dehors. Plus étroite, elle ne mesure guère que 1 centimètre de largeur à sa partie moyenne et diminue de largeur à ses deux extrémités. A son extrémité interne, elle s'arrondit en un col court qui supporte une tête à une seule facette. Son extrémité externe, libre et émoussée, est coiffée d'un petit cartilage perdu au milieu des muscles de la paroi et de dimension variable. La douzième côte diffère encore des autres par sa courbure qui est à peine prononcée. Elle est presque droite et nullement tordue sur son axe comme les autres.

La douzième côte, type lombaire, est courte et, comme les costoïdes ou côtes lombaires, se rapproche de l'horizontale. Légèrement plus longue que ces costoïdes, elle est en même temps plus étroite. Elle est articulée avec la face latérale du corps de la douzième vertèbre dorsale. Dans un cas, cependant, nous avons trouvé cette côte soudée et fixe par conséquent, tout comme un costoïde. Cette côte courte croise en travers l'angle que fait la onzième avec la colonne lombaire. Nous verrons plus loin que la plèvre dans ce cas descend au-dessous d'elle, ce qu'il faut savoir quand on intervient dans cette région.

En bas, le squelette qui limite la région lombaire est constitué

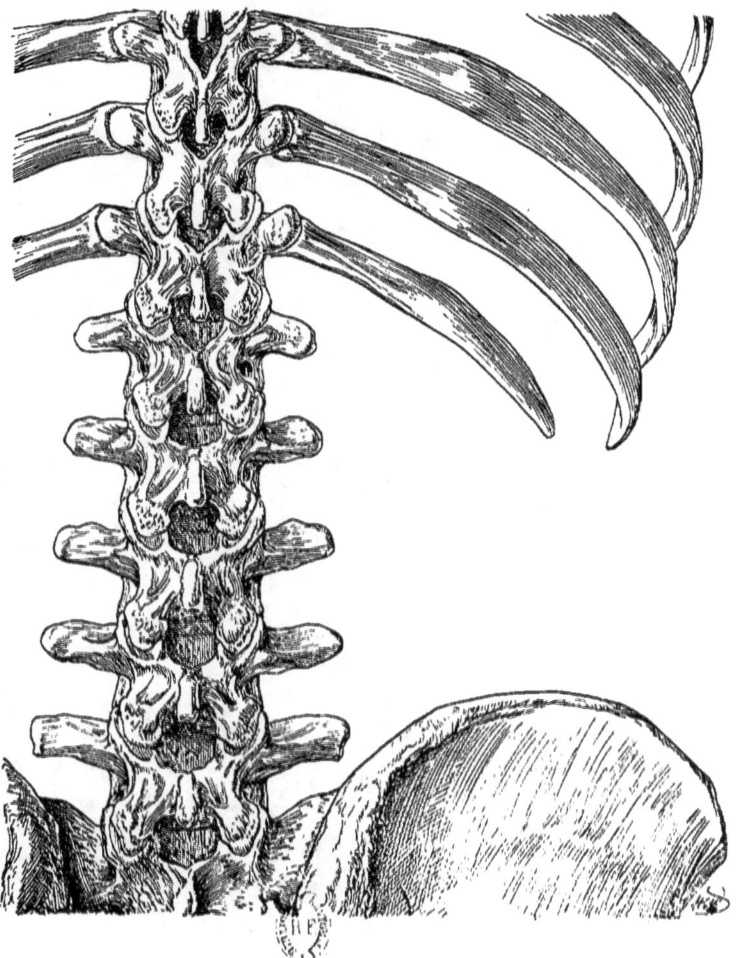

Fig. 3. — Le squelette de la région lombaire.
Il borde cette région sur trois côtés : en haut, en bas, en dedans. Ce squelette limite deux angles : costo-lombaire et ilio-lombaire, celui-ci est fixé ; celui-là peut être modifié grâce à l'inflexion de la colonne lombaire.

par la partie la plus haute de la crête iliaque, ce qui répond à peu près à son tiers moyen. En effet, dans son tiers moyen, la crête iliaque est presque dans le plan transversal. Dans le tiers postérieur au contraire, la crête iliaque s'incline fortement en arrière et en bas. Elle se trouve presque dans le plan antéro-postérieur. Ces deux parties font donc entre elles un angle accentué ouvert en arrière et en dehors. Le tiers moyen de la crête iliaque limite en bas la région lombaire, le tiers postérieur limite la région rachidienne lombo-sacrée.

Ainsi donc côtes et os iliaques se rapprochent l'un de l'autre en dehors, s'écartent en dedans. La zone limitée par le squelette de la région lombaire est plus étroite en dehors qu'en dedans.

En dehors, il existe entre l'extrémité des côtes et la crête iliaque un espace de 8 centimètres de haut en moyenne.

En dedans, au contraire, le long des costoïdes lombaires, l'espace entre le col de la douzième côte et la crête iliaque est de 16 centimètres en moyenne.

Il se forme ainsi deux angles entre la colonne lombaire et les limites squelettiques supérieures et inférieures de la région lombaire. En haut, c'est l'angle costo-vertébral, variable comme nous avons vu, mais toujours assez aigu, et à travers lequel on aurait bien de la peine à aborder le rein, si la position donnée à l'opéré ne permettait d'en augmenter l'ouverture. En bas, c'est l'angle ilio-lombaire, ouvert en haut et en dehors, de dimension à peu près constante, fixe et toujours obstrué par la grosse masse des muscles sacro-lombaires. Cet angle, négligé jusqu'ici par les chirurgiens, a pris une importance plus grande depuis que l'attention a été attirée sur les malformations parfois douloureuses de la cinquième vertèbre lombaire (voir fig. 3).

En dedans, la limite de la région lombaire est marquée par une ligne unissant les extrémités des apophyses costoïdes lombaires. Planté dans le pédicule de la vertèbre lombaire, le costoïde se dirige directement en dehors. Il représente le squelette primitif de l'arc splanchnique, comme les côtes dont il continue la série, comme l'aileron sacré qu'il précède. Cet organe intermédiaire participe des unes ou de l'autre, suivant qu'il fait partie des premières ou des dernières vertèbres lombaires.

L'aspect des divers costoïdes diffère suivant le niveau. Leur longueur, variable d'un sujet à l'autre, est généralement plus grande à la partie inférieure de la colonne lombaire. Ils mesurent en moyenne de 1 et demi à 2 centimètres. Leur direction, nettement horizontale en haut, se modifie un peu en bas où ils deviennent légèrement ascendants.

La forme des deux premiers est celle d'une lame osseuse un peu concave en avant et dont l'extrémité libre se termine par un angle arrondi. Les trois derniers sont ordinairement beaucoup plus trapus, et leur extrémité libre plus carrée. Leur volume enfin augmente progressivement de la première à la dernière vertèbre lombaire, le dernier costoïde est toujours plus volumineux que les autres.

Bien que protégés par l'épaisse masse sacro-lombaire, les premiers costoïdes peuvent cependant céder sous l'influence d'un choc violent et direct. Il n'est pas exceptionnel de les trouver fracturés dans les traumatismes du rein ou de l'uretère.

Le dernier costoïde, par sa tendance à prendre le type sacré, a été accusé de méfaits dont il n'est peut-être pas aussi souvent responsable qu'on a tendance à le dire.

La **sacralisation** du cinquième costoïde est une des variations de la colonne vertébrale les plus connues et serait de peu d'importance au point de vue médico-chirurgical, si, dans certains cas, elle ne devenait l'occasion de douleurs lombaires dont la cause était jusqu'ici méconnue et que la radiologie a pu mettre en lumière.

Grâce à la radiographie, Adams, en 1910, découvrit chez une jeune fille de 16 ans, atteinte de scoliose lombaire progressive avec douleurs sourdes dans l'articulation sacro-iliaque, un développement exagéré de l'apophyse transverse de la cinquième lombaire, laquelle venait par son extrémité distale s'articuler avec l'os iliaque. Il imputa au contact de cette apophyse hypertrophiée les troubles dont était atteinte sa malade ; il réséqua la protubérance osseuse et obtint une amélioration (Georget).

Comme la plupart des malformations congénitales, l'hypertrophie du cinquième costoïde lombaire n'est pas pathologique par elle-même, elle ne le devient qu'en raison des conséquences qu'elle entraîne. Il est donc nécessaire de connaître ce qu'on entend par sacralisation de la cinquième lombaire. Cette malformation peut être uni ou bilatérale et quand elle est bilatérale, le degré qu'elle atteint peut être plus considérable d'un côté que de l'autre.

Il y a sacralisation chaque fois que le cinquième costoïde prend un volume anormal. Du fait de cette hypertrophie, l'espace qui sépare ordinairement cette apophyse de l'os iliaque et du sacrum se trouve diminué. Il peut y avoir contact, articulation ou enfin soudure entre le costoïde, l'os iliaque et le sacrum. Ce sont là trois degrés différents de la sacralisation.

On est encore assez mal fixé sur les causes qui, dans ces cas, produisent la douleur et, comme le dit fort justement Léri, le fait de constater l'existence d'une sacralisation n'indique pas forcément que les souffrances dont se plaint le malade doivent y être rattachées.

II. — PLAN FIBREUX DE LA PAROI LOMBAIRE

L'espace qui limite le cadre osseux de la région lombaire est encore rétréci par une formation fibreuse tendue et résistante qui rend particulièrement difficile l'exploration clinique des organes profonds.

Ce ligament *lombo-costal*, étendu des costoïdes lombaires à la dernière côte, est aussi appelé *ligament de Henle*.

Il comble, en partie, l'angle costo-vertébral. Il s'étend du sommet des deux premiers costoïdes lombaires jusqu'au bord inférieur de la douzième côte quand elle est longue, jusqu'à la onzième quand la douzième est courte (voir fig. 4).

Il est donc formé de deux faisceaux. Ceux-ci, distincts en dedans, se confondent en dehors. Le faisceau qui s'attache au deuxième costoïde lombaire est le plus volumineux. Il s'attache au sommet du costoïde par des trousseaux fibreux denses qui bientôt s'étalent en éventail. Les faisceaux supérieurs se portent en dehors et un peu en haut et viennent prendre insertion au bord inférieur de la dernière côte. Le faisceau inférieur, plus net encore et plus épais, marque un bord tranchant, oblique en haut et en dehors. Suivant que la douzième côte est longue ou courte, il s'attache soit à l'extrémité de la douzième côte, soit au bord inférieur de la onzième.

Le faisceau qui s'attache au premier costoïde lombaire est moins résistant que le précédent. Il se fixe au sommet du costoïde et s'étale aussitôt en éventail de telle sorte que ses faisceaux divergents s'imbriquent avec ceux du précédent qu'ils renforcent. Il s'insère en dehors le long du bord inférieur de la douzième côte.

Ce plan fibreux, très net et très résistant, parti du sommet des deux premiers costoïdes, est continué en bas par d'autres formations identiques, mais beaucoup moins développées. On voit en effet se détacher du sommet des troisième et quatrième costoïdes des faisceaux fibreux irradiés en éventail qui naissent du sommet même de l'apophyse costiforme et constituent l'insertion postérieure du tendon aponévrotique du muscle transverse. Ces sortes de faisceaux irradiés ne sont vraiment bien visibles que sur des sujets puissamment musclés.

III. — MUSCLES ET TENDONS DE LA PAROI LOMBAIRE

En arrière de ce squelette ostéo-fibreux, la paroi lombaire est doublée d'un corps charnu volumineux et à direction sensiblement verticale : c'est la masse sacro-lombaire. Le grand oblique et le petit oblique occupent la partie externe de la région lombaire. Dans l'espace qui sépare ces derniers muscles de la masse sacro-lombaire, la paroi n'est formée que par le tendon large et aponévrotique du muscle transverse, un peu du petit dentelé et par le tendon du grand dorsal qui recouvre le tout.

En avant du squelette ostéo-fibreux, la paroi lombaire est encore doublée par un muscle à direction verticale, le carré des lombes.

Les masses musculaires qui forment en arrière la paroi lombaire sont constituées en dedans par la volumineuse masse charnue sacro-lombaire qui comble et déborde en dehors la gouttière vertébrale. Son puissant relief, toujours marqué sous la peau, soulève la région. La partie externe de la paroi lombaire est formée par la partie postérieure du grand oblique, recouvrant la partie postérieure du petit oblique. La saillie de ces muscles beaucoup moins prononcée dessine le méplat de la région lombaire. Enfin entre ces deux masses

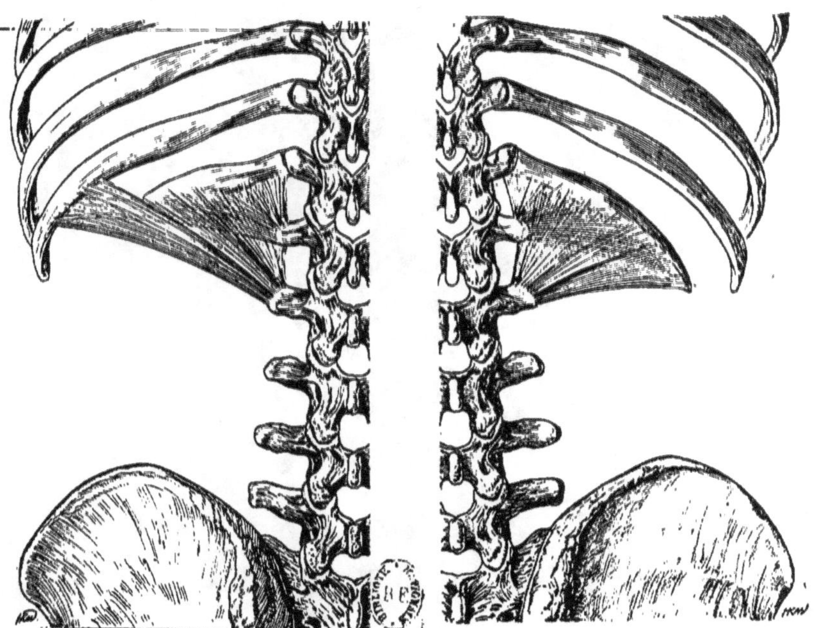

Fig. 4. — Aspects différents du ligament de Henle suivant que la douzième côte
est longue ou courte.
A gauche, la côte est courte ; le ligament se fixe en partie à la onzième côte.
A droite, la côte est longue; le ligament se fixe entièrement à la douzième côte.

externe et interne, existe un espace qui répond au sillon vertical lombaire.

La masse sacro-lombaire.

C'est la masse charnue la plus épaisse de l'économie. A la vérité elle représente la fusion de deux muscles, l'ilio-costal et le long du dos.

Elle mesure de 5 à 6 centimètres d'épaisseur sur un sujet moyennement musclé et peut atteindre jusqu'à 8 centimètres.

Elle forme une masse prismatique qui comble tout l'espace séparant la face postérieure du sacrum des dernières côtes. Plus haut elle se divise en deux muscles : l'ilio-costal et le long du dos.

Elle s'étend de la ligne médiane jusqu'à 8 ou 10 centimètres en dehors et déborde par conséquent de 4 à 5 centimètres la ligne des sommets des apophyses costiformes. Elle cache donc en grande partie les organes situés en avant de la paroi, comme le rein, le bassinet et l'uretère, lorsque le sujet est dans la rectitude. Dans la situation infléchie, dont usent généralement les chirurgiens, la masse sacro-lombaire se tasse contre la colonne vertébrale et gêne relativement peu les manœuvres.

Elle se détache en bas de la face postérieure du sacrum et de l'épine iliaque postéro-supérieure.

Sur le sacrum, elle prend naissance par un large tendon plat et par des fibres directement charnues. Le tendon se fixe, en dehor s au versant interne de l'épine iliaque postéro-supérieure, en dedans à la crête épineuse sacrée, enfin, dans l'intervalle de ces deux insertions à la face postérieure du sacrum, depuis la troisième pièce sacrée jusqu'au sommet. Ce tendon, intimement uni en bas à l'aponévrose sacro-lombaire, s'en sépare en haut où il se trouve recouvert par le petit dentelé inférieur.

Il donne naissance à des fibres charnues par ses deux faces, mais surtout par sa face antérieure. Cette face antérieure est en effet occupée par l'insertion de fibres musculaires sur la totalité de son étendue. Sa face postérieure, au contraire, est libre dans presque toute sa hauteur. Cependant, dans sa partie externe, elle sert d'attache aux fibres charnues, en sorte que ce tendon large et plat se trouve en dehors situé en pleine masse musculaire de l'ilio-costal.

Les fibres, directement charnues, s'attachent à la face postéro-supérieure du sacrum depuis la troisième vertèbre sacrée jusqu'à la première, dans toute la surface comprise entre la crête des tubercules postéro-externes et l'os iliaque. L'espace situé entre ces tubercules postéro-externes et la crête épineuse est réservé aux muscles des gouttières.

· **Sur l'épine iliaque postéro-supérieure,** la masse sacro-lombaire s'attache encore par un tendon plat et par des fibres directement charnues.

Le tendon s'insère sur la partie toute postérieure de la crête iliaque et sur le versant externe de l'épine iliaque postéro-supérieure. Les fibres à insertions directement charnues naissent du versant interne de l'épine iliaque postéro-supérieure.

De cette large surface d'attache, la masse sacro-lombaire encore indivise monte vers le thorax. Sa séparation en long du dos et ilio-costal ne se montre qu'un peu au-dessous de la dernière côte.

Le faisceau ilio-costal ou externe, en montant, se divise en une série de digitations qui s'attachent aux côtes ou aux costoïdes qui les représentent.

A chaque costoïde lombaire, il envoie un faisceau qui se fixe au niveau du sommet en se portant en haut et en avant. Sur la face postérieure du thorax, à la hauteur des angles costaux, il donne une série de fascicules tendineux qui vont s'attacher à la saillie de chaque angle costal et se recouvrent les uns les autres de dehors en dedans. Le faisceau ilio-costal de la masse sacro-lombaire se fixe ainsi aux cinq ou sept dernières côtes. Au-dessus, il est continué par le costo-costal au dos, et plus haut encore par le cervical descendant.

Le faisceau long du dos ou interne, en montant, se divise en une série de digitations qui se fixent au sommet de l'apophyse transverse et à la portion de la côte immédiatement attenante, c'est-à-dire au col jusqu'au voisinage de l'angle. Il est donc sacro-transverso-costal. Au niveau de la région lombaire, il est encore sacro-transverso-costal, mais ici les transverses sont réduits aux tubercules mamillaires, les côtes aux apophyses costoïdes. Le long du dos se fixe par des faisceaux plus ou moins fusionnés aux tubercules mamillaires et à la face postérieure des costoïdes. Dans la partie haute de la colonne vertébrale, il est continué par le transverso-cervical.

Vascularisation et innervation de la masse sacro-lombaire. — Cette volumineuse masse musculaire sacro-lombaire est appelée à fournir un effort considérable et prolongé pour maintenir la rectitude du tronc ; aussi reçoit-elle une très riche vascularisation et quiconque a eu l'occasion d'intervenir dans cette région a pu se rendre compte de l'abondance des vaisseaux et de la difficulté de l'hémostase. De fait, dans chaque espace intercostal, les artères intercostales et plus bas les artères lombaires, envoient un tronc postérieur volumineux ou dorso-spinal. Au dos, cette artère, accompagnée de veines volumineuses, passe entre les apophyses transverses sus et sous-jacentes et fait issue, dans la région du dos, sur le bord externe des muscles des gouttières, juste en avant du long du dos (voir fig. 5).

Cette émergence se fait au bord inférieur de la côte, dans l'angle que fait avec elle le bord externe du surcostal. Le vaisseau pénètre immédiatement dans l'épaisseur du long du dos en se distribuant en plusieurs rameaux. Ainsi, au niveau de chaque espace intercostal, le long du dos reçoit un nouveau vaisseau et un nouveau rameau nerveux.

Aux lombes, le rameau dorso-spinal passe entre deux costoïdes, en suivant généralement le bord inférieur du costoïde sus-jacent. Il est accompagné de veines toujours très volumineuses.

La ligne d'émergence de ces divers rameaux marque une sorte de plan de clivage imparfait entre les digitations que le long du dos et l'ilio-costal envoient aux apophyses costoïdes.

Ces rameaux artériels se distribuent dans toute la masse sacro-lombaire encore indivise.

En outre, les artères lombaires envoient derrière le carré des lombes deux ou trois petits rameaux qui se distribuent au bord externe (ilio-costal) de la masse sacro-lombaire.

Le tronc dorso-spinal de l'intercostal ne vascularise, en somme, que la masse commune et le long du dos. L'ilio-costal reçoit ses vaisseaux directement de l'artère intercostale. Celle-ci, au niveau de l'angle de la côte, donne un petit rameau qui émerge de l'espace intercostal et pénètre de suite dans l'ilio-costal et le costo-costal qui le continue.

De même aussi, son innervation lui vient directement du nerf intercostal et non du tronc dorso-spinal qui ne donne qu'au long du dos.

Cette description, qui ne répond pas exactement à ce que disent les classiques, nous paraît cependant être la vérité.

LE MUSCLE PETIT DENTELÉ INFÉRIEUR

La masse sacro-lombaire est sur toute sa hauteur bridée par une aponévrose dont les deux extrémités, supérieure et inférieure, donnent naissance à des fibres charnues, qui constituent les deux muscles petits dentelés.

Le petit dentelé inférieur, le seul qui nous intéresse ici, naît donc au bord inférieur et externe de cette lame aponévrotique. Ses faisceaux charnus s'attachent en quatre languettes aux quatre dernières côtes, quand il est bien développé. Souvent, nous l'avons vu réduit à trois ou même deux languettes allant aux trois ou deux dernières côtes. Elles se fixent à la face externe et au bord inférieur de celles-ci immédiatement en dehors de l'angle costal. Artificiellement, on peut, dans l'aponévrose qui recouvre la masse sacrolombaire et se fusionne avec le large tendon du grand dorsal, suivre des faisceaux fibreux jusqu'aux apophyses épineuses des deux dernières dorsales et des trois premières lombaires. Ainsi fait-on naître généralement le petit dentelé de la ligne épineuse.

Le dernier faisceau du petit dentelé cache le sommet de l'angle que fait l'ilio-costal avec la dernière côte.

LE GRAND ET LE PETIT OBLIQUE

Ces deux muscles plats et minces se recouvrent l'un l'autre.

Le grand oblique, né des côtes, descend vers la crête iliaque où il s'insère. Son faisceau le plus postérieur a pris son origine soit sur la face externe de la douzième côte quand elle est longue, soit sur la onzième, quand celle-là est courte. Il se porte en bas et un peu en avant et gagne la partie postérieure de la lèvre externe de la crête

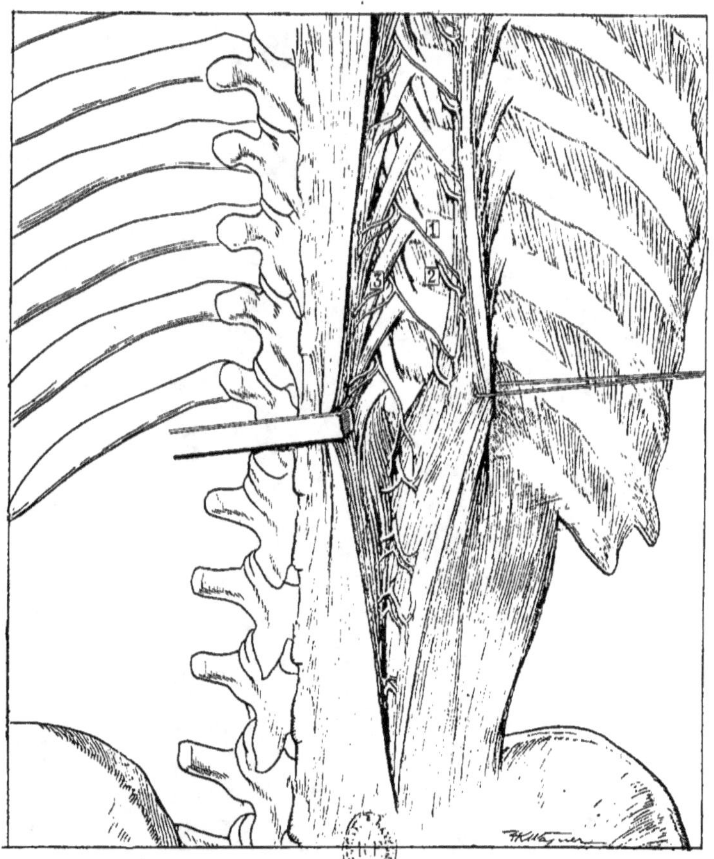

Fig. 5. — Vascularisation et innervation de la masse sacro-lombaire. Remarquer que la vascularisation du long du dos provient d'une source différente de celle de l'ilio-costal. L'innervation des deux muscles vient au contraire de la même source.

1. Le nerf postérieur du rameau dorso-spinal donne une branche au long du dos, une autre à l'ilio-costal.

2. Les artères de l'ilio-costal viennent du tronc de l'artère intercostale en passant à travers l'intercostal externe.

3. Les artères du long du dos viennent du tronc dorso-spinal et émergent du fond du triangle formé en dehors par le sus-costal, en bas par la côte, en dedans par le faisceau du long du dos.

La disposition se simplifie au niveau de la région lombaire inférieure.

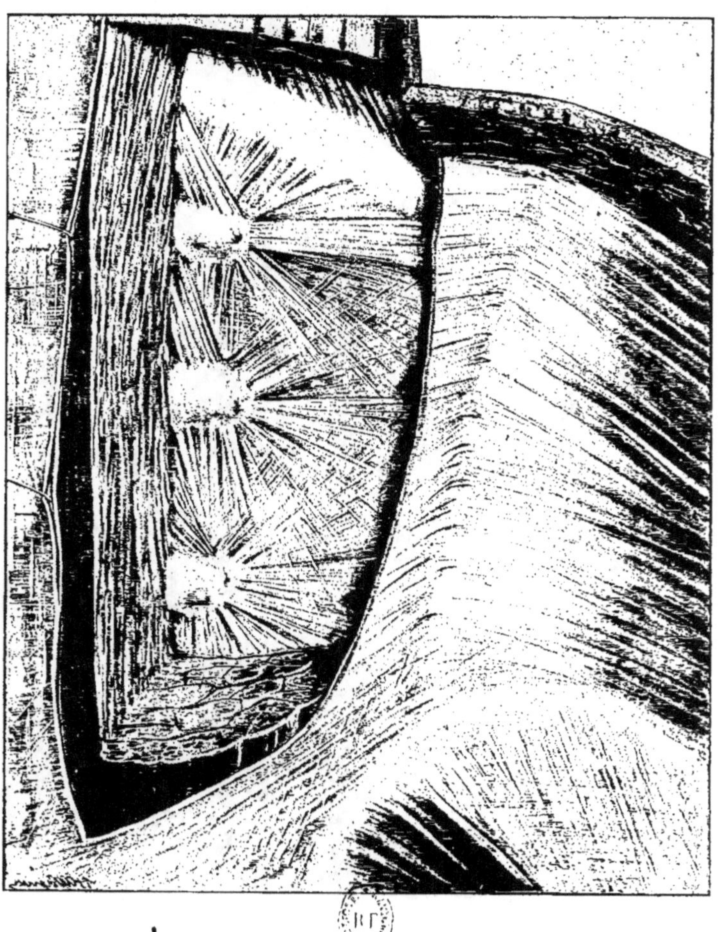

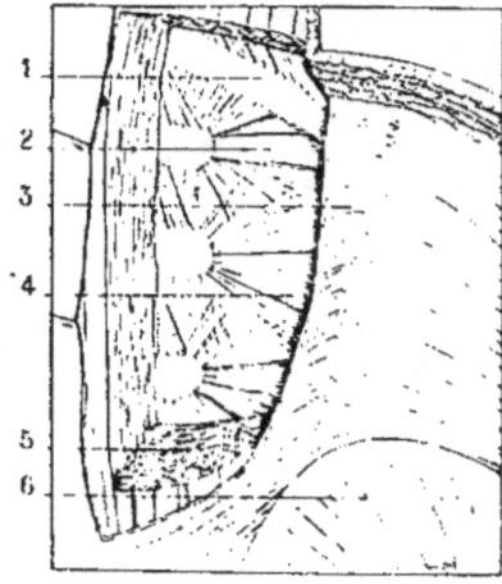

Fig. 6. — Les attaches postérieures du muscle
transverse de l'abdomen.

1. La douzième côte. — 2 et 4. Les tendons d'attache
fixés au sommet des costoïdes lombaires. — 3. Le
feuillet superficiel allant se fixer au sommet des
apophyses épineuses lombaires et recouvrant la
masse sacro-lombaire réséquée en partie ici pour
montrer les attaches profondes. — 5. La masse sacro-lombaire coupée. — 6. La crête iliaque.

iliaque. En raison de cette obliquité, la partie supérieure de ce faisceau est recouverte par le tendon aponévrotique du grand dorsal, la partie basse émerge au-dessous de ce tendon étalé et fait avec son bord externe un angle ouvert en bas.

Le bord postérieur du grand oblique est à peu près parallèle au bord externe de l'ilio-costal et se trouve distant de lui de 1 à 2 centimètres, suivant les individus. Ainsi donc, le grand oblique en dehors, l'ilio-costal en dedans, la crête iliaque en bas et la douzième côte en haut dessinent un quadrilatère.

Le petit oblique, par son bord postérieur, coupe en diagonale ce quadrilatère, de son angle inféro-interne à son angle supéro-externe.

En effet, le petit oblique s'attache en bas à la partie moyenne de la crête iliaque et son dernier faisceau confine à l'ilio-costal, sur le tendon duquel il prend même insertion. Il monte de là en haut et en dehors vers la côte et son faisceau le plus postérieur se fixe à la douzième côte, au-dessous du grand oblique.

Tout le triangle inférieur, inscrit dans le quadrilatère que nous venons de citer, est donc occupé et fermé par la partie toute postérieure du petit oblique.

Le triangle supérieur, inscrit dans ce même quadrilatère, est fermé par un mince feuillet celluleux détaché du bord postérieur du petit oblique. Au-dessous de ce feuillet passe le tendon plat du transverse, comme nous le verrons plus loin.

LE MUSCLE TRANSVERSE

Au niveau de la région lombaire, le muscle transverse n'est plus qu'un large et mince tendon. Celui-ci, haut de 8 à 10 centimètres et large de 10 à 12, va s'attacher d'une part à la douzième côte et d'autre part à la colonne lombaire.

Le mode d'attache du muscle transverse à ce niveau a été décrit de façons fort différentes en apparence.

Les uns pensent que le tendon du transverse se trifurque en trois lames tendineuses : la lame antérieure passerait en avant du carré des lombes pour se fixer au bord latéral des corps vertébraux lombaires ; la lame moyenne irait se fixer au sommet des costoïdes lombaires. Entre ces deux lames se trouve englobé le carré des lombes. La lame postérieure, enfin, irait s'attacher au sommet des apophyses épineuses lombaires. Entre cette lame et la précédente se trouve la masse sacro-lombaire.

D'autres anatomistes pensent, avec Poirier, que cette trifurcation du tendon du transverse n'est qu'une apparence due à ce fait, qu'au niveau des lombes, les diverses aponévroses s'accolent et se fusionnent plus ou moins. En réalité, le tendon du transverse va se fixer directement au sommet des apophyses costoïdes lombaires.

Cette différence dans la façon de concevoir l'attache postérieure du transverse est plus apparente que réelle. Chacune de ces descriptions contient une part de vérité.

L'insertion postérieure du muscle transverse est très variable suivant les sujets. Il faut en avoir disséqué un grand nombre pour se faire une opinion.

Tout d'abord, on peut affirmer que la lame antérieure au carré des lombes n'est pas un tendon d'attache, mais une simple lame cellulo-fibreuse.

Au contraire, les deux lames, moyenne et postérieure, représentent bien réellement des tendons d'insertion. Mais il est rare de les rencontrer sur le même sujet également développées. Chez les uns, la lame épineuse ou tendon postérieur est très développée, la lame costoïde ou tendon antérieur est très réduite. Le muscle paraît s'attacher au sommet des apophyses épineuses lombaires. C'est le cas le plus rare.

Chez les autres, la lame costoïde ou tendon antérieur est seule développée, la lame épineuse ou tendon postérieur est très réduite. Le transverse paraît naître exclusivement des apophyses costoïdes. C'est le cas le plus habituel (voir fig. 6).

En réalité, la masse dorso-lombaire est prise dans le dédoublement postérieur du tendon du transverse, comme le grand droit de l'abdomen est pris dans le dédoublement du petit oblique.

Cette façon de concevoir l'attache postérieure du muscle transverse va quelque peu à l'encontre des idées habituellement admises. Elle résulte de la dissection et de l'étude d'un grand nombre de pièces.

Au point de vue médico-chirurgical, il faut savoir que ce large tendon, recouvert en partie par le grand et le petit oblique, forme, jusqu'au bord externe de la masse sacro-lombaire où il se dédouble, une mince nappe fibreuse formée de faisceaux parallèles. C'est entre ces faisceaux que s'infiltrent les collections de la loge rénale lorsqu'elles gagnent la surface. C'est peut-être un trajet identique que doivent se creuser les hernies lombaires.

LE GRAND DORSAL

Le plan musculaire formé par la masse sacro-lombaire, les obliques et le transverse est recouvert à peu près complètement par le muscle grand dorsal ou plutôt par la portion tendineuse de ce muscle.

Ce tendon, d'une largeur considérable, mesure 8 à 10 centimètres dans le sens transversal et 10 à 20 dans le sens vertical. D'aspect triangulaire, il forme, avec celui du côté opposé, une image losangique à l'ensemble de laquelle on donne le nom d'aponévrose sacro-lombaire.

Le tendon du grand dorsal se fixe en bas sur le tiers postérieur de la lèvre externe de la crête iliaque, sur l'épine iliaque postéro-supérieure, sur les dernières pièces sacrées. Enfin, en dedans, il s'attache à toute la hauteur de la crête épineuse formée par les vertèbres lombaires et sacrées.

Ce tendon, recouvert par le bourrelet graisseux des lombes et la peau, recouvre la masse sacro-lombaire et les derniers faisceaux du grand oblique et du petit oblique.

Au niveau de l'espace triangulaire qui sépare le petit oblique et la masse sacro-lombaire, le tendon du grand dorsal recouvre directement le tendon du muscle transverse. Il se fait même à ce niveau une réunion intime entre les deux lames tendineuses, au point que toute dissection tendant à les séparer sectionne fatalement les faisceaux de l'un ou de l'autre.

C'est à cette adhérence qu'est due la formation du sillon vertical des lombes.

Le tendon du grand dorsal se fusionne encore avec le tendon mince et large du dentelé inférieur, si bien qu'il est à peu près impossible de les séparer l'un de l'autre.

LE CARRÉ DES LOMBES

En avant du plan fibreux parti des costoïdes, la paroi lombaire ne compte qu'un seul muscle, d'ailleurs assez faible, le carré des lombes.

Ce muscle s'étend de la crête iliaque aux costoïdes lombaires et à la dernière côte.

Sur la crête iliaque, il se fixe au versant antérieur de son cinquième postérieur, sur une longueur de 10 centimètres environ. Quelques faisceaux prennent même naissance sur les ligaments ilio-lombaires. Cette insertion se fait par des faisceaux charnus entremêlés de petits faisceaux tendineux.

Il semble à peu près constant que l'on puisse distinguer deux plans de fibres musculaires (voir fig. 7).

Le plan antérieur est le plus large et les faisceaux qui le constituent sont aussi les plus longs. Ils s'étendent de la crête iliaque à la dernière côte. Ils s'attachent en bas au versant antérieur de la crête iliaque et montent parallèles entre eux jusqu'au bord inférieur de la douzième côte. L'ensemble forme un plan charnu assez mince, puisqu'il ne mesure guère que 5 à 6 millimètres d'épaisseur

Le plan postérieur est plus mince et formé de faisceaux à peu près isolés les uns des autres et orientés obliquement en haut et en dedans. Ils vont de la crête iliaque aux costoïdes.

Ces faisceaux ilio-costoïdiens sont au nombre de trois. Le faisceau interne est le plus court, il va de la partie interne de la crête iliaque au sommet du troisième costoïde lombaire.

Le faisceau moyen naît de la crête iliaque entre les deux autres et va au sommet du deuxième costoïde lombaire.

Le faisceau externe est à la fois le plus large et le plus long. Il prend naissance en dehors du moyen et monte jusqu'au premier costoïde au sommet duquel il s'attache :

Parfois, on trouve des faisceaux costoïdo-costaux, beaucoup plus maigres que les précédents, naissant du bord supérieur du sommet des trois premiers costoïdes et montant obliquement en dehors pour s'attacher au bord inférieur de la douzième côte en arrière du faisceau ilio-costal.

Malgré la superposition de ses plans, le carré des lombes est

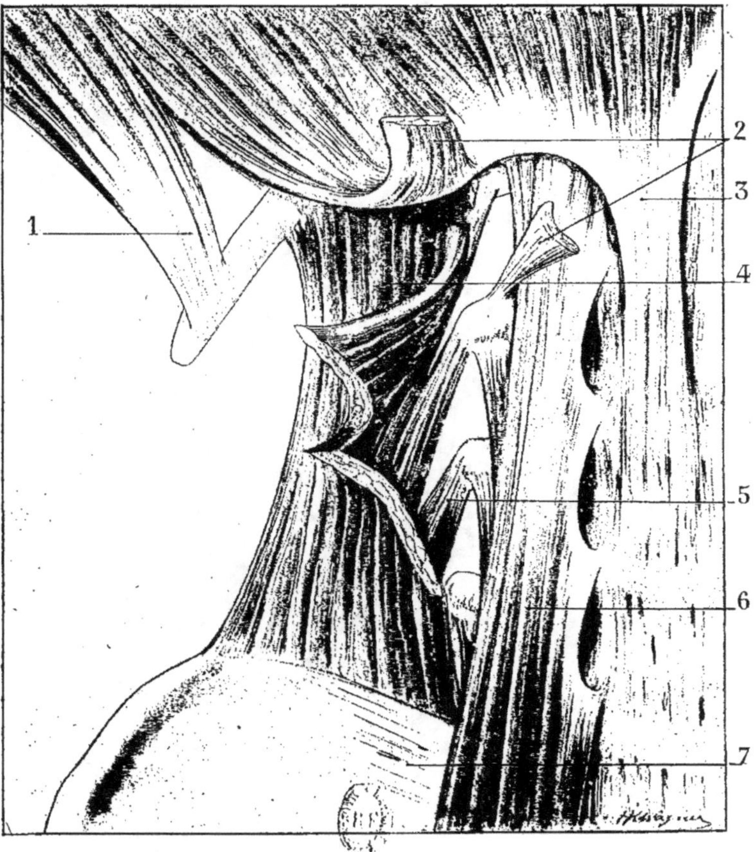

Fig. 7. — Le muscle carré des lombes. Le plan antérieur est incisé et recliné pour permettre de voir le plan postérieur.

1. Attaches costales du diaphragme. — 2. Pilier latéral du diaphragme. — 3. Pilier médian. — 4. La couche antérieure, ilio-costale du carré des lombes. — 5. La couche postérieure ilio-transversaire du carré des lombes. — 6. Le psoas. — 7. La crête iliaque et le ligament ilio-transversaire.

un muscle d'une très faible épaisseur et ses faisceaux charnus sont, chez la plupart des individus, si largement mêlés de faisceaux fibreux que sa coloration reste blanchâtre. Il fait partie de ces muscles qui, comme les intercostaux au thorax et l'ischio-coccygien dans le pelvis, agissent autant par le plan résistant qu'ils forment que par l'effort de contraction dont ils sont capables.

IV. — VAISSEAUX ET NERFS DE LA PAROI LOMBAIRE

Nous avons déjà vu (page 15) la disposition des vaisseaux et des nerfs qui se rendent à la masse sacro-lombaire. Nous n'y reviendrons pas ici. Ils n'intéressent guère le chirurgien qui intervient dans la région lombaire.

Sur le plan profond de la région courent les derniers paquets vasculo-nerveux intercostaux et plus bas les artères lombaires et des branches du plexus lombaire. La situation et les connexions de ces derniers expliquent les irradiations douloureuses que l'on observe au cours de certaines affections du rein et de ses annexes.

Le douzième nerf intercostal et la dernière artère intercostale s'accolent l'un à l'autre sur le bord de la colonne vertébrale. Le nerf émerge du trou de conjugaison en arrière du premier faisceau du psoas, l'artère, née de l'aorte en avant du nerf, va le rejoindre en passant soit sous la première arcade du psoas, soit en croisant la face antérieure du muscle. Dès lors, l'un et l'autre suivent à distance le bord inférieur de la douzième côte en avant des attaches du carré des lombes. Lorsqu'ils sont arrivés sur le tendon plat du muscle transverse, ces deux organes s'enfoncent entre deux de ses faisceaux dans la paroi latérale du ventre. Ce point de pénétration se fait généralement un peu en dehors du bord externe du carré des lombes. Quand ils ont traversé le transverse, ils se trouvent placés entre celui-ci et le petit oblique au niveau de ce point faible que nous décrivons plus loin sous le nom d'espace de Grynfeld. (Voir fig. 8).

Les artères lombaires et les branches externes du plexus lombaire, tout en continuant la série des vaisseaux et nerfs intercostaux, affectent cependant entre eux des rapports différents.

Les artères lombaires, nées de la face postérieure de l'aorte lombaire, se dirigent à peu près horizontalement en dehors et bientôt s'enfoncent dans la profondeur au-dessous des arcades du psoas avec les racines communicantes du sympathique. Elles croisent donc la face profonde du psoas et arrivent ainsi sur le bord interne du carré des lombes.

Chez un certain nombre de sujets, ces artères, très petites, s'épuisent dans ce muscle, après avoir donné le rameau dorso-spinal. Chez un certain nombre, ces artères, plus importantes, passent soit en avant, soit en arrière du carré des lombes et pénètrent au milieu des muscles latéraux de l'abdomen. Enfin très souvent, les trois premières artères lombaires sont d'un calibre très réduit et on peut les considérer comme insignifiantes au point de vue chirurgical. La quatrième, au contraire, est souvent volumineuse et après avoir croisé le pied du carré des lombes soit en avant, soit en arrière, pénètre entre les muscles de la paroi latérale de l'abdomen en suivant la crête iliaque, le long de laquelle on peut la suivre jusqu'au voisinage des muscles droits.

Les branches externes du plexus lombaire qui croisent la paroi qui nous occupe, sont représentées par les deux abdomino-génitaux.

Les abdomino-génitaux émergent du psoas sur son bord externe à la hauteur de la deuxième apophyse costiforme, car leur trajet est extrêmement oblique. Ils sont alors placés sur la face antérieure du carré des lombes et lâchement fixés à son aponévrose. Ils le croisent très obliquement en bas, passent son bord externe et arrivés sur le tendon du transverse, ils s'insinuent entre deux de ses faisceaux les plus inférieurs et vont rejoindre la quatrième artère lombaire dans l'épaisseur des muscles latéraux de la paroi abdominale.

Le douzième intercostal et les abdomino-génitaux ont un trajet à peu près parallèle au niveau de la paroi lombaire. Ils sont tellement obliques qu'ils en sont presque verticaux dans leur partie postérieure. Aussi, quoi qu'on en ait dit, risquent-ils beaucoup moins d'être tranchés par une incision oblique quelconque que par une incision horizontale qui peut les couper en travers. Ils ne sont séparés du rein que par le feuillet de Zukerkandlt et la graisse rétro-rénale. Cependant les nombreuses petites veines qui leur forment une sorte de gaine, communiquent avec celles de la capsule adipeuse et par leur intermédiaire avec celles du rein.

Le voisinage d'une part, la congestion veineuse d'autre part, expliquent sans doute les réactions douloureuses de ces nerfs au cours des affections de la glande rénale.

LES POINTS FAIBLES DE LA PAROI LOMBAIRE

Malgré l'épaisseur des plans musculaires qui forment la paroi lombaire et la densité des plans fibreux qui y sont adjoints, il existe cependant à ce niveau des points relativement faibles. A ce niveau les organes contenus dans l'abdomen peuvent parfois venir faire hernie. Plus souvent, les collections qui ont pris naissance en avant de cette paroi s'y infiltrent et viennent se faire jour au dehors.

LE SILLON LOMBAIRE

Cette zone faible répond à la dépression verticale qu'on désigne sous le nom de sillon lombaire. Comme nous l'avons vu, ce sillon répond au bord externe de la masse sacro-lombaire.

Il est limité en dedans par ce volumineux corps charnu et en dehors par la saillie beaucoup moins accentuée que font le petit oblique et le grand oblique superposés. En bas, il s'arrête brusquement à la hauteur de la crête iliaque. En haut, il confine aux digitations du grand dentelé, mais, profondément, la dernière côte l'a déjà interrompu.

L'aire de ce sillon n'est guère constituée que par des plans fibreux, d'ailleurs denses et résistants. A peine le petit oblique, en débordant en arrière le grand oblique, empiète-t-il un peu sur la partie tout inférieure de sa largeur. Le reste de l'espace est occupé par le tendon aponévrotique postérieur du muscle transverse, recouvert lui-même par le tendon aponévrotique large du grand dorsal.

Il est très difficile de séparer l'un de l'autre ces deux plans fibreux. En effet il existe sur toute la longueur du bord externe de la masse sacro-lombaire une véritable fusion ou en tous cas une adhérence intime entre le tendon du grand dorsal et celui du transverse qu'il recouvre. Cette adhérence contribue puissamment à marquer le sillon lombaire sur le sujet disséqué. Cependant, malgré

la dépression souvent prononcée qu'il forme, le sillon lombaire
est souvent dissimulé sur le vivant pour peu que son pannicule
graisseux ait quelque épaisseur. N'avons-nous pas vu, en effet, que
le **coussinet adipeux lombaire** comble et nivèle au-dessous de la
peau le sillon lombaire. Mais si on ne le voit pas toujours, le méde‑
cin ou le chirurgien qui palpe peut toujours retrouver au bout des
doigts cette dépression longitudinale.

Le fond du sillon lombaire répond à la face postérieure du carré
des lombes. Aussi la faiblesse de la paroi lombaire est-elle toute
relative. On a décrit cependant, dans ce sillon, deux petites régions
à travers lesquelles des hernies seraient susceptibles de se produire : ce sont les triangles de Grynfeld et de Jean-Louis Petit.

L'ESPACE DE GRYNFELD

Il est plus exact de dire *espace* de Grynfeld, car ce point faible
ne présente pas toujours une forme triangulaire.

Il occupe la partie supérieure du sillon lombaire. Le bord supérieur est constitué par les derniers faisceaux du muscle petit dentelé très fortement oblique en bas et en dedans. Très souvent un
mince feuillet cellulo-fibreux continue en bas le plan du petit
dentelé et dissimule les autres bords de l'espace de Grynfeld. Il
faut l'enlever pour apercevoir le bord inférieur de l'espace qui
est formé par le petit oblique.

La direction du bord postérieur du petit oblique est assez variable avec le degré de musculature de l'individu. Chez les sujets
très musclés, le petit oblique déborde largement le grand oblique
et se fixe très loin en arrière sur la crête iliaque. La direction du
bord postérieur du petit oblique devient très oblique en bas et en
dedans et l'aire de l'espace de Grynfeld se trouve réduite d'autant.
Lorsque, comme cela se voit chez les individus peu musclés, le bord
postérieur du petit oblique est presque vertical, la surface de l'espace est beaucoup plus étendue (voir fig. 8).

Le bord interne de l'espace est formé par la masse sacro-lombaire dont la direction est sensiblement verticale.

Le bord externe répond à la douzième côte si elle est longue ou
à la onzième si la précédente est courte et horizontale.

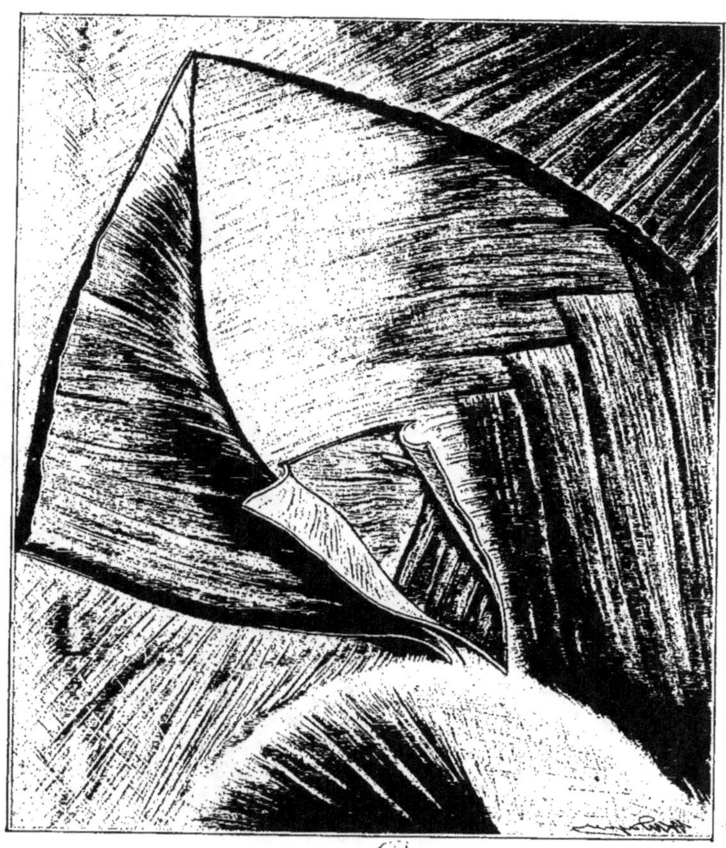

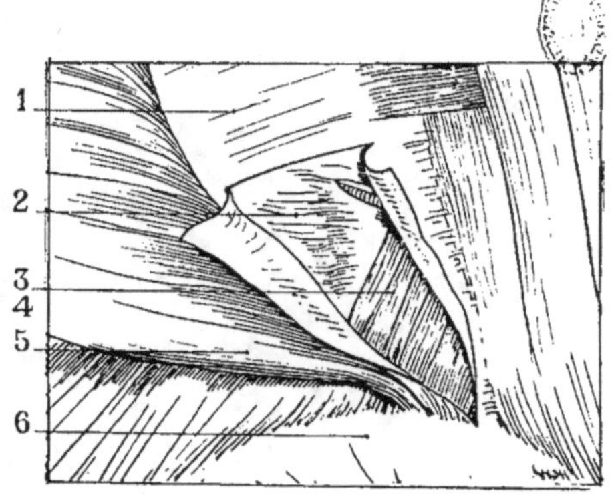

FIG. 8. — L'espace de Grynfeld.

1. Le muscle dentelé inférieur. — 2. L'espace de Grynfeld, voilé par l'aponévrose et à travers lequel passe le douzième intercostal et la dernière artère intercostale. — 3. Le muscle petit oblique. — 4. Le muscle grand oblique. — 5. Le grand dorsal. — 6. La crête iliaque

11**. Page 24.

La forme et les dimensions de l'espace de Grynfeld sont donc très variables suivant les circonstances. Il est parfois *triangulaire* lorsque les bords en regard du petit oblique et du petit dentelé convergent l'un vers l'autre au niveau de la douzième côte. Beaucoup plus souvent ces muscles restent à distance l'un de l'autre au niveau de la douzième côte et celle-ci limite l'espace qui devient dès lors *quadrilatère*. Les noms de triangle lombo-costo-abdominal (Grynfeld) ou de triangle lombaire (Lesshaft) doivent donc être remplacés par celui d'*espace* de Grynfeld, du nom de celui qui le premier l'a décrit.

La surface de cet espace est occupée par le tendon aponévrotique postérieur du muscle transverse, que ses faisceaux, parallèles entre eux, croisent horizontalement.

Au-dessous, ou plus exactement en avant, le tendon du transverse repose sur la face postérieure du carré des lombes, du moins en partie, car le bord externe de ce dernier muscle coupe obliquement l'espace un peu en dehors de sa partie moyenne.

La moitié externe de l'espace de Grynfeld répond donc à une petite zone, limitée en dedans par le carré des lombes dans la profondeur, en dehors par le petit oblique, en haut par la douzième côte, zone au niveau de laquelle le tendon du transverse et celui du grand dorsal séparent seuls de la peau le contenu du ventre. Cette petite zone pourrait être appelée le *point faible* de l'espace de Grynfeld.

Ce point faible est encore diminué dans sa résistance par la traversée d'avant en arrière d'un rameau du douzième nerf intercostal et par le tronc de la dernière artère intercostale aortique.

Cette artère, souvent volumineuse, passe tantôt en avant, tantôt en arrière du carré des lombes, mais c'est toujours au niveau du bord externe de ce dernier muscle qu'elle perfore le tendon postérieur du muscle transverse. Suivant le degré du développement, si variable comme nous avons dit, du muscle petit oblique, l'émergence de cette artère à la face superficielle du transverse se fait tantôt en arrière, tantôt en dedans du muscle petit oblique. De ce fait, lorsque le muscle petit oblique est puissant, l'émergence de l'artère se fait en dehors de l'espace de Grynfeld ; lorsqu'il est peu développé, l'émergence se fait dans la partie externe de l'espace de Grynfeld. Cela n'est peut-être pas sans intérêt dans la pathogénie des hernies lombaires.

L'artère pénètre alors dans les muscles de la paroi abdominale soit en contournant le bord postérieur du petit oblique, soit en le traversant.

Cet orifice du tendon du transverse par lequel pénètre la dernière intercostale présente parfois une forme régulièrement arrondie, plus ordinairement c'est une simple fente entre deux faisceaux du tendon du transverse. Cet orifice répond, dans la profondeur, au bord externe du muscle carré des lombes sous-jacent.

L'espace de Grynfeld est profond puisqu'il est sous-jacent au grand dorsal qui le recouvre et le cache entièrement. Ce n'est qu'après avoir sectionné ce muscle qu'on peut étudier l'espace en question.

Aussi, quand on dit de lui qu'il constitue un point faible de la paroi lombaire, ce terme n'a-t-il aucun point de comparaison avec les points faibles de la paroi abdominale. Le muscle carré des lombes en avant, le tendon du transverse au milieu, celui du grand dorsal en arrière, se superposent et offrent une grande résistance à la poussée des organes qui pourraient faire hernie à ce niveau.

Cependant, dans cette étroite portion externe de l'espace de Grynfeld par où pénètre la douzième artère intercostale et son nerf, il existe une fissure. C'est vraiment là le point faible de l'espace de Grynfeld.

Mais à lire le travail de cet auteur (*Montpellier médical*, 1866), celui de Grange (*Th. de Lyon*, 1896), et les observations de hernies lombaires publiées, on se rend bien compte qu'il faut autre chose qu'une disposition anatomique spéciale des organes normaux, il faut une véritable malformation de la paroi lombaire pour que les viscères fassent issue hors du ventre.

LE TRIANGLE DE JEAN-LOUIS PETIT

Si la faiblesse du fond de l'espace de Grynfeld reste douteuse, comme nous venons de le voir, celle du triangle de J.-L. Petit est encore plus hypothétique.

Ce triangle occupe la partie tout inférieure du sillon lombaire.

Il est sur un plan plus superficiel que l'espace précédent, puisqu'il se trouve limité par le grand dorsal, le grand oblique et la crête iliaque. Il est donc compris entre les muscles superficiels de la paroi. Il est directement sous-cutané (voir fig. 9).

Il est situé à l'union du quart postérieur et des trois quarts antérieurs de la crête iliaque. A ce niveau le grand dorsal et le grand oblique viennent prendre leurs insertions.

Le grand dorsal, oblique en bas et en dedans, fixe à ce niveau les premiers faisceaux de son large tendon aponévrotique. Le grand oblique, oblique en bas et en avant, descend des dernières côtes et attache à la crête iliaque ses faisceaux postérieurs, lesquels sont en partie recouverts par le grand dorsal.

Ces deux muscles à direction différente s'insèrent plus ou moins près l'un de l'autre, au niveau de la crête iliaque, dans certains cas même ils se chevauchent et le triangle de J.-L. Petit n'existe pas. Dans certains cas, chez des sujets peu musclés, leurs bords restent à grande distance l'un de l'autre et la surface du triangle devient considérable. Luschka aurait vu ce triangle mesurer jusqu'à 7 centimètres de hauteur. C'est certainement là une exception.

Dans les nombreux cas que nous avons disséqués, nous sommes arrivés à cette conclusion que chez 30 p. 100 des sujets, le triangle n'existe pas ou est réduit à une simple fente à travers laquelle aucun organe ne pourrait s'engager ; dans 65 p. 100 des cas, le triangle existe d'une façon nette, mais sa surface est très réduite. Il ne mesure guère que 10 à 15 millimètres de hauteur et 8 à 10 millimètres de largeur au niveau de sa base. Enfin, dans 5 p. 100 des cas seulement, la surface dépasse les proportions que nous venons de donner.

L'aire du triangle de J.-L. Petit est occupée par un feuillet formé de faisceaux verticaux et qui réunit les deux bords du grand oblique et du grand dorsal.

Le fond de ce triangle est puissamment renforcé par le petit oblique et le transverse et l'on ne voit vraiment pas bien par quel chemin pourrait s'infiltrer dans le triangle de J.-L. Petit un des viscères contenus dans l'abdomen. Il faut nécessairement accepter l'idée d'une malformation congénitale ou acquise préexistante de la paroi lombaire.

C'est à cette conclusion qu'on est naturellement amené lorsqu'après avoir étudié l'anatomie de la paroi lombaire, on se reporte aux rares données de l'anatomie pathologique de ces hernies. Grange, qui n'a cependant pas fouillé de très près leur pathogénie, conclut : « Il n'en est pas moins certain que la hernie lombaire peut se frayer un passage en tout autre point (que les espaces de Grynfeld et de J.-L. Petit). On peut même voir une hernie lombaire à travers le grand dorsal, le triangle de Petit n'existant pas. »

LES DEUX ÉTAGES DE LA RÉGION LOMBAIRE

La paroi lombaire, telle que nous venons de la décrire, ferme à la fois la partie postérieure et basse du thorax et la portion toute postérieure de la cavité abdominale. De fait, le pourtour postérieur du diaphragme, en venant se fixer sur elle, sépare deux étages bien distincts au point de vue médico-chirurgical. Malgré la minceur de la cloison qu'il forme, les lésions pathologiques qui se développent dans l'un ou dans l'autre étage gardent des caractères tout à fait différents et il est exceptionnel qu'elles franchissent cette faible barrière et gagnent l'étage voisin.

Le chirurgien a grandement à tenir compte de ce cloisonnement, soit parce que son action doit porter sur l'un ou sur l'autre des deux étages, soit parce qu'il est contraint de traverser l'un pour aborder l'autre.

La région sus-jacente au diaphragme répond à la partie basse du thorax, c'est-à-dire à la plèvre et au poumon.

La région sous-jacente au diaphragme répond à la loge du rein et à ses annexes.

La cloison diaphragmatique est ici particulièrement mince (voir Tome 1). Les attaches costales postérieures du diaphragme se font sur une arcade fibreuse qui s'étend du sommet du premier costoïde lombaire à la pointe de la douzième côte si elle est longue ou à la onzième côte si la précédente est horizontale et courte.

Cette arcade s'applique par sa concavité à la face antérieure du carré des lombes auquel elle adhère. Par sa convexité, elle reçoit l'insertion des faisceaux musculaires du diaphragme. Ceux-ci cepen-

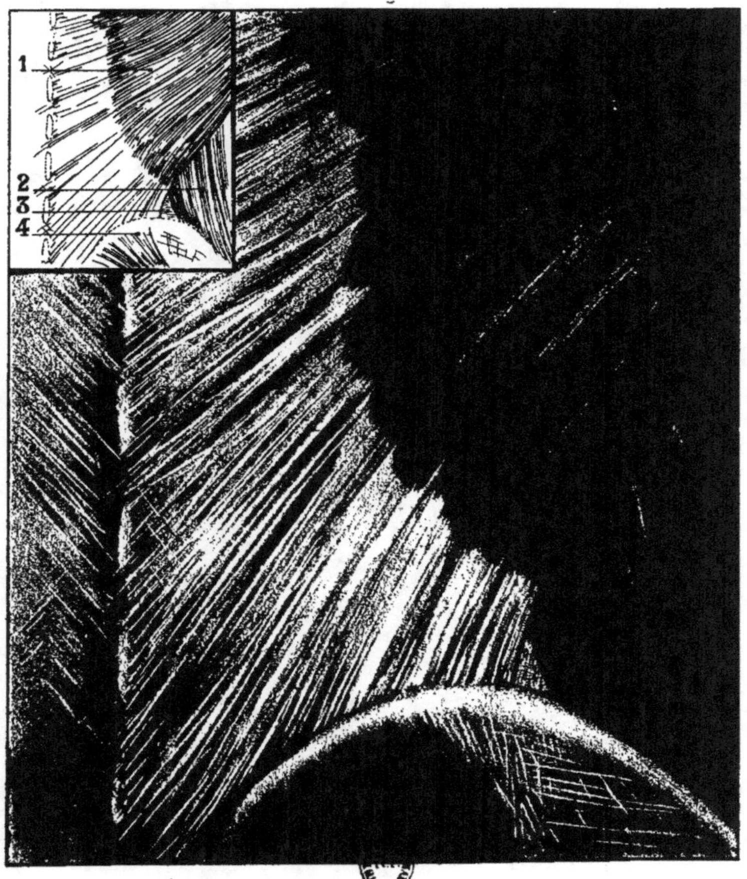

Fig. 9. — Le triangle de J.-L. Petit.
1. Le muscle grand dorsal. — 2. Le muscle grand oblique. — 3. Le triangle de J.-L. Petit. — 4. La crête iliaque.

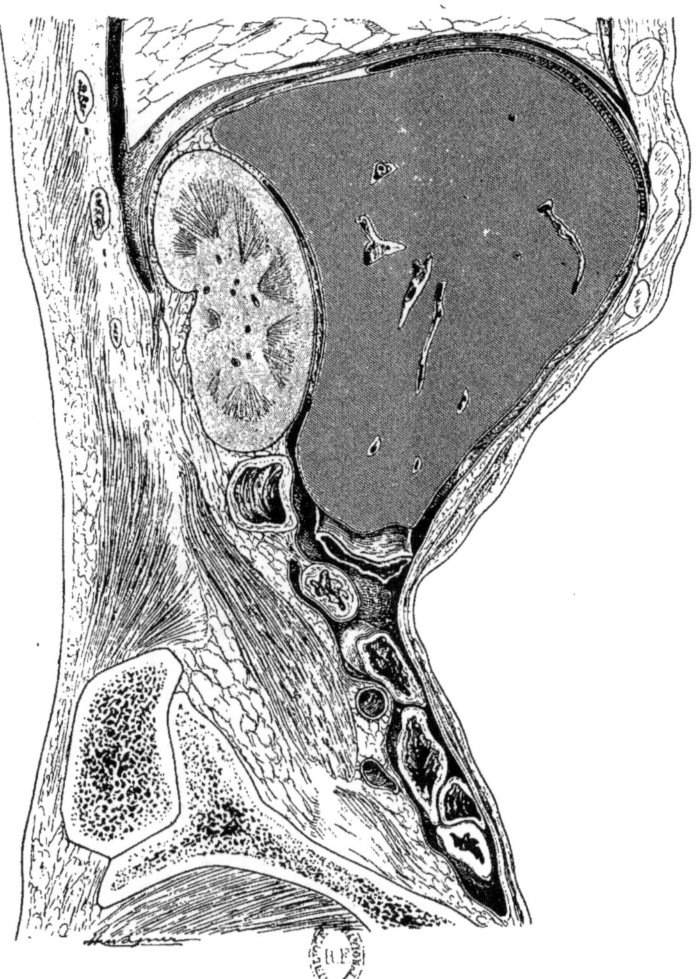

Fig. 10. — Les deux étages de la région lombaire. Remarquer que le cul-de-sac pleural s'insinue bas derrière le rein et que le poumon ne descend pas dans ce cul-de-sac.

dant ne forment une couche continue qu'aux deux extrémités de l'arcade. Dans sa partie moyenne, les faisceaux charnus sont clairsemés ou même font complètement défaut. Les deux séreuses, plèvre et péritoine, ne sont donc séparées l'une de l'autre à ce niveau que par une mince couche de tissu cellulaire. C'est à ce manque dans les faisceaux postérieurs du diaphragme que l'on a donné, avec Farabeuf, le nom d'*hiatus costo-lombaire*.

Cette mince cloison est cependant suffisante pour arrêter la marche des suppurations, par exemple. Il est bien classique de répéter qu'une suppuration de la plèvre peut filtrer dans la région lombaire, de même qu'un phlegmon périnéphrétique peut gagner le thorax. Si ces faits existent réellement, ils doivent être infiniment rares, car je n'ai jamais eu l'occasion d'en rencontrer d'exemple.

La cloison diaphragmatique est à ce niveau presque verticale ou, pour mieux dire, très fortement oblique en bas et arrière. Aussi les deux étages qu'elle sépare sont-ils, non pas seulement l'un au-dessus de l'autre, mais comme imbriqués, l'étage thoracique descendant en arrière de l'étage abdominal et inversement, l'étage abdominal remontant au devant de l'étage thoracique. Certains états pathologiques peuvent encore exagérer cette disposition normale que le chirurgien et le médecin ne doivent pas perdre de vue.

L'ÉTAGE SUPÉRIEUR OU THORACIQUE

L'étage thoracique répondant à la paroi lombaire est très restreint. Il répond à l'espace qui sépare la face supérieure du diaphragme des dernières côtes et des muscles intercostaux. Cet espace est entièrement tapissé par la plèvre pariétale qui, de costale, devient diaphragmatique. Ce terme d'espace est d'ailleurs un fort mauvais mot, car les deux feuillets pleuraux, costal et diaphragmatique, sont au contact l'un de l'autre et glissent l'un sur l'autre dans les divers mouvements. Les deux plèvres restent accolées jusqu'au niveau de la dixième côte (voir fig. 10).

Le fond de ce cul-de-sac pleural suit une ligne horizontale qui part du bord de la colonne vertébrale, un peu au-dessous du col de la dernière côte.

Il se porte en dehors en suivant le bord inférieur de cette côte.

Si celle-ci est longue et par conséquent oblique, il la croise à l'union de son quart externe avec ses trois quarts internes. Si elle est courte et par conséquent horizontale, le cul-de-sac reste constamment au-dessous d'elle. Dans les deux cas, le cul-de-sac atteint la onzième côte à quelque distance de son sommet et se porte ensuite vers la dixième côte. Le cul-de-sac traverse donc le onzième et le dixième espace intercostal et comme ces espaces ne sont pas fermés par des cartilages costaux, il arrive que le bistouri qui s'y insinue ouvre la plèvre, ce qui, d'ailleurs, n'a d'importance que dans le cas de suppuration.

Au niveau de la dixième côte, le bord inférieur du poumon s'engage entre les deux plèvres et les sépare. Dans l'inspiration forcée, le poumon gonflé se distend et son bord inférieur descend jusqu'à la onzième côte et diminue ainsi légèrement la hauteur du cul-de-sac costo-diaphragmatique postérieur.

Ce contact intime des deux feuillets pleuraux permet facilement de comprendre que, dans les processus inflammatoires de la plèvre, des adhérences s'établissent à ce niveau et le cul-de-sac costo-diaphragmatique disparaît rapidement.

D'un autre côté, comme le poumon ne descend pas au-delà de la dixième côte dans le cul-de-sac pleural postérieur, le chirurgien qui veut aborder l'étage abdominal lombaire à travers l'étage thoracique, pourra suturer l'une à l'autre les deux plèvres, costale et diaphragmatique, sans être gêné par le poumon et sans même l'avoir vu.

Enfin, il nous est arrivé de voir un empyème spontané se faire dans le onzième espace intercostal et la suppuration gagner la surface en s'infiltrant à travers la paroi lombaire, sous la peau de laquelle elle venait faire saillie.

L'ÉTAGE INFÉRIEUR OU ABDOMINAL

L'étage inférieur de la région lombaire est un espace étroit et rétropéritonéal, situé de chaque côté de la colonne vertébrale et en arrière des viscères abdominaux. Il contient le rein et ses organes annexes. On lui donne généralement, pour cette raison, le nom de loge rénale.

La paroi postérieure de la loge rénale est constituée de la même façon du côté droit et du côté gauche. La paroi antérieure est différente pour chacun des côtés.

La limite postérieure de la loge où se trouve compris le rein est formée dans son tiers supérieur par le diaphragme et répond au troisième pilier et à l'hiatus costo-lombaire. Cette partie supérieure confine donc aux deux feuillets, costal et diaphragmatique, de la plèvre pariétale et au fond du cul-de-sac costo-diaphragmatique qui la sépare des deux dernières côtes.

Dans ses deux tiers inférieurs, la limite de la loge répond au psoas, au carré des lombes et à l'espace de Grynfeld.

La limite antérieure de la loge n'est pas la même à droite et à gauche et c'est probablement, à mon avis, à cette différence qu'il faut attribuer la fixité constante du rein gauche, la mobilité si fréquente du rein droit. De chaque côté, la limite antérieure de la loge rénale est formée par le péritoine pariétal postérieur, mais à gauche, il est doublé et renforcé par de nombreux feuillets d'accolement viscéral ; à droite, au contraire, le péritoine pariétal postérieur est doublé et renforcé seulement dans la partie toute inférieure par un feuillet d'accolement.

A gauche, la loge rénale est limitée dans sa partie supérieure par le péritoine de l'arrière-cavité des épiploons et par le pancréas ; dans sa partie inférieure par le péritoine pariétal postérieur recouvrant les vaisseaux côliques gauches et par le côlon gauche.

A vrai dire, dans la partie supérieure, comme dans la partie inférieure, le péritoine pariétal postérieur de l'adulte est très différent de celui du fœtus. Il est la résultante de l'accolement au péritoine primitif de la bourse épiploïque d'une part et du mésentère primitif d'autre part.

Chez le fœtus, en effet, le mésogastre, comme le mésentère primitif, sont situés dans le plan sagittal ; la loge rénale est limitée en avant par le péritoine pariétal postérieur vrai.

A mesure que le mésogastre, enveloppant estomac et pancréas, se développe, il se porte vers la gauche en formant la bourse épiploïque. Sa partie postérieure, contenant le pancréas, vient s'appliquer au péritoine pariétal postérieur et se fusionne avec lui par accolement. La limite supérieure de la loge rénale gauche est donc la résultante de la fusion de trois feuillets séreux : le péritoine pariétal postérieur vrai et les deux feuillets du mésogastre.

L'anse intestinale primitive, d'abord dans le plan sagittal, s'allonge et en même temps pivote autour de son axe, l'artère mésentérique. Sa partie gauche, futur côlon gauche, et son méso, se collent au péritoine pariétal postérieur vrai et se fusionnent avec lui par accolement. La limite inférieure de la loge rénale gauche est donc la résultante de la fusion de trois feuillets séreux : le péritoine pariétal postérieur vrai et les deux feuillets du mésentère primitif.

Dans toute sa hauteur la loge rénale gauche est donc limitée par trois feuillets séreux fusionnés, qui forment un plan fibreux assez résistant.

A droite, la loge rénale est limitée par le péritoine pariétal postérieur dans ses trois quarts supérieurs, c'est le péritoine postérieur vrai du fœtus. Dans son quart inférieur seulement, la loge est limitée par le côlon droit.

De ce côté, le péritoine pariétal postérieur de l'adulte ne diffère de celui du fœtus que dans la partie inférieure de la paroi antérieure de la loge rénale.

Lorsque l'anse intestinale primitive, après s'être tordue autour de son axe, se reporte du côté droit du ventre, le futur côlon droit et son méso s'accolent au péritoine pariétal et se fusionnent avec lui dans la partie qui correspond au quart inférieur de la loge rénale.

A ce niveau seulement la paroi de la loge est fibreuse et résistante, dans tout le reste de son étendue elle est souple et extensible. Encore arrive-t-il souvent que l'accolement du côlon droit ne se fasse pas, ce qui diminue d'autant la résistance de la paroi antérieure de la loge rénale droite.

Si l'on rapproche ces constatations anatomiques de la pathologie, on ne peut pas ne pas être frappé de cette coïncidence qui fait que du côté gauche, où la loge a des parois résistantes, le rein ne s'abaisse jamais ; alors que du côté droit où la loge est moins solide, la ptose du rein est un fait banal et coïncide souvent avec un manque d'accolement du côlon droit.

VOIES D'ACCÈS DANS LA RÉGION LOMBAIRE

La région lombaire, ou pour dire vrai thoraco-lombaire, constitue donc, en fin de compte, une zone étroite et haute. Elle confine en avant au sac péritonéal et à son contenu qui la sépare de la paroi abdominale antérieure. Elle remonte en haut sous le gril costal vers la coupole diaphragmatique.

Pour accéder dans cette région profonde, deux voies se présentent au chirurgien. L'une traversera délibérément le sac péritonéal en refoulant du côté opposé son contenu, c'est la voie transpéritonéale. L'autre, plus simple en apparence, évitera la séreuse en restant au-dessous d'elle, c'est la voie sous-péritonéale.

D'après ce que nous avons dit de l'anatomie des parties constituantes de cette région, l'accès paraît plus facile par la voie transpéritonéale, si l'on considère le sujet dans la position de rectitude où on l'étudie d'ordinaire. L'étroitesse de l'espace costo-iliaque, la gêne qu'apporte le squelette thoracique font paraître plus difficile l'abord par la voie postérieure. Mais le chirurgien, qui utilise dans un but pratique ces notions d'anatomie, doit aussi connaître les modifications que les organes peuvent subir du fait des diverses inflexions du corps. Une position judicieuse facilite grandement l'accès de la région lombaire.

Deux causes gênent pour atteindre aisément les organes contenus dans cet espace : d'une part, la profondeur ; de l'autre, l'avancée du rebord thoracique.

Quand on incurve la colonne lombaire dans le sens latéral, les organes placés du côté de la convexité se trouvent refoulés en dehors vers la paroi du flanc. Si, en même temps, on donne à cette même colonne lombaire une légère inflexion dorsale, le rebord costal est projeté en haut et en avant et ainsi se trouve élargi l'espace costo-iliaque, généralement trop étroit pour permettre des manœuvres faciles.

Les chirurgiens emploient couramment cette double inclinaison du rachis, quand ils interviennent sur la région lombaire, ce qui diminue sa profondeur et relève l'avancée thoracique. Sans doute, les plans superficiels se trouvent tendus à l'excès, mais leur section facilite la béance de la plaie.

Au reste, contrairement à ce qui se passe du côté des organes contenus dans le sac péritonéal, l'inflexion de la colonne vertébrale modifie peu ou pas les connexions des organes contenus dans la région lombaire et en pratique le chirurgien n'a pas à en tenir compte.

Ces modifications que l'on peut faire subir aux diverses parties constituantes de la paroi lombaire font que le chirurgien accède presque toujours dans cette région par la voie sous-péritonéale. La voie transpéritonéale, en raison de ses dangers et de ses inconvénients, est devenue une voie d'exception ou de fortune.

Suivant le but que l'on désire atteindre, il peut y avoir intérêt à pénétrer dans la région lombaire à travers les plans musculo-aponévrotiques postérieurs ou à travers les plans musculaires latéraux. De là sont nées deux techniques différentes de la voie sous-péritonéale : l'incision lombaire ou l'incision latérale. La première est la plus usitée. La seconde a l'avantage incontestable de permettre d'aborder plus aisément le hile du rein et les organes placés entre lui et les vaisseaux prévertébraux, comme le pédicule du rein, l'uretère et les ganglions lymphatiques.

II. — CONTENU DE LA RÉGION LOMBAIRE

Cette étroite région, comprise entre la paroi lombaire et le péritoine postérieur, présente, au point de vue médico-chirurgical, un aspect bien spécial. Les affections qui peuvent s'y développer ont des caractères très particuliers et qui diffèrent totalement des réactions générales habituelles aux organes situés en pleine cavité abdominale.

L'exploration clinique en est peu aisée en raison de l'épaisseur et de la résistance de la paroi postérieure et de la présence du rebord costal d'une part, de la superposition des organes en avant de sa paroi antérieure d'autre part.

Enfin, elle est difficile à aborder pour les mêmes raisons et encore à cause de l'étroitesse de l'espace costo-iliaque, de la présence du rebord thoracique et de la plèvre.

Cette région contient exclusivement le rein, ses annexes bassinet et uretère supérieur et la capsule surrénale.

Le médecin et le chirurgien ont si souvent à explorer et à agir dans cette région qu'il leur est indispensable de la bien connaître.

LE REIN

Dans la presque généralité des cas, l'émonctoire que représentent les reins est double. Il y a un rein droit et un rein gauche. En cas de nécessité, l'un peut suppléer l'autre.

Mais il n'en est pas toujours ainsi et si, pour l'anatomiste, l'absence d'un rein constitue purement et simplement une anomalie, pour le médecin et le chirurgien cette anomalie prend un caractère tout particulier, car la question de suppléance possible ne peut plus se poser et ce rein unique, qui suffit parfaitement à son rôle d'émonctoire tant qu'il est normal, doit être respecté à tout prix et sous peine de mort s'il devient malade.

Cette absence possible de l'un ou de l'autre rein ne doit jamais être perdue de vue par le médecin ou par le chirurgien.

Or, le rein unique est tantôt un rein de forme habituelle et de situation habituelle. L'autre rein ne s'est pas développé. Tantôt le rein unique représente la soudure ou la fusion des deux reins en un seul.

Cette anomalie peut affecter deux aspects.

Généralement les deux reins se sont fusionnés sur la ligne médiane par une de leurs extrémités et le plus ordinairement par leur pôle inférieur. C'est ce qu'on appelle le *rein en fer à cheval*. Il existe deux pédicules et deux uretères, droits et gauches.

Tout à fait exceptionnellement, les deux reins se sont fusionnés d'un côté ou de l'autre de la colonne vertébrale. Marion possède dans son musée un bel exemple de cette anomalie. Dans la fosse lombaire gauche se trouvent placés les deux reins l'un au-dessus de l'autre et fusionnés par leurs pôles en contact. Il existe deux pédicules superposés et deux uretères, le droit croisant la ligne médiane pour gagner son abouchement normal à la vessie.

Forme. — On dit communément du rein qu'il a la forme du haricot. C'est vrai, mais le haricot est une graine pleine et le rein est un organe creusé d'une cavité assez vaste pour occuper tout son tiers moyen et c'est là une différence essentielle que ne spécifient pas suffisamment les anatomistes. Or, le chirurgien connaît bien ce détail et s'en sert journellement pour explorer les organes qui occupent ce *sinus* du rein.

Cette comparaison n'a d'ailleurs que la valeur habituelle des comparaisons anatomiques. Il y a des reins longs et plats, il y a des reins globuleux et courts, sans que cela dénote aucune lésion pathologique.

Le rein humain normal est régulièrement lisse à sa surface, du moins chez l'adulte. Chez le fœtus et le nouveau-né, il apparaît grossièrement lobulé, ce qui lui donne un aspect bossué. Cette disposition peut, anormalement, persister chez l'adulte sans que cela modifie en rien son fonctionnement. Mais il n'est pas exceptionnel de retrouver cette malformation congénitale légère associée à d'autres plus importantes comme le rétrécissement congénital de l'uretère, la duplicité urétérale ou les anomalies vasculaires.

La cavité ou *sinus* qui creuse le rein s'ouvre sur son bord interne par un orifice évasé appelé *hile*.

Le hile est limité par quatre bords. Il est rectangulaire.

Les deux bords, supérieur et inférieur, sont les plus courts. Ils sont courbes à convexité regardant l'orifice et sont constitués par le bord correspondant des pôles.

Les deux bords, antérieur et postérieur, ont une configuration assez variable. Suivant Albarran, le bord antérieur serait oblique en bas et en dedans, le bord postérieur, en bas et en dehors. Il en résulterait, sur la face antérieure du rein, une encoche supérieure, sur la face postérieure une encoche inférieure. Cette disposition existe en effet assez fréquemment, mais elle est loin d'être la disposition la plus habituelle.

En général, le bord antérieur du hile, épais et arrondi, encoche assez fortement la face antérieure de la glande et décrit une ligne courbe à concavité interne. Le bord postérieur est également épais et arrondi, mais il est rectiligne, en sorte qu'il dépasse en dedans le bord antérieur et que le hile paraît taillé en partie dans la face antérieure de l'organe.

La largeur du hile est de 8 à 10 millimètres environ. Sa hauteur

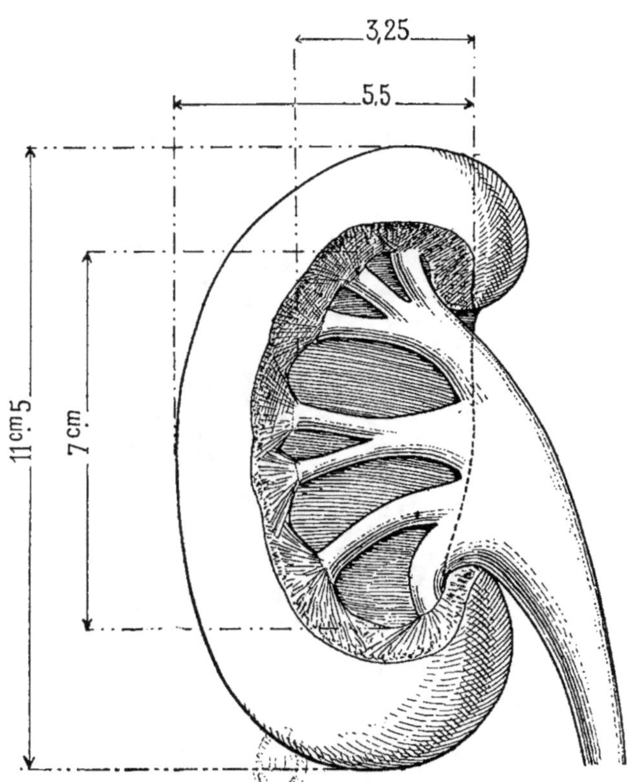

Fig. 11. — Le sinus du rein.

Le rein, organe creux, limite une cavité haute de 7 centimètres, large de 3 cm. 25 et désignée sous le nom de sinus. C'est dans cette cavité que se trouvent logés les calices de premier et de second ordre, une partie du bassinet, enfin les artères et veines interpapillaires.

en mesure 30 à 40. Mais ses bords sont souples et faciles à déformer ; aussi l'index et parfois deux doigts peuvent-ils aisément s'engager dans cet orifice pour pénétrer dans le sinus et en explorer la cavité.

Le sinus du rein occupe, avons-nous dit, le tiers moyen de la glande. C'est une cavité aplatie d'avant en arrière et plus haute que large.

De fait, sa largeur mesure environ 30 à 35 millimètres et répond à la moitié interne de la largeur de la glande. En hauteur, il mesure 60 à 70 millimètres, c'est dire qu'il est plus haut que son orifice, ou hile, ou encore qu'il se prolonge en deux cornes, supérieure et inférieure, dans la région des pôles.

Ses parois, sur lesquelles s'insèrent les calices, sont séparées l'une de l'autre par tout ce que contient sa cavité, c'est-à-dire le bassinet, les artères, les veines et le tissu graisseux assez abondant qui comble l'intervalle de ces organes (voir fig. 11).

Elles sont régulièrement planes, soulevées de place en place par les papilles cachées dans les calices. Dans l'intervalle de celles-ci, la substance corticale du rein fait des bosses qui correspondent, sur une coupe, aux colonnes de Bertin. Ces bosses, comme nous le verrons plus tard, sont criblées de minuscules orifices vasculaires où pénètrent les ramuscules artériels interpyramidaux.

Poids. — L'importance que l'on attachait jadis à la pesée des organes pour en apprécier le degré d'altération après la mort a beaucoup perdu de sa valeur aujourd'hui. Les différences sont d'ailleurs considérables d'un sujet à l'autre, puisqu'elles peuvent aller du simple au double. Henle ne constatait-il pas que le poids du rein peut varier de 84 grammes à 168 grammes sans qu'il présentât d'altération pathologique.

Ces variations ne sont du reste nullement en rapport avec la taille de l'individu adulte. On peut considérer que le poids moyen du rein est de 150 grammes chez l'homme, de 135 grammes chez la femme. Il s'agit, bien entendu, du rein de cadavre, affaissé et vidé de sang.

Coloration et consistance. — Le rein humain normal présente sur le vivant une coloration uniformément rouge foncé et une consistance ferme, sur le cadavre frais, sa teinte est légèrement plus pâle, il est aussi plus mou. La coloration et la consistance s'altèrent dans les états pathologiques : le rein ardoisé, dur et petit; le rein blanc mou et volumineux sont des aspects que l'on connaît bien dans les néphrites. Les irrégularités dans la coloration et la consistance indiquent des lésions profondes et localisées.

Sensibilité. — Le rein est peu ou pas *sensible* au contact tant qu'il est normal et, en cela, il suit la loi commune à la presque totalité des viscères. On peut pincer le rein entre les deux mains au cours d'une exploration clinique sans que le patient en souffre. On peut même, au cours d'une intervention chirurgicale sous anesthésie locale, palper et explorer le rein sans que le malade se plaigne.

Un rein douloureux est un rein anormal. La distension, quelle qu'en soit la cause, est le grand facteur de la douleur. L'inflammation, l'hypertension vasculaire, la distension canaliculaire sont les causes habituelles qui, en gonflant la glande, ses vaisseaux ou ses conduits excréteurs, entraînent la sensibilité pathologique de l'organe.

Situation. — Les reins sont situés de chaque côté de la colonne vertébrale dorso-lombaire. Leur pôle supérieur répond au corps de la douzième vertèbre dorsale, le pôle inférieur, au corps de la troisième vertèbre lombaire. Ils répondent aux deux étages de cette paroi, c'est-à-dire en haut à l'étage thoracique, en bas à l'étage lombaire proprement dit.

L'un et l'autre ne sont pas tout à fait au même niveau. Le rein gauche est constamment un peu plus haut que le rein droit de 2 ou 3 centimètres suivant les individus. Aussi en clinique peut-on quelquefois sentir le pôle inférieur du rein droit, presque jamais celui du rein gauche quand il est normal.

Les reins ne sont pas parallèles à la colonne lombaire, mais divergent légèrement, de sorte que leur extrémité supérieure est à 4 centimètres de la ligne médiane et leur extrémité inférieure à 6 centimètres.

Enfin, comme la partie interne de la paroi lombaire est fortement oblique en arrière et en dehors, le rein qui s'y trouve appliqué est presque dans le plan antéro-postérieur ou tout au moins sa face antérieure regarde fortement en dehors et sa face postérieure en dedans.

La situation des reins est fixe et immuable en apparence sur le cadavre. Elle varie au contraire à tout instant sur le vivant.

Le rein du vivant est en effet extrêmement mobile. Il s'abaisse quand le sujet passe de la situation horizontale à la station verticale. Il se mobilise avec les mouvements de la respiration ; quand le diaphragme s'abaisse dans l'inspiration, le rein descend le long de la colonne lombaire, il remonte à sa place primitive dans l'expiration. Cette mobilisation provoquée du rein est journellement utilisée en clinique pour faciliter l'exploration de cet organe.

Toutefois cette mobilité normale du rein est faible et l'inspiration, même forcée, ne fait guère descendre un rein régulièrement fixé que de 2 ou 3 centimètres. Il en est tout autrement dans le rein mobile pathologique.

Appareil de fixation du rein. — Le rein n'a pas de ligaments propres. Les tractus fibreux qui l'unissent aux tissus voisins seraient trop faibles pour assurer à eux seuls la fixation. Il tient en place dans la loge rénale, comme un objet emballé dans une caisse, parce qu'il n'a pas assez d'espace pour bouger, mais la caisse est-elle trop large ou l'emballage insuffisant, le rein se mobilise et se déplace.

Le moyen de fixation essentiel du rein est donc sa loge fibreuse et le tissu graisseux qui remplit les vides.

La loge fibreuse du rein présente exactement les dimensions de la loge lombaire. Elle est formée de deux feuillets fibreux, dépendance du tissu fibreux ou fascia transversalis sous-péritonéal.

Ce fascia, de mince qu'il était au niveau de la paroi latérale du ventre, s'épaissit considérablement au voisinage du bord externe du rein. A ce niveau, il se dédouble en deux feuillets : l'un passe en arrière, l'autre en avant de la glande.

Le *feuillet postérieur* est épais, brillant, résistant, et facile à mettre en évidence. On le désigne sous le nom de fascia de Zukerkandlt.

Il se laisse aisément décoller de la paroi lombaire sur laquelle il repose. Il conserve la même épaisseur dans toute son étendue et il est rare qu'au cours d'une intervention, par exemple, on puisse le traverser sans user du bistouri. Il est cependant assez transparent pour laisser deviner l'aspect de la graisse et du rein qui sont en avant de lui. Quand une lésion inflammatoire envahit ces organes, il s'épaissit et de brillant et irisé qu'il était, il devient mat, blanc et perd sa transparence.

A la hauteur du bord interne du rein, le feuillet de Zukerkandlt se confond, en bas, sur les parties latérales de la colonne lombaire, avec le périmysium du·muscle psoas ; en haut avec l'aponévrose du pilier du diaphragme.

Le *feuillet antérieur* est mince, faible, difficile à isoler. S'il n'était renforcé sur sa face antérieure par les fascias d'accolement des viscères abdominaux, il ne fournirait au rein qu'une loge fibreuse trop lâche et dans laquelle celui-ci pourrait glisser comme un nourrisson dans un maillot mal serré. Le feuillet, après avoir recouvert le rein, passe en avant des éléments de son pédicule et se perd à ce niveau dans le tissu cellulo-fibreux qui entoure les gros vaisseaux prévertébraux (voir fig. 12 et 13).

Au-dessus du rein, les deux feuillets, prérénal et rétro-rénal, s'unissent l'un à l'autre, ce qui fait que la loge fibreuse du rein, déjà fermée en dehors et en dedans, l'est également en haut. Mais comment se fait exactement cette union des deux feuillets ? A vouloir être trop schématique, on risque d'altérer la vérité. Sappey disait : « Supérieurement, ces deux feuillets s'unissent au-dessus du rein, qu'ils séparent de la capsule surrénale. »

Glantenay et Gosset affirment qu'au lieu de se réunir l'un à l'autre au-dessus du pôle supérieur du rein, les deux feuillets, prérénal et rétrorénal, continuent leur trajet en avant et en arrière de la capsule surrénale. Celle-ci se trouverait, par conséquent, englobée dans la loge fibreuse du rein.

A y regarder de près, il est bien difficile d'individualiser ces deux feuillets au niveau de la région de la capsule surrénale. De fait, on ne trouve plus ici des feuillets isolés, mais un feutrage de tissu fibreux assez dense qui fait adhérer la capsule surrénale aux tissus voisins, au diaphragme en particulier.

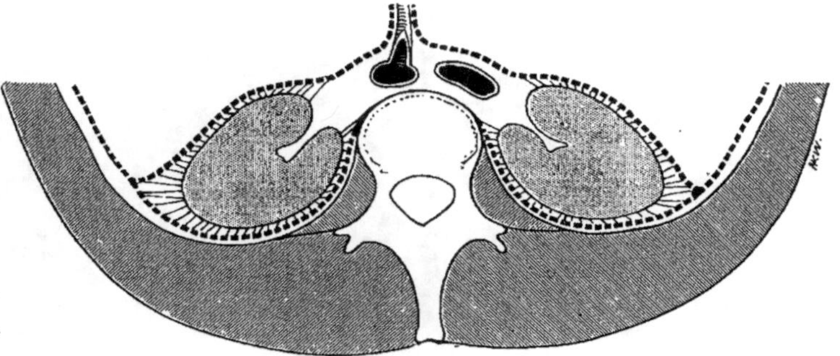

Fig. 12. — Coupe horizontale de la loge fibreuse du rein. Elle montre que le fascia transversalis se dédouble en dehors du rein. Le feuillet postérieur ou de Zukerkandlt s'attache au flanc de la colonne. Le feuillet antérieur se continue dans la gaine des vaisseaux mésentériques.

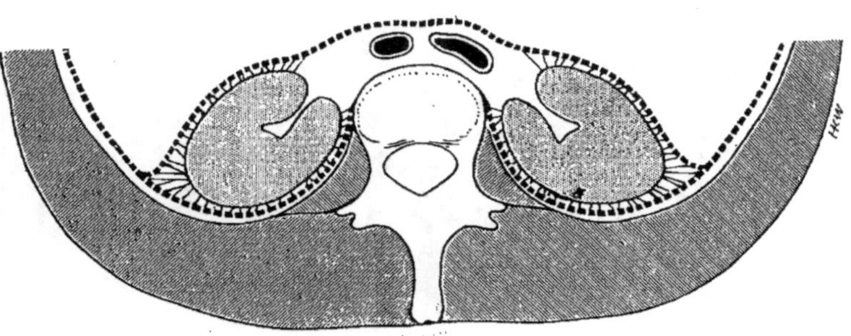

Fig. 13. — Coupe horizontale de la loge fibreuse du rein. Au-dessus et au-dessous des gros vaisseaux nés de l'aorte, le feuillet prérénal se continue avec celui du côté opposé.

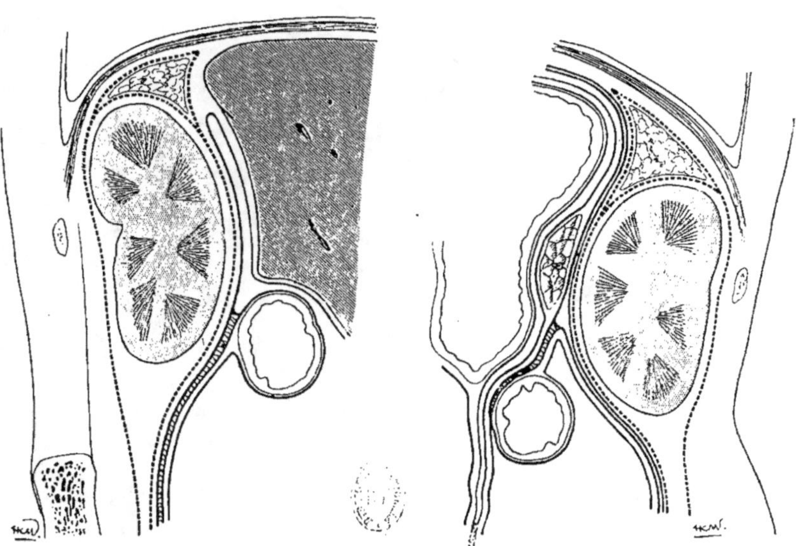

Fig. 14 et 15. — Schémas destinés à montrer le mode d'accolement
des feuillets péritonéaux au devant de la loge fibreuse des reins.

A gauche : coupe schématique passant par le rein droit. On voit que seul le péritoine du méso-côlon primitif est venu s'accoler au péritoine prérénal.

A droite : coupe schématique passant par le rein gauche. On voit que le péritoine du méso-côlon primitif et aussi celui du mésogastre postérieur contenant le pancréas sont venus s'accoler au péritoine prérénal.

En pointillé, la loge fibreuse du rein. Elle est peu renforcée au devant du rein droit, très renforcée au devant du rein gauche.

Au point de vue médico-chirurgical, il importe peu que les deux feuillets, prérénal et rétrorénal, passent entre le rein et la capsule surrénale ou englobent les deux organes, ce qu'il faut savoir c'est que la capsule se trouve fixée d'une façon solide dans un feutrage fibreux, alors que le rein joue aisément dans l'écartement des deux feuillets auxquels il n'est relié que par de minces tractus. Aussi l'effort et la pesanteur sont-ils sans action sur la capsule surrénale tandis qu'ils agissent puissamment sur le rein. La néphroptose est une affection banale; on ne connaît pas d'exemple de ptose de la capsule surrénale qui n'accompagne jamais le rein dans ses déplacements.

Pour que le rein s'abaisse, il faut cependant que des conditions anatomiques le permettent, car si la loge fibreuse était aussi bien fermée en bas qu'elle l'est en dehors et en haut, on ne concevrait guère comment cet organe pourrait accomplir ces migrations vers en bas, comme cela se voit communément.

En fait, la loge fibreuse du rein n'est pas fermée en bas. C'est un sac, dont l'orifice ouvert regarde vers la fosse iliaque. Les deux feuillets, prérénal et rétrorénal, à quelques centimètres au-dessous du pôle inférieur du rein, perdent leur individualité sans se confondre. Le postérieur s'amincit de plus en plus et se perd enfin dans le tissu celluleux sous-péritonéal de la fosse iliaque. Il est impossible de suivre le feuillet antérieur à la face profonde du péritoine (voir fig. 14 et 15).

La loge fibreuse du rein est donc normalement ouverte en bas et le rein en sortirait aisément au moindre effort, si cet orifice n'était rétréci par la coalescence des mésos péritonéaux primitifs des côlons droit et gauche. La lame fibreuse, dite feuillet de Toldt, qui en résulte, double, en effet, le feuillet prérénal au niveau et au-dessous du pôle inférieur du rein et sa tension ne permet pas à ce dernier de s'insinuer dans la fosse iliaque.

La fixité du rein devient donc fonction de l'accolement des côlons. De fait, l'accolement du côlon gauche est un phénomène constant et l'on peut dire aussi que la ptose du rein gauche n'existe pas. Le manque d'accolement du côlon droit est un accident fréquent et le rein mobile ne se voit guère qu'à droite.

Cette conception que je me suis faite de la pathogénie du rein

mobile m'a paru confirmée par l'observation du cadavre et par la
coïncidence si fréquente en clinique de la mobilité rénale et de la
mobilité côlique. Alglave, qui a envisagé la question au point de
vue anatomo-pathologique, pense au contraire que c'est le rein
qui a entraîné le côlon.

L'atmosphère adipeuse du rein. — Le rein est relié aux deux
feuillets de sa loge fibreuse par de minces et lâches travées conjonctives. Elles sont d'une très faible résistance et l'on s'en rend bien
compte lorsqu'au cours d'une intervention, le doigt, pour libérer
la glande, les déchire et les détache sans aucun effort. Entre ces
travées conjonctives se dépose une graisse molle et fluide d'autant
plus abondante que le sujet est plus adipeux. C'est là ce qu'on
désigne sous le nom d'atmosphère graisseuse du rein.

Il existe, en somme, autour du rein un organe graisseux de glissement assez comparable à la boule graisseuse de Bichat ou aux
franges graisseuses péricardiques.

Mais lorsqu'une inflammation chronique est venue irriter les
travées fibreuses, celles-ci s'épaississent, perdent leur souplesse et
forment autour du rein, avec la graisse qu'elles englobent, une
gangue fibro-lipomateuse d'une résistance et d'une épaisseur parfois considérables où le bistouri a peine à se frayer un chemin.

La graisse périrénale est constante dans son existence, mais son
abondance est certainement variable avec les individus. Chez certains sujets gras, elle forme une couche de 3 ou même 4 centimètres d'épaisseur. Chez les individus très maigres, elle se trouve
parfois réduite à quelques lobules. Mais il est des points où elle ne
disparaît jamais, c'est la région du hile, le bord externe et le pôle
inférieur du rein.

La graisse périhilaire occupe principalement la face postérieure
des vaisseaux du pédicule et du bassinet. Elle se continue par
quelques lobules, d'une part avec la graisse qui comble les espaces
du sinus rénal, d'autre part elle s'insinue en arrière du bord interne
de la glande et gagne plus ou moins sa face postérieure.

La graisse du bord externe comble l'espace angulaire formé par
l'écartement des deux feuillets de la loge fibreuse. Elle constitue
donc tout le long de ce bord une sorte de bourrelet adipeux qui
tend à se prolonger en arrière sur la face postérieure du rein.

Enfin la graisse du pôle inférieur forme constamment un coussinet qui coiffe cette extrémité. Elle se continue en bas avec la couche adipeuse qui descend vers la fosse iliaque ; en haut elle s'infiltre en arrière du pôle rénal.

Si peu que la réserve de graisse augmente, on voit ces trois formations gagner en épaisseur et en largeur et finalement se rejoindre en arrière du rein qui paraît alors reposer sur un coussin de graisse débordant tout son pourtour.

Ce n'est que chez les individus obèses que l'on voit la graisse envahir la face antérieure de la glande, mais, quel que soit le degré d'adiposité, cette dernière couche est toujours notablement moins épaisse que celle qui se trouve en arrière.

En résumé, on peut dire que l'atmosphère graisseuse périrénale, constante quel que soit le degré de maigreur, occupe le pourtour du rein. Chez les gens moyennement gras, elle occupe ce pourtour et la face postérieure. Chez les sujets adipeux, elle peut envelopper complètement la glande.

Ce tissu à vitalité réduite devient un milieu de culture propice au développement des microbes que charrie le système circulatoire au cours des grandes infections et aussi à ceux qui infectent les voies lymphatiques issues d'un rein malade. Aussi les phlegmons périnéphrétiques ne sont-ils pas rares dans ces affections et l'on conçoit qu'en raison de leur siège profond et de la loge fibreuse qui les circonscrit, les signes physiques auxquels ils donnent lieu soient lents à se manifester.

Le corps adipeux pararénal que signalent les auteurs allemands n'est pas constant. Il n'apparaît que chez les individus gras et en cela il ne diffère pas des autres réserves graisseuses qui occupent les divers espaces aponévrotiques. Cette couche de graisse se dépose dans l'angle que fait le psoas avec le carré des lombes, en arrière du feuillet de Zukerkandlt. Il ne présente pas d'intérêt particulier.

Connexions des reins avec la paroi postérieure de la loge.

Les connexions sont identiques à droite et à gauche.

Par l'intermédiaire de sa capsule adipeuse et du fascia de Zukerkandlt, le rein répond en arrière : au gril costal, en haut, à la paroi lombaire en bas. Il est donc, comme le foie, l'estomac et la rate, organe thoraco-abdominal et c'est bien en effet cette situation qui rend difficiles son exploration clinique et ses voies d'abord.

Son tiers supérieur est caché par la douzième côte et par la onzième qui croise très obliquement son pôle supérieur. Le rein, étant couché sur le versant de la saillie vertébrale, entre, par ce fait, en contact avec la portion tout à fait interne de ces côtes, c'est-à-dire le col et la tête et plus en arrière l'apophyse transverse et la partie latérale du corps. Ces relations rendent donc tout à fait impossible l'exploration directe du pôle supérieur du rein.

Le rein n'est pas en contact immédiat avec les côtes, il en est séparé par les attaches inférieures du diaphragme. Plus en dedans, il est séparé du corps vertébral par le pilier latéral de celui-ci et le faisceau supérieur du muscle psoas.

Le fond du cul-de-sac costo-diaphragmatique descend également devant ces deux dernières côtes et les sépare du diaphragme.

De fait, le fond de ce cul-de-sac se dirige horizontalement de la dixième côte vers le bord inférieur du corps de la douzième vertèbre dorsale. Il croise donc la partie externe du onzième espace intercostal, puis croise la douzième côte pour la déborder de 1 centimètre environ au niveau de son col, si elle est oblique et longue, ou au contraire reste constamment au-dessous d'elle à 1 centimètre environ, si elle est horizontale et courte.

On comprend ainsi qu'une incision qui s'engagerait dans le onzième espace intercostal ouvrirait fatalement le cul-de-sac pleural. De même une incision poussée trop loin dans l'angle costo-verté-bral finit toujours par intéresser le fond du cul-de-sac pleural costo-diaphragmatique.

Ces connexions du pôle supérieur du rein avec le diaphragme et la plèvre expliquent que certaines distensions liquides dans un rein non abaissé aient pu repousser le diaphragme parfois très haut et donner le change avec un épanchement de la plèvre. J'ai eu l'oc-casion de voir ponctionner plusieurs fois à travers le thorax une volumineuse pyonéphrose fermée qui avait été prise pour une pleu-résie purulente.

Il est habituel de répéter que la minceur des fibres du diaphragme au niveau de l'hiatus costo-lombaire permet la propagation des collections suppurées de la plèvre dans la loge rénale. J'ai vu des pleurésies purulentes faire empyème de nécessité dans le onzième espace intercostal et se collecter sous la peau des lombes. Je n'en ai jamais vu gagner la loge rénale que défend d'ailleurs le dur feuillet de Zukerkandlt.

Le poumon reste toujours à un niveau supérieur au rein tant à droite qu'à gauche. De fait, dans l'inspiration normale, le poumon ne descend pas, en arrière, au delà de la dixième côte ; dans les inspirations forcées, il atteint le niveau de la onzième côte, mais ne s'engage jamais dans le fond du sinus costo-diaphragmatique.

Aussi n'est-il pas surprenant que les moyens qu'utilise communément la chirurgie pour apprécier les connexions d'un organe soient ici en défaut. La palpation ne peut atteindre la partie supérieure du rein en raison du plan osseux. La percussion ne donnera rien qui permette de le distinguer des organes qui l'entourent.

Les deux tiers inférieurs du rein reposent sur la paroi lombaire dans l'ouverture de l'angle costo-vertébral.

Il semblerait au premier abord que cette portion du rein put être plus aisément accessible à la palpation et à l'exploration directe. Il n'en est cependant rien. La paroi lombaire est à ce niveau très épaisse dans sa partie paravertébrale et s'amincit de plus en plus à mesure qu'on se rapproche du sillon vertical des lombes Or, le bord externe seul du rein répond à cette partie amincie de la paroi.

En dedans, c'est-à-dire dans le plan antéro-postérieur passant par le bord interne du rein et le hile par conséquent, la paroi est formée par la superposition d'avant en arrière : du psoas, épais à ce niveau, du carré des lombes, du tendon aponévrotique du muscle transverse qui vient se fixer au sommet des costoïdes lombaires. Enfin, en arrière du transverse et des costoïdes, monte l'énorme masse sacro-lombaire, recouverte elle-même par le tendon du grand dorsal.

On comprendrait que cette seule superposition des muscles suffise à rendre impossible la palpation du rein, mais en plus les apophyses costoïdes lombaires s'avancent dans ces masses charnues à 5 ou 6 centimètres de la ligne médiane. La ligne qui unit leurs sommets passe un peu en dedans du milieu de la face postérieure du rein. Il n'est pas exceptionnel de voir, dans les violents traumatismes de la région lombaire, le fragment détaché du costoïde s'enfoncer dans le rein et le faire éclater.

Au voisinage du sillon vertical des lombes, c'est-à-dire dans le plan antéro-postérieur passant par le bord externe du rein, la paroi s'est considérablement amincie et ne mesure plus que 3 à 4 centimètres d'épaisseur. Ici les masses musculo-aponévrotiques superposées en arrière du rein ne sont plus formées que par le tendon du transverse, le petit oblique et le grand dorsal.

La partie inférieure du bord externe du rein qui confine à ce bord de la masse sacro-lombaire serait donc accessible aux doigts, si l'ouverture de l'angle costo-vertébral n'était pas comblée à ce niveau par le puissant et dur ligament lombo-costal de Henle dont le bord inférieur rectiligne et tranchant ne laisse déborder qu'une étendue insignifiante de la convexité du rein.

Les vaisseaux et nerfs qui suivent cette paroi lombaire ne sont séparés du rein que par la couche graisseuse périrénale et le fascia de Zukerkandlt. Le douzième nerf intercostal, qui, à vrai dire, n'est plus un intercostal puisqu'il est sous-jacent à la douzième côte, est d'abord séparé du rein par le psoas, puis il croise très obliquement sa face postérieure dans toute la largeur du carré des lombes sur lequel il est appliqué. Ce n'est qu'en dehors de ce dernier muscle qu'il pénètre dans l'intervalle du petit oblique et du transverse à travers un trou pratiqué dans le tendon large de ce dernier. Les deux abdomino-génitaux suivent un trajet parallèle au nerf précédent et croisent le rein au voisinage de son pôle inférieur. Enfin le fémoro-cutané, plus bas encore, confine à l'extrémité du rein, mais du côté droit seulement, le rein gauche descendant généralement moins bas.

Ces nerfs sont accompagnés d'un lacis veineux assez abondant, pour le douzième intercostal surtout. Au dire d'Albarran, la congestion de ces réseaux veineux accompagnant les inflammations du rein pourrait, peut-être, expliquer les douleurs irradiées en ceinture qui accompagnent parfois ces affections.

La douzième artère intercostale qui suit le nerf est toujours d'un calibre appréciable. Il faut compter avec elle dans les interventions sur le rein. Au contraire, les autres lombaires sont de petit

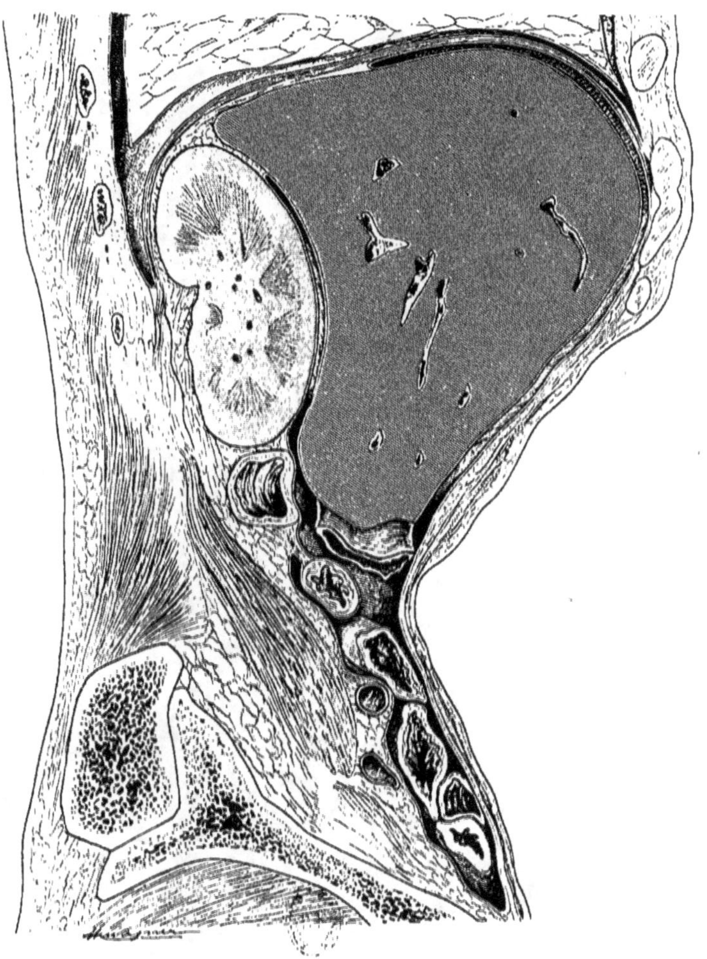

Fig. 16. — Rapports de la face antérieure du rein droit. — Coupe de sujet durci au formol, dessinée d'après nature.

Remarquer que, comme bien souvent, le cul-de-sac péritonéal prérénal se réfléchit un peu au-dessous du pôle supérieur du rein. — Remarquer aussi que sur ce sujet, l'angle sous-hépatique du côlon siège au-dessous du pôle inférieur du rein.

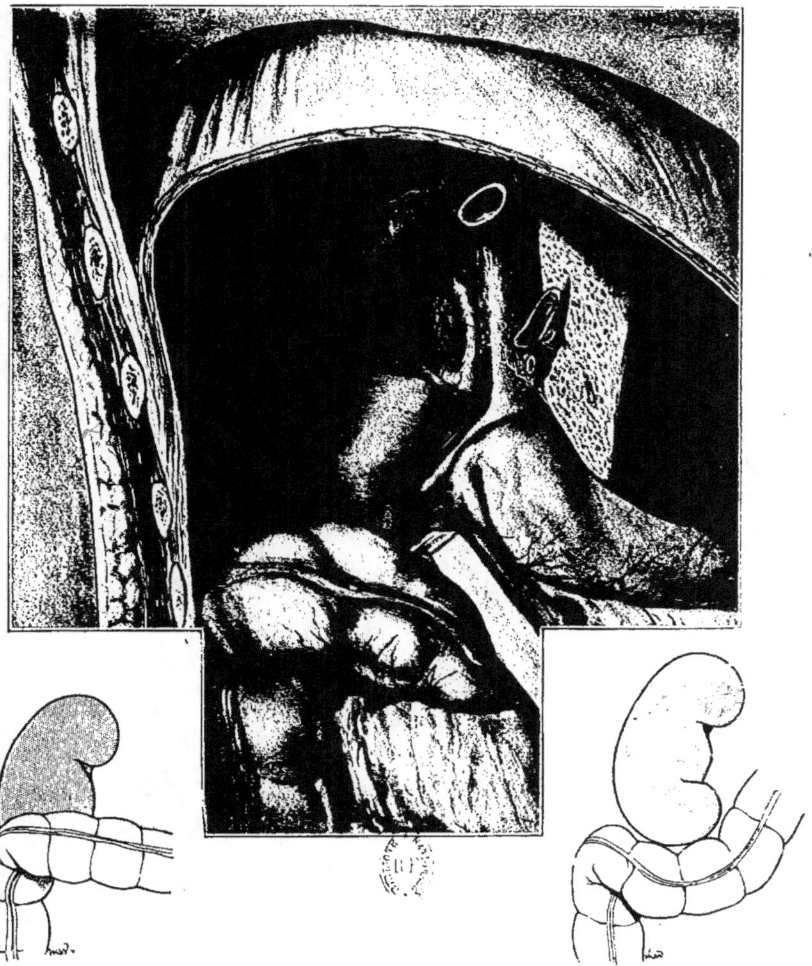

Fig. 17. — Rapports antérieurs du rein droit, dessinés d'après une préparation faite sur un sujet durci au formol.

Le foie a été enlevé en partie laissant sur le diaphragme la trace de son attache. La capsule surrénale s'insinue entre le rein et la veine cave inférieure, au-dessus de la veine rénale droite. Le côlon cache le pôle inférieur. Le duodénum, abaissé par un écarteur, couvre le hile et le bord interne.

Les deux schémas représentent les deux aspects différents de l'angle droit des côlons par rapport au rein.

III**. Page 46.

calibre et généralement cachées entre le carré des lombes et la masse sacro-lombaire, elles s'épuisent avant d'atteindre le bord externe de ces muscles. Elles ne sont guère à redouter dans les lombotomies.

Connexions des reins avec la paroi antérieure de leur loge. — Il faut envisager séparément le côté droit et le côté gauche, les connexions antérieures des deux reins étant fort différentes.

A droite, le rein dans presque toute l'étendue de sa face antérieure est recouvert directement par le péritoine pariétal postérieur. Seuls son pôle inférieur et son bord interne sont en contact immédiat avec l'intestin (voir fig. 16 et 17).

Le péritoine qui a tapissé la face postéro-inférieure du foie rencontre le ligament coronaire, se réfléchit sur lui et descend alors sur la face antérieure du rein droit qu'il revêt jusqu'au voisinage de son pôle inférieur.

Le foie et le rein glissent donc l'un sur l'autre et leur contact est si intime que le foie s'est creusé en une fossette moulée exactement sur la forme de la face antérieure du rein.

Du côté du bord interne du rein, ce feuillet péritonéal se trouve soulevé par le relief de la veine cave inférieure qu'il tapisse et en dedans de laquelle il se continue dans l'arrière-cavité des épiploons. Ce feuillet forme à ce niveau la demi-circonférence postérieure de l'orifice ou hiatus de Winslow. Cet orifice répond au bord interne du pôle supérieur du rein droit.

Au-dessous de l'hiatus de Winslow, ce même feuillet péritonéal se trouve soulevé par le relief de la deuxième portion du duodénum qui repose directement sur la partie interne de la face antérieure du rein dans ses deux tiers inférieurs. Cette deuxième portion du duodénum couvre donc le hile du rein et le bord interne du pôle inférieur.

Tout le reste de ce pôle inférieur est en contact immédiat, c'est-à-dire sans interposition du péritoine, avec le côlon droit au niveau de son angle, mais seulement dans le cas de côlons fixés. A vrai dire le coude sous-hépatique du côlon peut se présenter sous deux aspects assez différents.

Tantôt, la portion ascendante et la portion horizontale du côlon droit forment un angle très voisin de l'angle droit et celui-ci se fait juste au devant du pôle inférieur du rein, qu'il recouvre par conséquent.

Tantôt, la portion ascendante s'incurve et suit le contour du pôle rénal. La portion horizontale se continue avec la première au niveau du côté interne du pôle du rein. En réalité, dans cette variété, le pôle rénal n'est pas recouvert par le côlon, mais contourné par lui, et le côlon décrit deux angles, l'un au-dessous du pôle, l'autre en dedans de lui.

Dans l'un comme dans l'autre cas, l'accolement colique forme au rein droit un moyen efficace de contention.

Au contraire, quand le côlon droit reste mobile, parce que l'accolement des mésos ne s'est pas fait, le rein droit n'affecte avec le côlon que des rapports transitoires et en relation avec la position du sujet. Dans la situation debout, le côlon descend dans la fosse iliaque et abandonne toute connexion avec le rein. Même quand il vient en contact avec lui, il ne le fait que par interposition du péritoine, car le feuillet pariétal postérieur de la séreuse recouvre la glande dans toute son étendue, sauf au niveau de son bord interne sur lequel descend la deuxième portion du duodénum. Dans ces cas de côlon mobile, le rein n'est plus bridé en avant par la lame de Treitz, reliquat de l'accolement péritonéal. Il lui manque un puissant moyen de contention et sa chute ou ptose se produira au moindre effort, voire sous la seule influence de son poids.

Cette situation du côlon droit par rapport au rein droit permet de comprendre pourquoi, dans les cas d'hypertrophie du rein, par tumeur par exemple, la sonorité côlique vient se placer en avant et en dedans de la tumeur.

A gauche, la disposition du péritoine affecte un type inverse de ce qui a lieu pour le côté droit. Du côté droit, en effet, la partie supérieure de la glande est recouverte immédiatement par le péritoine, la partie inférieure est recouverte par des viscères sans interposition du péritoine. Du côté gauche, la partie supérieure du rein gauche est recouverte par des viscères sans interposition de péritoine, la partie inférieure est recouverte immédiatement par le péritoine.

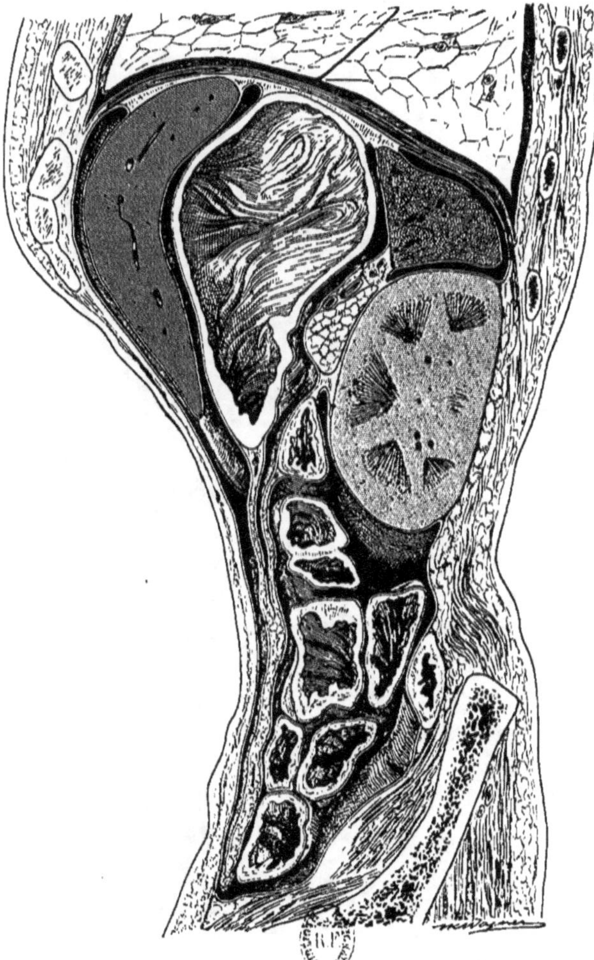

Fig. 18. — Rapports de la face antérieure du rein gauche. Coupe de sujet durci au
formol, dessinée d'après nature.

Remarquer que le cul-de-sac péritonéal prérénal se réfléchit un peu au-dessus du
pôle inférieur du rein.

La rate, le pancréas, le côlon gauche et en avant d'eux l'estomac recouvrent
la partie supérieure du rein gauche.

III. Page 49.

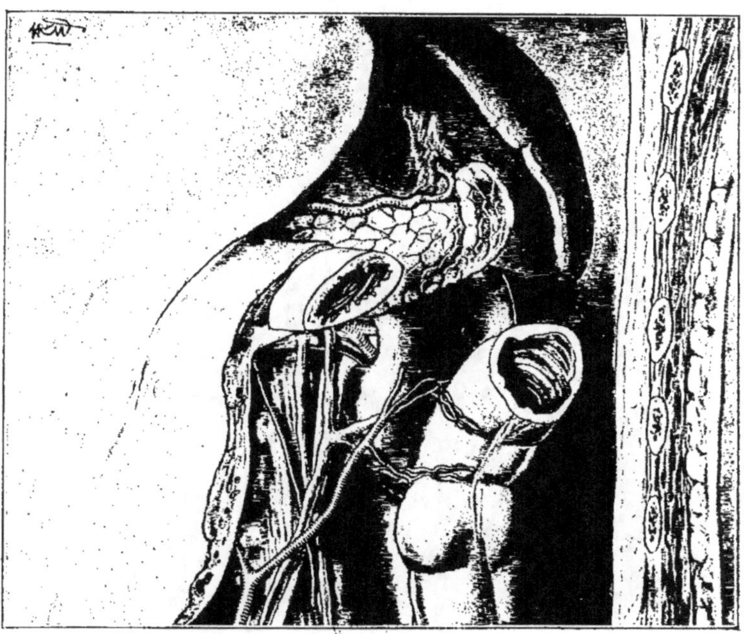

Fig. 19. — Les rapports antérieurs du rein gauche dessinés d'après une préparation faite sur un sujet durci au formol. Le pancréas et la rate ont été légèrement soulevés et attirés en avant. L'angle gauche du côlon a été sectionné et enlevé. Le jéjunum est coupé au niveau de l'angle duodéno-jéjunal. La veine petite mésaraïque s'engage au-dessous de lui vers la veine splénique, derrière le pancréas. L'uretère est au-dessous. L'artère de l'angle gauche est en dehors.

L'estomac, le pancréas et l'angle gauche du côlon recouvrent les deux tiers supérieurs du rein gauche qu'il est impossible de voir, tant qu'on n'a pas extirpé ces organes (voir fig. 18 et 19).

L'estomac, par la face postérieure de sa grosse tubérosité, est dénué de péritoine. Il adhère au diaphragme et plus bas à la partie toute supérieure de la face antérieure du rein par un tissu cellulo-fibreux assez lâche. L'arrière-cavité des épiploons ne remonte donc pas jusqu'au niveau du pôle supérieur du rein gauche.

L'extrémité gauche du pancréas repose directement sur la face antérieure du rein, dont elle croise la partie moyenne. C'est à ce niveau que la queue pancréatique se recourbe en avant vers le hile de la rate. A ce niveau aussi, les gros vaisseaux spléniques, artère et veine, jusque-là postérieurs à la glande pancréatique et par conséquent directement couchés sur le rein gauche, passent par dessus le bord supérieur du pancréas avant de se diviser pour gagner le hile de la rate.

L'angle gauche du côlon repose aussi directement sur la face antérieure du rein. A ce niveau, le méso-côlon transverse a disparu et l'angle côlique, suspendu par le ligament phréno-côlique, se colle sans interposition du péritoine sur la glande rénale dont la capsule adipeuse l'isole cependant parfois.

Au-dessous du côlon, le pôle inférieur du rein gauche seul vient faire saillie sous le péritoine pariétal postérieur. Il est habituel de voir l'artère côlique supérieure gauche croiser cette partie du rein pour se rendre à l'angle gauche du côlon. De même aussi, la veine mésentérique inférieure, qu'accompagne un instant cette artère, la quitte au-devant du pôle inférieur du rein et disparaît alors sous le pancréas avant de se jeter dans la splénique.

Les premières anses grêles se couchent sur le pôle rénal et, grâce à la séreuse, glissent sur lui.

De ce que nous venons de dire des rapports différents à droite et à gauche, on peut aisément conclure que s'il est, à la rigueur, possible d'explorer une grande partie du rein droit par devant après avoir ouvert la cavité péritonéale, il est au contraire à peu près impossible d'explorer utilement par la même voie la face antérieure du rein gauche. Ses deux tiers supérieurs sont cachés par d'épais viscères, son tiers inférieur tout au plus peut se prêter à une exploration directe.

En raison de ces mêmes connexions, on s'explique que, dans la néphrectomie par voie latérale et sous-péritonéale, rien n'est plus fréquent que de faire, en décollant, un trou involontaire dans le péritoine quand on opère à droite, alors que cet accident est exceptionnel, et pour cause, quand on intervient du côté gauche.

Connexions du pourtour des reins. — Les relations qu'affectent les reins par leur pourtour avec les organes voisins sont, au point de vue chirurgical, des plus intéressants à préciser. Comme ils sont différents suivant le côté envisagé, les risques ou les difficultés que présente la néphrectomie sont à considérer à droite et à gauche séparément.

A droite, le pourtour externe du rein est bordé par le repli que fait sa couverture péritonéale en passant sur la paroi du flanc et ce pli péritonéal correspond au dédoublement du fascia transversalis en feuillet pré et rétro-rénal.

Tout le long du bord *externe* du rein droit en effet le péritoine se creuse en une gouttière courbe comme le bord même du rein. Le bord inférieur du foie se loge normalement dans cet angle. En bas, cet angle ou gouttière pararénale se continue avec la gouttière paracôlique droite. Quand on intervient par voie postérieure ou latérale sur le rein droit, et qu'on a décollé le fascia de Zukerkandlt des plans dorsaux, on voit fort bien encore cette réflexion de la séreuse qui se mobilise avec le rein auquel elle reste adhérente. Le fascia de Zukerkandlt commence à ce niveau et en incisant là le fascia, on pénètre dans la loge fibreuse du rein, en dehors de la capsule adipeuse. On peut alors décoller tout le sac péritonéal et son contenu jusqu'au niveau du bord interne de la glande.

Le bord ou pourtour *interne* du rein droit doit être, au point de vue chirurgical, envisagé suivant trois segments.

Le segment ou tiers supérieur est recouvert par la capsule surrénale qui le sépare du tronc de la veine cave inférieure. Il est profondément placé dans l'angle que font le diaphragme et le foie ; aussi est-il fort difficile de le dégager, en voyant ce qu'on fait, au cours d'une néphrectomie et c'est regrettable. Souvent une artère anormale pénètre à ce niveau le rein et il faut toujours le prévoir, car ce vaisseau est la cause de certaines hémorragies secondaires à l'ablation du rein ou même la cause de nécrose du pôle, si elle a été rompue au cours d'une simple exploration.

Le tiers moyen de ce bord interne reçoit les vaisseaux du rein et laisse sortir le conduit excréteur; c'est le hile du rein. C'est à ce niveau que doit porter le temps principal de l'extirpation du rein, qui est l'hémostase. Or, l'espace est étroit entre le hile et la grosse veine cave qui monte en dedans du rein. Sur des coupes fixées au formol que j'ai devant les yeux, je mesure sur l'une 22 millimètres, sur l'autre 19 millimètres entre ce bord interne du rein et la veine cave. Si l'élasticité du vaisseau permet de gagner quelques millimètres dans un certain nombre de cas, il en est d'autres où l'épaississement et l'infiltration scléreuse de la graisse, où l'augmentation de volume des ganglions ne donnent aucune aisance. Si l'on tire, c'est la veine cave elle-même qui vient et l'on risque de placer sur elle le champ hémostatique. L'extraordinaire observation du professeur Delbet tient du prodige. Il plaça, dans un cas de ce genre, le clamp sur la veine rénale opposée après avoir réséqué la veine cave sans s'en douter et le malade survécut.

Cette zone pédiculaire de la partie moyenne du bord interne du rein droit est normalement occupée par trois ou quatre gros ganglions latéro-cave. Leur hypertrophie inflammatoire ou néoplasique n'est pas exceptionnelle et cela vient encore gêner les manœuvres sur le pédicule.

Le tiers inférieur du bord interne est côtoyé par l'uretère et la terminaison du bassinet. La plupart des auteurs disent même que l'uretère touche le pourtour du rein, auquel il est relié par une traînée de tissus fibreux, le ligament de Navarro.

Nous n'avons pas retrouvé cette disposition d'une façon constante sur les divers sujets durcis et fixés que nous avons étudiés.

C'est qu'en effet la direction de l'uretère est fixe et constante, la direction du rein est, au contraire, assez variable comme nous le disions plus haut. Quand le rein est vertical ou peu oblique, l'uretère touche le bord interne du pôle inférieur du rein et le tissu conjonctif condensé qui les réunit peut, à la rigueur, prendre le nom de ligament. Dans ces cas, l'espace qui sépare le rein de la veine cave mesure de 30 à 35 millimètres et la deuxième portion du duodénum occupe cet intervalle.

Quand le rein est fortement oblique, comme cela se voit sur les sujets à thorax puissants et larges, à psoas très développés, l'uretère ne touche pas le rein, il en est même séparé par un espace de plusieurs millimètres et nous n'avons pas retrouvé de travées fibreuses l'unissant au bord du rein. La veine cave inférieure monte à 40 ou 45 millimètres du rein à ce niveau et l'uretère, qui descend dans cet intervalle, est plus près du rein que de la veine. La deuxième portion du duodénum occupe la partie interne de cet espace et ne recouvre pas l'origine de l'uretère.

A gauche, le pourtour du rein a des connexions différentes et il faut en tenir compte quand on intervient de ce côté.

Le pourtour *externe* de ce rein est plus difficilement accessible qu'à droite. Dans sa partie supérieure, en effet, le péritoine fait en passant de la glande sur la paroi abdominale un angle curviligne ouvert en avant. Le bord postérieur de la rate vient s'y loger, mais les deux organes glissent l'un sur l'autre par l'intermédiaire du péritoine. Dans un grand nombre de cas, au contraire, des adhérences anormales se sont établies entre la rate et le péritoine pariétal et l'on ne peut sans difficulté isoler la rate du rein.

Dans sa partie inférieure, le pourtour externe du rein gauche est côtoyé par le côlon descendant et le coude gauche des côlons. Aussi, quand on décolle le rein de la paroi postérieure, on amène en même temps le côlon gauche ou descendant. Pour la même raison, dans les hypertrophies néoplasiques du rein gauche, le côlon trace, à la percussion, une bande sonore sur la partie externe de la tumeur. Ces rapports intimes du bord externe du rein et du côlon gauche rendent parfois difficile l'isolement du rein et il est arrivé qu'en voulant pénétrer dans sa loge fibreuse, on a fait une plaie complète ou incomplète au côlon et de là vient sans doute un certain nombre de fistules côliques consécutives aux néphrectomies gauches.

Le pourtour *interne* présente assurément moins de connexions importantes au point de vue chirurgical ou, pour mieux dire, celles-ci sont assez distantes pour qu'on n'ait guère à les redouter en opérant.

Le tiers supérieur de ce pourtour interne confine, comme à droite, à la capsule surrénale qui s'avance jusqu'au voisinage du pédicule. Mais comme cette glande est solidement fixée au diaphragme et tient peu au rein, les deux organes se séparent aisément à la moindre traction.

Le tiers moyen ou pédiculaire est loin de l'aorte. Une distance moyenne de 50 millimètres les sépare et l'on a, de ce côté, largement la place de manœuvrer à l'aise le clamp hémostatique. Toute cette partie moyenne est cachée par le corps du pancréas qui se superpose aux éléments du pédicule rénal et parallèlement à eux.

Le tiers inférieur affecte avec l'uretère et la terminaison du bassinet les mêmes relations que du côté droit en ce sens que, suivant les proportions du thorax et le volume du psoas, le rein est tantôt vertical, tantôt oblique, alors que l'uretère conserve toujours la même direction très voisine de la verticale. C'est aussi à ce niveau que le duodénum vient se continuer avec la première anse jéjunale et suivant la direction du rein, l'angle duodéno-jéjunal se place tantôt en avant, tantôt en dedans du bord interne du rein.

La forme et les rapports du rein donnés par les procédés de la clinique. — Il résulte de toute cette étude de la loge lombaire et des connexions des reins que ces glandes sont profondément enfoncées sous la coupole diaphragmatique. Le squelette thoracique, l'épaisseur des plans musculo-aponévrotiques lombaires, la superposition au devant d'elles des organes abdominaux, tout contribue à rendre à peu près impossible l'exploration clinique du rein normal. Pour que le rein soit appréciable par les moyens ordinaires de la clinique, il faut qu'il soit abaissé ou augmenté de volume. Le rein que l'on sent est un rein anormal.

Cependant, il faut immédiatement rectifier ce que cette formule trop absolue pourrait présenter d'erroné. Si l'on ne peut réellement explorer le rein normal, du moins peut-on sentir son pôle inférieur en mettant à profit certaines conditions que l'anatomie du vivant nous a fait connaître.

L'inspection ne peut rien révéler d'utile à ce sujet.

La percussion, avons-nous dit, ne peut permettre de distinguer le rein, trop profond, des organes qui l'environnent.

La palpation seule donne quelques renseignements, encore sont-ils faibles, malgré tous les artifices employés.

Dans la partie inférieure de l'angle costo-vertébral, au-dessous du bord précis du ligament lombo-costal de Henle, le pourtour externe du pôle rénal repose sur la région amincie de la paroi lombaire ou sillon vertical des lombes. Le médius et l'annulaire, enfoncés parallèlement à la douzième côte dans cet angle, repousseront en avant la paroi lombaire et par conséquent le pôle inférieur du rein. L'autre main, à plat sur la paroi abdominale dans le sillon latéral du ventre, déprimera tout, paroi et viscères, au devant du pôle rénal. Sur le cadavre, cette manœuvre ne donnerait rien. Sur le vivant, il est possible d'utiliser la mobilisation rénale consécutive aux mouvements respiratoires. Dans l'inspiration forte, le rein s'abaisse et l'on peut, à ce moment, pincer son pôle inférieur entre les deux mains et encore cela n'est-il possible que chez certains sujets maigres et même chez ceux-ci, plus rarement à gauche qu'à droite.

La forme et les rapports du rein donnés par les procédés radiologiques. — Les radiologues ont si bien perfectionné les méthodes de radiodiagnostic que le rein, pendant longtemps invisible sur l'écran, est devenu aujourd'hui un des organes mous dont on peut de la façon la plus précise étudier la situation et le contour.

Ce mode d'exploration est encore capable de prouver l'absence ou l'existence du rein et en cas de cicatrices chirurgicales lombaires de dire si le rein a été enlevé. Pour montrer toute l'importance de cette recherche, Jaujas cite le cas suggestif de Belot. Ce radiologue a rapporté « le cas d'une femme chez qui l'examen cystoscopique, laissant découvrir seulement un orifice uretéral, avait conduit au diagnostic d'absence congénitale d'un rein ; une recherche plus soigneuse fait retrouver le second orifice uretéral, mais sans qu'il soit possible d'obtenir le moindre écoulement d'urine. La radiographie montra l'existence du second rein, comparable au rein normal par sa taille, et permit d'éliminer les diagnostics d'absence congénitale du rein, d'atrophie rénale pour faire adopter celui d'obstruction complète d'un uretère. »

Sur une radiographie bien faite de la région lombaire, on peut parfaitement se rendre compte du siège du rein, seul son pôle supérieur apparaît toujours flou et imprécis. Néanmoins, on constate que l'ombre du psoas dessine par son bord externe une ligne oblique en bas et en dehors qui forme un angle avec l'ombre de la dernière côte. Cet angle est d'ailleurs très variable suivant le volume du psoas d'une part et la direction des côtes d'autre part. Mais dans tous les cas, le rein occupe l'aire de cet angle et son pourtour interne est parallèle au bord externe du psoas. On remarque alors, ce que l'étude du cadavre fixé et du sujet vivant nous avait démontré, que la direction du rein est variable suivant les individus et que son obliquité est d'autant plus grande que le volume du pso as est plus considérable.

Le rein normal ne descend pas au-dessous d'une ligne horizontale passant par le troisième costoïde lombaire. Cette limite est d'ailleurs susceptible de quelques variantes. Il y a des reins normaux longs qui affleurent le bord inférieur du costoïde, il y a des reins normaux courts qui n'atteignent pas tout à fait son bord supérieur. Mais tout rein qui dépasse nettement le troisième costoïde est soit abaissé, soit hypertrophié.

Dans certaines ectopies prononcées, la radioscopie simple n'est plus suffisante pour découvrir le rein, il est nécessaire d'opacifier ses voies d'excrétion et de faire de la pyélographie.

La radiologie renseigne également sur la forme du pourtour et jusqu'à un certain point sur l'état du parenchyme du rein.

Le pourtour du rein normal est régulier. On distingue parfaitement le bord externe convexe, le bord interne concave, le pôle inférieur. Seul le pôle supérieur est rarement bien visible, surtout du côté droit. Cela tient, non à une anomalie de la forme, mais seulement à la superposition des organes au devant de ce pôle.

On peut considérer comme normal un rein dont l'ombre radiologique mesure 10 à 12 centimètres de hauteur et 6 à 6 centimètres et demi de largeur. De faibles variations de 1 centimètre en plus ou en moins ne sont d'aucune valeur et l'on n'en doit pas tenir compte. Enfin, il faut savoir qu'un rein unique a toujours des proportions plus considérables, en raison de l'hypertrophie compensatrice qu'il a dû subir.

L'appréciation de la valeur du parenchyme rénal d'après la

teinte de l'ombre est d'une interprétation très délicate, lorsque les modifications ne sont pas tout à fait évidentes. L'ombre normale est d'un gris assez clair, moins foncé que celui du foie, moins uniforme que celui du psoas. Le rein sclérosé donne une ombre plus opaque. Les calculs, les tuberculoses modifient l'ombre rénale et se marquent en taches souvent tout à fait caractéristiques. .

VAISSEAUX DU REIN

Les artères. — Dès l'abord, on est frappé de la disproportion qui existe entre le volume relativement petit de la glande rénale et le calibre considérable du tronc artériel que lui envoie l'aorte abdominale. Cette disproportion est plus manifeste encore si l'on compare le calibre de l'artère hépatique vraie destinée à l'énorme glande hépatique, à celui de la rénale destinée à une glande dix fois plus petite. C'est qu'en effet l'artère rénale n'est pas seulement un vaisseau de nutrition, c'est aussi un vaisseau de fonction, chargé de conduire au rein, pour y être épuré, une partie considérable du sang circulant.

Le tronc artériel. — Chaque rein a son artère. L'artère du rein gauche est très légèrement plus courte que l'artère du rein droit. La situation de l'aorte abdominale, un peu à gauche de la ligne médiane, explique cette différence.

Ces deux artères naissent de l'aorte abdominale à la hauteur du corps de la première vertèbre lombaire. Leur émergence ne se fait pas rigoureusement au même niveau. Généralement l'artère droite naît à quelques millimètres au-dessous de l'artère gauche.

Dès leur origine, ces artères se portent fortement en arrière sur les flancs de la colonne vertébrale pour gagner le rein logé dans la gouttière lombaire. Je n'ai jamais constaté, comme dit Grieg Smith, que les rénales soient légèrement ascendantes vers le hile. Bien au contraire, quand elles ne sont pas dans le plan horizontal, ce qui est l'habitude, elles sont plutôt descendantes. Peut-être en raison de la mobilité plus grande du rein droit, l'artère rénale droite m'a paru plus souvent descendante.

L'artère du rein droit est un vaisseau très court. De sa nais-

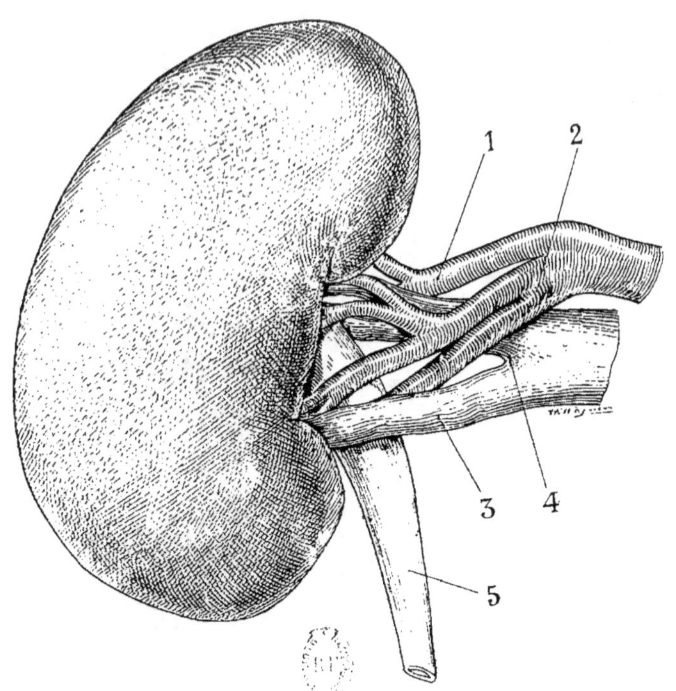

FIG. 20. — Pédicule vasculaire d'un rein (rein droit) vu par sa face antérieure.
1. — L'artère de la face postérieure ou rétro-pyélique, donnant tout de suite l'artère du pôle supérieur. — 2. L'artère de la face antérieure ou prépyélique, divisée ici précocement en branches interpapillaires. — 3. Le tronc de la veine antérieure se réunissant à (4), le tronc de la veine postérieure et formant le tronc de la veine rénale. — 5. Le bassinet.

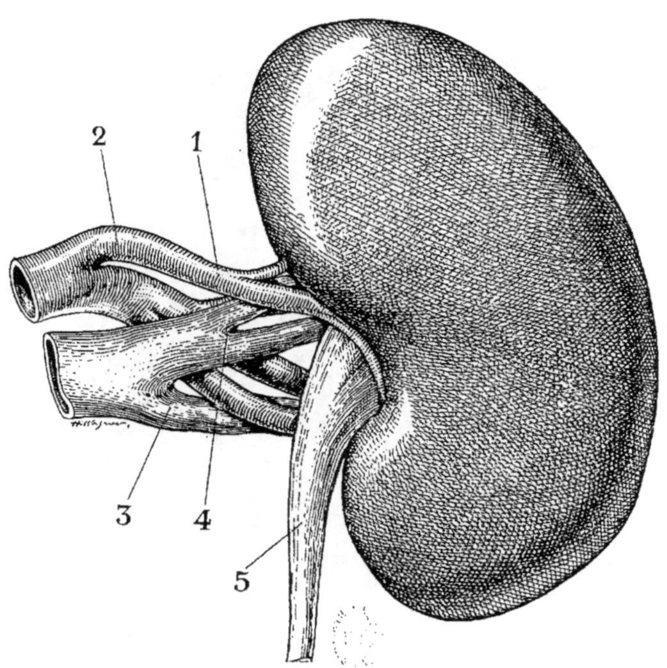

Fig. 21. — Pédicule vasculaire d'un rein (rein droit) vu par sa face postérieure.
1. L'artère de la face postérieure ou rétro-pyélique, donnant tout de suite l'artère du pôle supérieur. — 2. L'artère de sa face antérieure ou prépyélique, divisée ici précocement en branches interpapillaires. (Le trait sur la figure a été arrêté trop haut sur l'artère rétropyélique, corrigez l'erreur). — 3. Le tronc de la veine antérieure se réunissant à (4) le tronc de la veine postérieure. — 5. Le bassinet, remarquez comment il est croisé par l'artère rétropyélique juste sous la margelle postérieure du hile rénal.

sance à sa division, on ne mesure guère que 3 centimètres à 3 centimètres et demi. Il repose sur la colonne vertébrale, puis il atteint le bord interne du psoas où il se divise généralement. Il est entièrement caché dans ce parcours par le gros tronc de la veine cave inférieure qui passe devant lui. Dans ce trajet, l'artère est longée par les branches du plexus sympathique au milieu duquel on a même individualisé un ganglion rénal, bien difficile à voir d'ailleurs.

L'artère du rein gauche est un peu plus courte que la précédente et ne mesure que 1 centimètre et demi à 3 centimètres de long entre son origine et sa division. Elle repose sur le versant gauche de la colonne lombaire, puis sur le psoas, sur lesquels elle est appliquée par le corps du pancréas qui la cache entièrement. Des rameaux sympathiques identiques à ceux de l'artère droite l'accompagnent.

Cette disposition des deux artères rénales se rencontre dans 75 p. 100 des cas environ. Mais au point de vue chirurgical, il faut savoir qu'il existe d'assez nombreuses variantes dans la longueur du tronc rénal.

L'artère peut être plus longue et ne se diviser qu'au voisinage du hile du rein. Ce sont les cas avantageux, car le fil qui lie le pédicule ne serrera qu'un seul vaisseau.

L'artère peut être courte et se diviser dès sa naissance. Il arrive même que les branches de divisions se détachent du tronc même de l'aorte. Il semblerait qu'il y ait deux artères ou même trois par rein ; en réalité il y a seulement division prématurée. Il faut prévoir cette anomalie quand on lie isolément les vaisseaux du pédicule ; plus encore quand on les lie en masse, car cette disposition augmente les difficultés de l'hémostase et les chances d'hémorragie.

Les divisions. — Le rein étant un organe creux, c'est-à-dire formé de deux parois épaisses limitant le sinus, l'artère du rein va se diviser en deux branches : une antérieure et une postérieure.

La branche antérieure, destinée à la paroi antérieure du sinus, se termine dans le pôle inférieur. Dans un mémoire des Bulletins de la Société anatomique de 1906, je lui avais donné le nom de **tronc commun des artères de la face antérieure et du pôle inférieur**. Comme cette branche passe en avant du bassinet, on l'appelle généralement : artère prépyélique. Cette artère descend en effet sur la face antérieure du bassinet, en arrière de ses volumineuses veines satellites et se termine en pénétrant dans le pôle inférieur du rein au bord inférieur du hile. Cette *artère du pôle inférieur* ne s'engage donc pas dans le sinus.

Dans son cours trajet, le tronc commun des artères de la face antérieure abandonne trois, quatre, rarement cinq branches qui pénètrent dans le sinus. Ce sont les *artères de la face antérieure* du rein.

La branche postérieure ou **tronc commun des artères de la face postérieure et du pôle supérieur** destinée à la paroi postérieure du sinus, passe par dessus le bord supérieur du bassinet, puis descend sur sa face postérieure. En croisant le pourtour supérieur du hile rénal, elle abandonne une branche qui pénètre dans le pôle supérieur. Cette *artère du pôle supérieur*, comme celle du pôle inférieur, s'engage directement dans l'épaisseur du parenchyme sans pénétrer dans le sinus rénal.

Dans son court trajet, ce tronc commun des artères de la face postérieure abandonne, comme les précédents, trois, quatre ou cinq branches qui s'enfoncent dans le sinus. Ce sont *les artères de la face postérieure* du rein.

Ici commence, dans la description de la plupart des auteurs classiques, une imprécision telle qu'il est bien difficile de comprendre la distribution des artères rénales. Il nous faut envisager séparément la situation et la distribution des artères des faces et des artères des pôles, car leur trajet est différent.

Les artères des faces. — Les artères de la face antérieure du rein, comme celles de la face postérieure, s'étendent des troncs communs prépyélique et rétropyélique au fond du sinus où elles deviennent intraparenchymateuses. Une partie de leur trajet est donc située en dehors du sinus, l'autre partie étant dans le sinus, mais en dehors du parenchyme.

En dehors du sinus, ces branches croisent le bassinet et sont

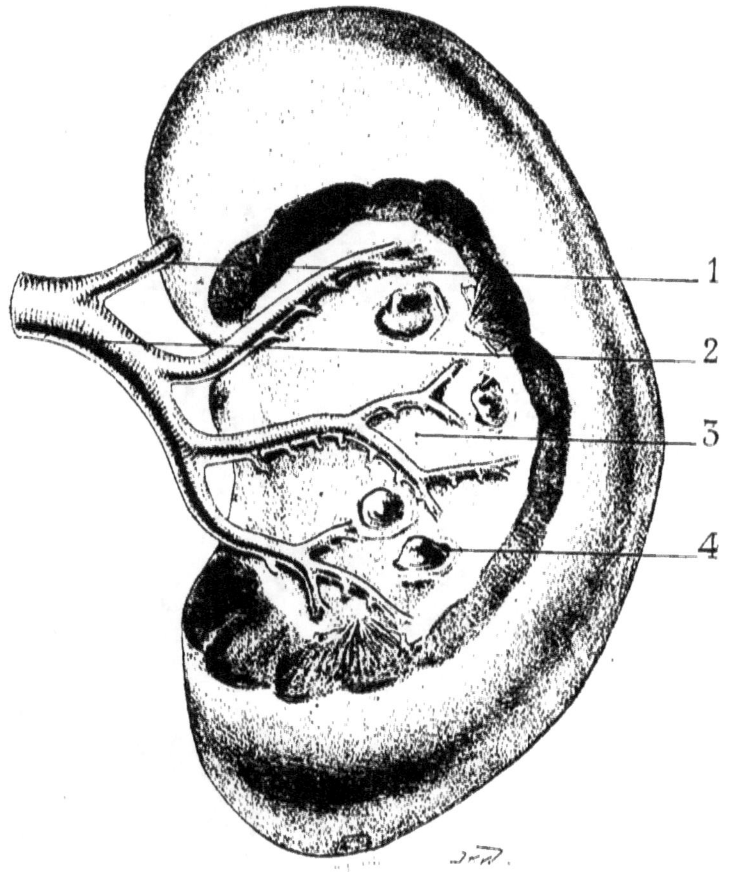

Fig. 22. — Les artères interpapillaires.

1. Artère du pôle supérieur. — 2. Tronc de l'artère de la face postérieure du rein. — 3. Les artères interpapillaires qui en naissent et courent entre les papilles. — 4. La paroi antérieure du sinus rénal a été enlevée et la figure représente la paroi postérieure du sinus contre laquelle les artères interpapillaires sont appliquées par leurs multiples petites branches, courtes, interpyramidales.

plus ou moins enveloppées par les graisses qui occupent la région du hile.

Dans le sinus, elles s'appliquent à la paroi correspondante du sinus, passent entre les divisions des calices de premier ordre et courent, par conséquent, dans les vallées que limitent entre elles les saillies des papilles. C'est pour ces raisons que je leur ai donné le nom d'**artères interpapillaires**. Ces artères, d'un calibre assez considérable, sont intimement accolées à la paroi du sinus. Il est même impossible de les en détacher. C'est qu'en effet, on voit naître, sur toute leur longueur, comme les racines qui fixent le lierre contre un mur, un nombre considérable de petites artérioles qui, dès leur naissance, pénètrent dans la substance rénale. Ces petites branches montent entre les pyramides de Malpighi, au milieu de la substance corticale des colonnes de Bertin. Ce sont les **branches interpyramidales** (voir fig. 22).

Là commence la distribution intraparenchymateuse des artères du rein.

Ces artères interpyramidales montent dans les colonnes de Bertin et divergent pour aller gagner la face correspondante d'une pyramide de Malpighi le long de laquelle elles vont continuer, vers la surface, leur trajet ascendant. Arrivées à la base de la pyramide de Malpighi, ces artérioles s'infléchissent au-dessus de cette base et s'épuisent dans la substance corticale. Chaque pyramide de Malpighi est ainsi entourée de six ou huit de ces artérioles.

Dans ce trajet, ces branches donnent un nombre considérable de rameaux qui vont se porter dans la substance corticale et se terminent dans les glomérules et les tubes contournés. Par leur face pyramidale, elles donnent de très rares ramuscules qui descendent dans l'épaisseur de la pyramide de Malpighi au milieu des tubes droits qu'elles nourrissent.

Ces artères interpapillaires donnent donc, sur toute leur longueur, des artères interpyramidales. A leur terminaison dans le fond du sinus, elles pénètrent dans le parenchyme rénal et deviennent artères interpyramidales pour les pyramides du bord convexe du rein.

Toutes ces artères intraparenchymateuses sont rigoureusement terminales. Il n'existe entre elles aucune anastomose. Sur la base des pyramides de Malpighi, ces artérioles s'entremêlent et se disposent en voûte comme les plantes grimpantes qui recouvrent un bosquet, mais sans s'anastomoser. La voûte artérielle sus-pyramidale, telle que la décrivent encore certains classiques, est une profonde erreur d'anatomie.

Chacune de ces branches des faces ou artères interpapillaires étant une artère terminale, on comprend que sa section ou sa ligature entraîne immédiatement une nécrobiose d'une quantité de parenchyme correspondant à son territoire, ce qui ne saurait avoir lieu si la voûte anastomotique sus-pyramidale existait.

L'étude des radiographies d'artères rénales, comme le firent Bérard et Destot, l'étude de moules d'artères rénales obtenus par corrosion comme je le fis après Max Brodel, montrent très nettement cette terminalité des artères rénales. Chacune de ces artères interpapillaires avec ses branches interpyramidales est isolée de ses voisines et donne assez bien l'aspect d'une plume d'autruche ou d'une chenille de casque.

Les artères des pôles. — L'artère du pôle inférieur est la dernière branche de l'artère prépyélique. L'artère du pôle supérieur est fournie par l'artère rétropyélique.

Ces artères gagnent le parenchyme rénal sans pénétrer dans le sinus. C'est généralement sur le bord interne du pôle, près de la margelle du sinus, que se fait cette pénétration.

Cette artère du pôle donne généralement trois branches dans l'épaisseur du parenchyme : la première, interne, contourne le bord interne du pôle en pleine substance corticale, en suivant le côté correspondant de la pyramide de ce pôle sur la base de laquelle elle se réfléchit ; la seconde, postérieure, gagne la face postérieure du pôle, sur la face postérieure de la pyramide ; la troisième, enfin, monte sur la face antérieure de la pyramide.

J'ai vu plusieurs fois l'artère de la face antérieure du pôle supérieur être fournie par le tronc de la prépyélique.

La branche postérieure du pôle inférieur peut également venir de la rétropyélique.

L'étude de la circulation des tubes contournés et des glomérules ne peut être faite par les procédés qu'emploient ordinairement les

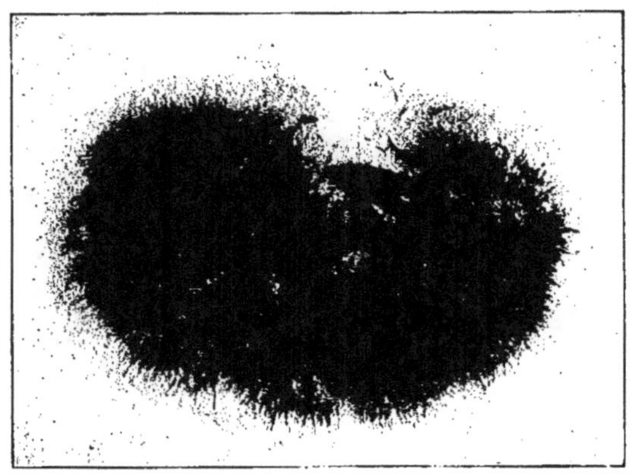

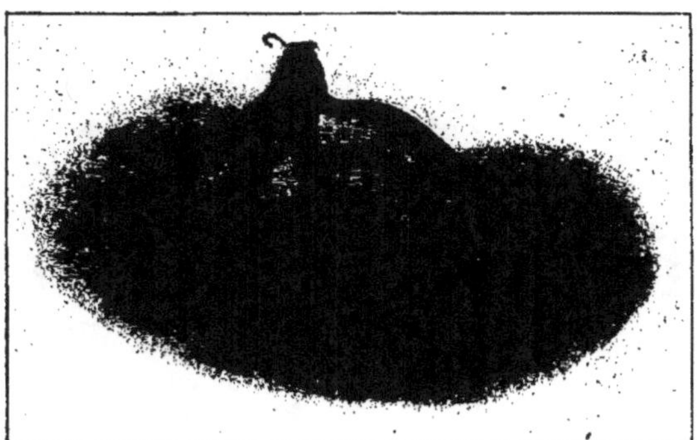

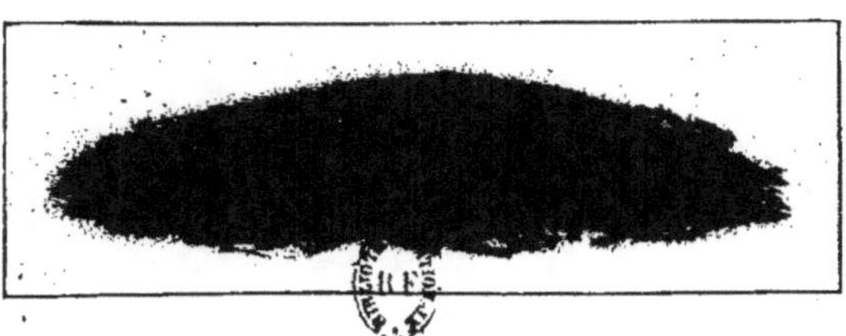

Fig. 23. — Artères et veines du rein.

En haut : injection poussée dans les veines du rein. On voit parfaitement les anastomoses entre les diverses branches intra-rénales.

Au milieu : injection poussée dans le tronc de l'artère rénale. Les artères de
tout le rein sont injectées.

En bas, sur le même rein vu de profil, on constate la zone de séparation entre les
deux territoires artériels de la face antérieure et de la face postérieure.

(Clichés du Dr Darbois).

IV*. Page 61.

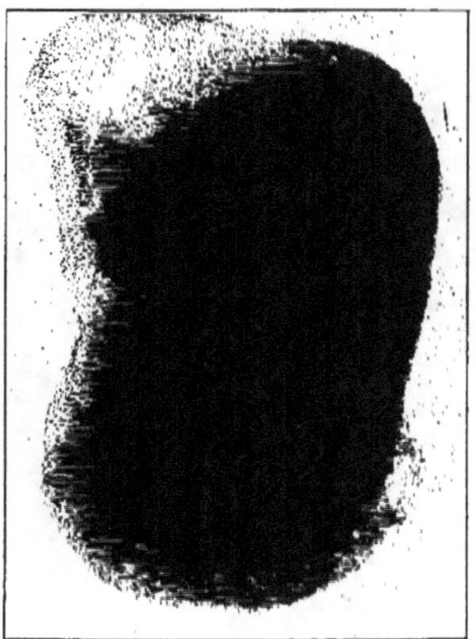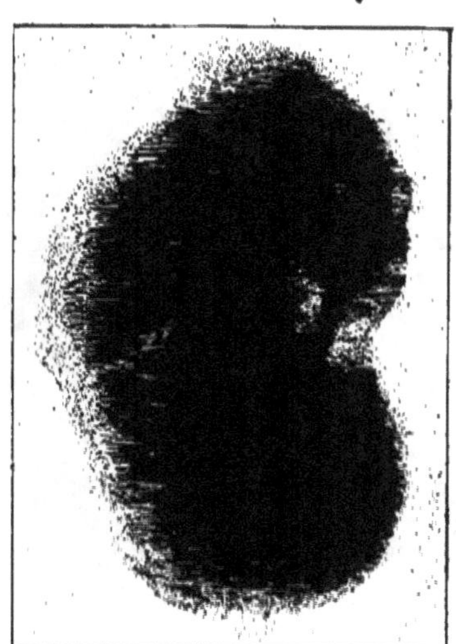

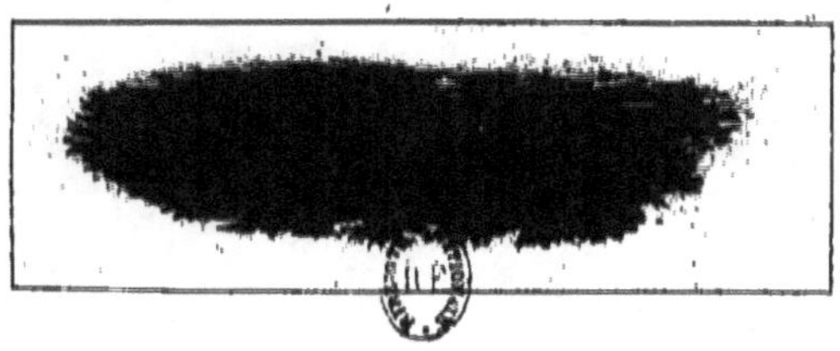

Fig. 24. — Injections poussées dans les artères des faces.

En haut et à gauche : injection de l'artère de la face antérieure.
En haut et à droite : injection de l'artère de la face postérieure.
En bas : le même rein que sur la première radiographie, mais vu de profil pour montrer que le territoire de l'artère d'une face n'irrigue pas la face opposée.

(Clichés du Dr Darbois).

IV*. Page 61.

anatomistes. Ceci est du ressort de l'histologue et je renvoie pour ces connaissances aux traités spéciaux.

Au total la circulation artérielle du rein est donc disposée en deux territoires : un antérieur, un postérieur se confondant au niveau des pôles. La démarcation reste parfaitement nette au niveau du bord convexe du rein. Depuis longtemps les chirurgiens connaissaient et utilisaient cette faible circulation artérielle du bord convexe et sans en connaître la raison anatomique exacte, ils savaient fort bien que la néphrotomie faite un peu en arrière du bord convexe ne s'accompagnait que d'une hémorragie limitée (voir fig. 23 et suivantes).

Artères supplémentaires du rein. — Nous avons vu plus haut que l'artère du rein peut se diviser si précocement que chacune de ses branches de division prend réellement naissance au niveau du tronc même de l'aorte. Ce ne sont pas là des artères anormales, en ce sens qu'à leur terminaison rénale, elles arrivent toujours à reconstituer le type que nous avons décrit, c'est-à-dire à devenir artères des faces et artères des pôles. Il y a division anormale du tronc, plutôt que vaisseaux anormaux.

Cependant, il faut, au point de vue médico-chirurgical, connaître certains vaisseaux vraiment anormaux en ce sens qu'ils sont supplémentaires. Ces vaisseaux atteignent le plus souvent le rein au niveau de ses pôles. Nous avons vu, dans un cas, une branche artérielle assez volumineuse qui abordait le rein sur sa face antérieure à 1 centimètre en dehors du rebord du sinus.

Au niveau du pôle supérieur, on voit assez souvent une artère supplémentaire, venue de l'artère de la capsule surrénale, pénétrer le bord interne du pôle rénal sur son versant antérieur. Cette artère présente, dans certains cas, un calibre assez considérable pour que le chirurgien ne puisse pas ignorer son existence possible, car au cours de la néphrectomie, par exemple, elle peut être arrachée par mégarde et devenir la cause d'hémorragie secondaire inquiétante.

Au niveau du pôle inférieur, on voit, de temps à autre, arriver une artère importante. Cette branche vient directement de la partie basse de l'aorte ; nous l'avons vue naître, dans un cas de rein ectopié, de l'artère iliaque primitive. Elle se porte directement vers le bord interne du pôle rénal dans lequel elle pénètre. Comme le vaisseau supplémentaire du pôle supérieur, elle peut être arrachée dans le temps de l'isolement du rein. Mais sa situation fait qu'elle est plus facilement visible et que, par conséquent, il est plus aisé de la lier.

Branches extrarénales des artères du rein. — Outre les très fins rameaux artériels que les artères du rein donnent aux deux faces du bassinet, il existe encore plusieurs petites branchioles qui vont se distribuer à la capsule adipeuse périrénale. Ces rameaux se portent dans l'atmosphère graisseuse, en avant et en arrière du rein. Ils vont compléter, avec les rameaux venus de la capillaire et de la spermatique, le cercle ou pour mieux dire le réseau exorénal. Ce sont là des vaisseaux sans importance pratique. Même dans le cas où, comme dans le cancer, les veines collatérales à ces artères prennent des proportions extraordinaires, je n'ai pas vu ces artères prendre un calibre appréciable.

Veines du rein. — La disposition des veines du rein est décrite d'une façon absolument succincte dans la plupart des ouvrages, au moins chez nous, sans doute parce que l'intérêt pratique qui s'y attache est moins considérable que pour les artères. Il n'est cependant pas indifférent pour le chirurgien de connaître le trajet de ces vaisseaux, ne serait-ce que pour savoir les éviter au cours d'une intervention.

On peut dire schématiquement que la disposition des branches veineuses se trouve calquée sur celle des artères dans l'épaisseur du parenchyme et qu'à partir du sinus, elles ont un type particulier jusqu'à ce que soit constitué le tronc de la veine rénale.

Dans le parenchyme rénal, les veines suivent exactement le trajet des artères. Les veines d'origine se collectent sur le pourtour des pyramides de Malpighi et forment ainsi des **veines interpyramidales.** Situées dans la substance corticale, elles suivent d'abord la base de la pyramide de Malpighi, puis descendent le long de ses faces vers le sinus dans lequel elles émergent entre les papilles. Mais tandis que les artères interpyramidales qu'elles accompa-

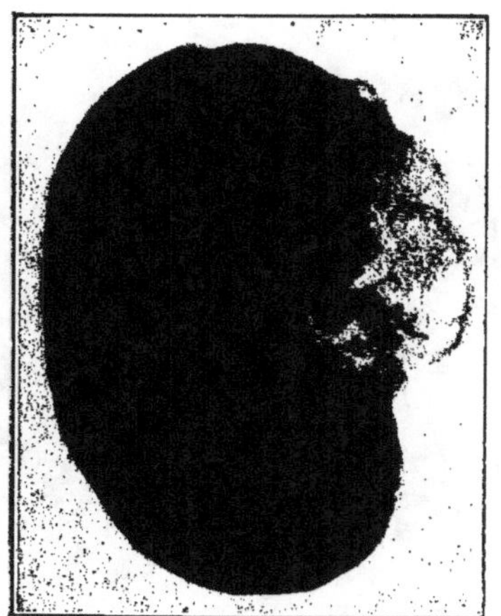
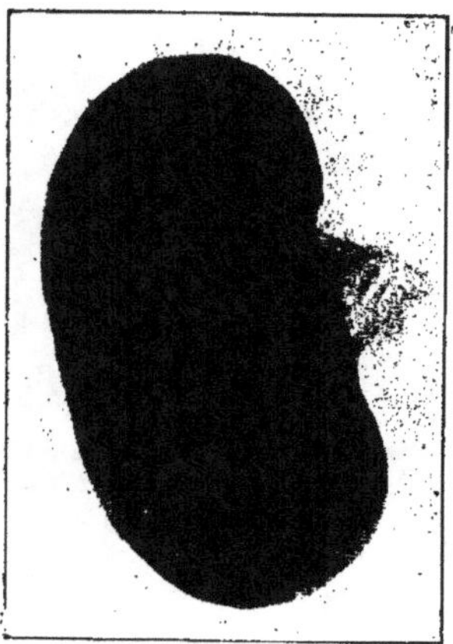
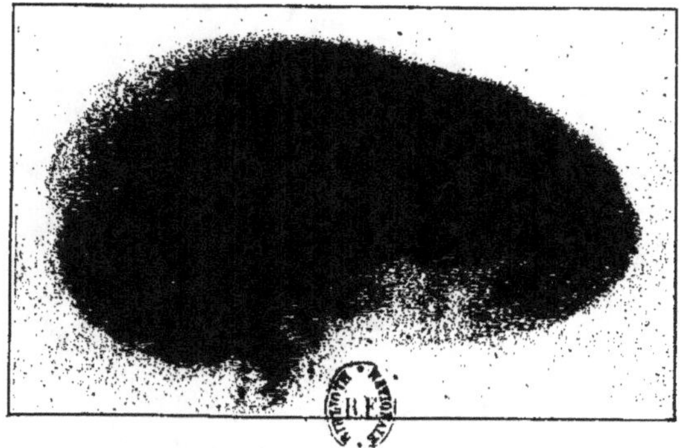

Fig. 25. — Injections poussées dans une artère interpapillaire isolée.

Remarquer d'abord que chacune de ces artères est terminale et que l'injection ne dépasse pas le territoire de chacune de ces artères. Remarquer ensuite le grand nombre d'artères interpyramidales qui se détachent de ces artères interpapillaires.

(Clichés du Dr Darbois).

gnent sont, comme nous l'avons vu, rigoureusement terminales, les veines au contraire s'anastomosent entre elles sur la base des pyramides et dessinent ainsi de véritables arceaux veineux à concavité tournée vers le sinus. Je n'ai vu ces anastomoses se faire qu'entre les veines d'une même pyramide. On ne peut, par conséquent, pas dire qu'il existe une voûte veineuse suspyramidale au sens où cette expression était jadis employée, mais il existe nettement des arceaux suspyramidaux formant un véritable grillage veineux autour des pyramides.

Dans l'intérieur du sinus, les veines qui sont sorties du parenchyme rénal se réunissent en trois ou quatre gros troncs, prépyélique pour les veines de la face antérieure, rétropyélique pour les veines de la face postérieure. Mais ces veines ne suivent pas exactement le trajet des artères interpapillaires. Elles s'anastomosent largement entre elles et forment un véritable plexus à grandes mailles. Enfin le plexus prépyélique envoie au plexus rétropyélique de grosses anastomoses qui passent entre les calices et unissent ainsi les deux plans veineux. Cette disposition constitue autour des calices de véritables cercles veineux. Cet important réseau est en contact immédiat avec le bassinet. Ses divisions sont situées en dedans par conséquent des divisions artérielles qui adhèrent à la paroi du sinus (voir fig. 26 et 27).

En dehors du hile, les veines du plan antérieur se réunissent en constituant la veine antérieure qui se continuera avec le tronc de la veine rénale. Les veines du plan postérieur donnent généralement naissance à une veine postérieure. Mais le calibre de celle-ci est si variable qu'on a même nié son existence. En réalité, elle ne manque qu'une fois sur cinq environ. Mais il arrive souvent qu'elle soit considérablement réduite de volume. De fait le plan veineux postérieur se trouve drainé directement dans le plan veineux antérieur par l'intermédiaire des grosses anastomoses qui passent entre les calices. Donc, volumineuse ou réduite, la veine postérieure existe le plus souvent, mais son trajet ne suit pas rigoureusement celui de l'artère rétropyélique. Tantôt, en effet, elle passe comme l'artère au-dessus du bassinet pour rejoindre le tronc de la veine rénale, tantôt elle passe au-dessous et vient se jeter dans une quelconque des veines du plan antérieur.

Au total, la face antérieure du bassinet se trouve complètement cachée par l'entrecroisement des vaisseaux artériels et veineux de calibre important. Elle est, pour cette raison, inabordable chirurgicalement. Au contraire, la face postérieure du bassinet est bien, elle aussi, recouverte par un entrecroisement artériel et veineux important dans sa portion sinusale. Mais, en dehors du sinus, seul le tronc de l'artère rétropyélique la croise et par conséquent cette face est libre à ce niveau dans presque toute son étendue. C'est, pour cette raison, la face chirurgicale du bassinet. C'est par cette voie que l'on peut ouvrir sans crainte sa cavité pour l'explorer et en extraire les calculs, par exemple.

Veines du plan antérieur et veines du plan postérieur, réunies en avant du bassinet, vont aller constituer le tronc de la veine rénale. Ces branches d'origine vont passer entre les branches de division de l'artère rénale pour se placer sur un plan antérieur à ces dernières. Artères et veines se chevauchent donc en dehors du sinus comme les doigts de mains croisées : les artères qui, dans le sinus, étaient sur un plan antérieur aux veines, se trouvent en dehors du sinus sur un plan postérieur et inversement.

Le tronc de la veine rénale, une fois constitué, va gagner le tronç de la veine cave inférieure où il se termine. En raison même de la situation de ce dernier vaisseau, il est aisé de comprendre que la veine rénale droite sera beaucoup plus courte que la veine gauche. La veine droite mesure en effet 2 à 3 centimètres de long, la veine gauche a de 6 à 7 centimètres. La veine droite est rectiligne et se dirige directement en dedans et en avant. La veine gauche, au contraire, a un trajet coudé presque à angle droit. Dans la première partie de son trajet, elle se porte en dedans et en avant jusqu'au niveau du point où elle croise la face antérieure de l'aorte ; dans la seconde partie, elle se porte transversalement vers la droite jusqu'à la veine cave où elle se termine.

Les deux veines rénales se placent en avant de l'artère correspondante et très légèrement en dessous. Mais comme le calibre des veines est plus considérable que celui des artères, le plus souvent sur le sujet injecté la veine recouvre complètement l'artère. Je dois dire cependant que sur le vivant, lorsque le rein est isolé et attiré en dehors et en bas, la veine, déplacée sans doute, m'a toujours

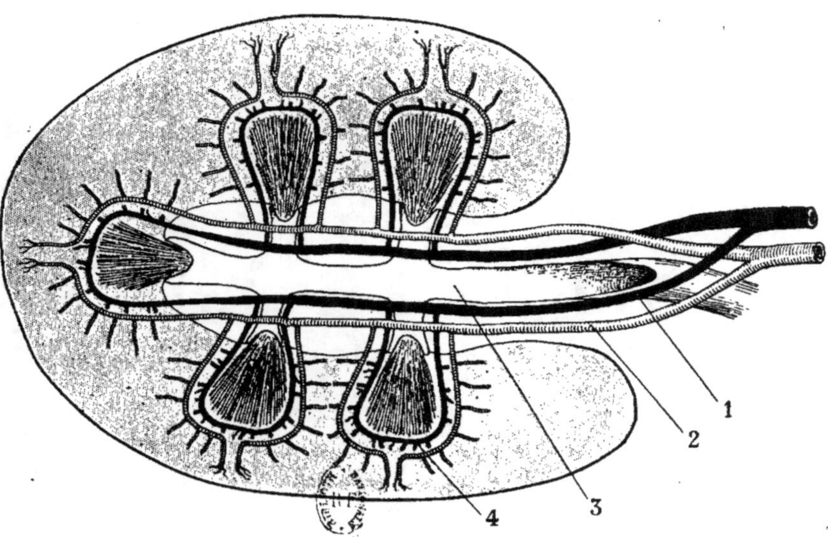

Fig. 26. — Schéma de la circulation artérielle et veineuse du rein.
1. Les veines (en noir). — 2. Les artères (striées). — 3. Le bassinet et ses calices. — 4. La disposition des artères et des veines au niveau d'une pyramide. Les veines s'anastomosent, les artères restent indépendantes.

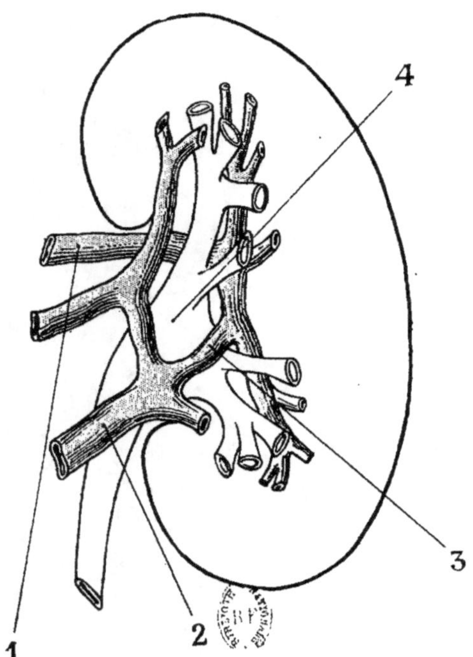

Fig. 27. — Les veines dans le sinus du rein.
1. Veine de la face postérieure du rein. — 2. Veine de la face antérieure du rein. —
3. Anastomose entre les deux veines passant entre deux calices. — 4. le bassinet et
ses calices.

paru sous-jacente à l'artère à ce point que l'on peut sans peine isoler les deux vaisseaux et placer, l'un au-dessous de l'autre, les deux fils qui les lieront isolément.

Tandis que les rapports de la veine droite avec son artère seront très courts en raison de la différence de longueur des deux vaisseaux, la veine gauche reste en relation avec son artère sur toute sa longueur et continue au delà, puisqu'elle croise la face antérieure de l'aorte juste au-dessous de l'origine de l'artère mésentérique supérieure. La veine rénale gauche, comme le duodénum, se trouve donc prise dans la pince aortico-mésentérique.

Il est probable que cette disposition n'a aucune influence dans la généralité des cas sur la circulation de la veine rénale gauche où se jette la spermatique. Il n'est cependant pas invraisemblable que le fait se produise. La stase veineuse qui en résulterait produirait peut-être le varicocèle idiopathique, toujours gauche, dont on n'a jamais bien expliqué l'origine.

Lymphatiques du rein. — Pendant longtemps, il a été généralement admis que les lymphatiques issus du rein allaient se terminer dans quelques ganglions situés au niveau du hile de cet organe. A mesure que les chirurgiens sont devenus plus hardis dans leurs tentatives, il a été nécessaire de connaître d'une façon plus précise les relations lymphatiques des organes.

Or, comme le fit très justement remarquer Cunéo, les ganglions tributaires du rein n'occupent pas le hile. Tout au plus y a-t-il à cet endroit un ou deux petits relais ganglionnaires d'un intérêt secondaire pour le chirurgien. Les ganglions du rein sont beaucoup plus internes et font partie de la chaîne latéro-aortique.

Le territoire lymphatique intraparenchymateux du rein est drainé par huit à dix troncs de fort calibre qui émergent du sinus au niveau du hile. Une partie de ces troncs sont en avant des artères et des veines, l'autre partie en arrière. On retrouve pour les vaisseaux lymphatiques la même disposition que pour les vaisseaux sanguins : il y a un territoire répondant à la face antérieure, un territoire répondant à la face postérieure du rein.

Le territoire antérieur est le plus important, il est formé de cinq à six troncs à direction descendante. Les plus inférieurs sont les plus longs puisqu'ils peuvent aller jusqu'au voisinage de la bifurcation aortique. A droite, comme à gauche, ces vaisseaux se trouvent placés, non pas directement sur le psoas, mais dans une sorte de méso cellulo-fibreux spécial qui s'étend de l'uretère aux gros vaisseaux prévertébraux et qu'on peut appeler **méso uretéro-lombaire** (voir page 77). Ce méso est parfaitement isolable du psoas en arrière et du péritoine en avant, en sorte que dans une néphrectomie pour cancer, on peut aisément enlever avec le rein le méso uretéro-lombaire jusqu'aux ganglions avec les voies lymphatiques qu'il contient.

Ce territoire lymphatique antérieur aboutit aux ganglions latéro-aortiques. Le groupe tributaire du rein droit est formé de cinq ou six ganglions, disposés en chaîne le long du flanc droit de l'aorte, entre ce vaisseau et la veine cave inférieure. Cette chaîne s'étend depuis la région avoisinant la bifurcation aortique jusqu'au pédicule rénal : on la désigne sous le nom de *chaîne latéro-aortique droite*.

Le groupe tributaire du rein gauche est représenté par une chaîne de même importance, située sur le côté gauche de l'aorte, *chaîne latéro-aortique gauche*.

Le territoire postérieur est moins important. Il est formé de trois à quatre troncs, plus petits et plus courts, à direction horizontale ou légèrement ascendante. Ces troncs lymphatiques, placés en arrière des vaisseaux sanguins, affectent un trajet un peu différent à droite et à gauche.

A droite, ils passent en arrière de la veine cave inférieure et aboutissent à trois ou quatre ganglions situés au-dessus du pédicule rénal droit le long de l'aorte et placés directement en avant du pilier droit du diaphragme.

A gauche, ces troncs lymphatiques se rendent à un groupe de trois ou quatre ganglions situés le long de l'aorte, au-dessus du pédicule rénal gauche et en avant du pilier gauche du diaphragme. D'une façon à peu près constante, on voit un ou deux troncs lymphatiques grêles traverser ce pilier et se rendre à un ganglion médiastinal situé en arrière de l'œsophage thoracique, au-dessus du diaphragme.

Les vaisseaux lymphatiques issus du rein et les ganglions auxquels ils se rendent sont donc disposés d'une telle façon qu'il est parfaitement possible au cours d'une intervention d'enlever du même coup le rein, les voies lymphatiques et les ganglions, aussi anatomiquement, et peut-être même mieux, qu'on ne le fait dans le cas de cancer du sein.

Il faut savoir cependant que le territoire lymphatique du rein n'est pas rigoureusement indépendant et qu'il existe quelqu'autres vaisseaux que Sappey avait appelés « troncs divergents » et qui sortent du rein à travers sa capsule fibreuse pour se rendre au réseau lymphatique de la graisse périrénale. Cela explique la possibilité de noyaux néoplasiques de la capsule adipeuse absolument indépendants de la tumeur primitive rénale. J'en ai montré un exemple et quelque temps après Lecène en présentait un autre. Ces relations lymphatiques et la possibilité d'essaimage néoplasique dans la graisse périrénale, nous avait fait réclamer l'ablation en masse de la capsule adipeuse, du rein et de son territoire lymphatique, chaque fois que l'on se trouve en présence d'un cancer du rein.

Les nerfs du rein. — Jusqu'à ces temps derniers, les nerfs qui se rendent à la glande rénale n'étaient pour le chirurgien et le médecin que d'un intérêt purement théorique. On se contentait de savoir que du plexus cœliaque se détachait un lacis de filets sympathiques qui suivaient l'artère rénale jusqu'au rein. Un renflement ganglionnaire, dit ganglion rénal de Hirschfeld, placé sur ce réseau, au-dessous et en dehors du ganglion mésentérique, occupait la face postérieure de l'origine de l'artère rénale. Des recherches récentes de Papin ont montré l'intérêt que la connaissance exacte de la situation et du trajet des nerfs du rein peut avoir en chirurgie.

Les nerfs du rein viennent des ganglions semi-lunaires, des petits splanchniques, quelquefois du grand splanchnique et du rameau lombaire, issu du premier ganglion lombaire.

Ces rameaux nerveux forment un plexus qui entoure les vaisseaux du pédicule rénal et en particulier l'artère. Sur le trajet de ce plexus, on rencontre des renflements ganglionnaires. Le plus important est situé sur la face antérieure de l'aorte, de chaque côté de l'artère mésentérique supérieure. On le désigne habituellement sous le nom de *ganglion aortico-rénal*. Un autre renflement ganglionnaire moins important et moins constant occupe la face postérieure de l'artère rénale, on l'appelle le *ganglion d'Hirschfeld*.

Les filets nerveux anastomosés en plexus suivent les vaisseaux du pédicule, contre la paroi desquels ils sont placés. Ils sont extrêmement fins. Papin déclare qu'au cours d'une opération il est utile de s'aider d'un éclairage électrique puissant et d'une loupe stérilisable pour les reconnaître et les isoler. A vrai dire, sur les dessins qui accompagnent sa description, ces filets sont d'un volume appréciable. On en voit trois ou quatre sur chaque face du pédicule. Il y en a contre l'artère, il y en a aussi contre la veine. Or, si la paroi artérielle est assez résistante pour supporter le tiraillement de la pince à disséquer et le forage de la sonde cannelée, la paroi veineuse, très mince, résiste moins bien et risque d'être traversée. Cet accident est arrivé à Papin lui-même et l'on conçoit le danger que peut entraîner la ligature de la veine, si la suture est impossible.

Mais il y a d'autres voies d'innervation du rein. Les petites artères capsulo-adipeuses, l'artère qui s'insinue entre la capsule surrénale et le pôle supérieur du rein, les artères rénales anormales sont aussi accompagnées de plexus nerveux. L'énervation chirurgicale d'un rein sera par conséquent à peu près toujours incomplète. Il semble cependant qu'elle puisse être suffisante et bien que cette opération n'ait pas encore la consécration du temps, il faut cependant reconnaître que les résultats immédiats qu'elle donne ne doivent pas être négligés.

LES VOIES D'EXCRÉTION DU REIN

Le liquide sécrété par le rein sort du parenchyme en huit ou dix points suivant les sujets. Ces points surélevés à la surface de la paroi du sinus rénal sont désignés sous le nom de papilles. Chaque papille est criblée de tout petits orifices qui représentent l'extrémité des tubes droits.

Tous ces tubes droits d'une même papille s'ouvrent en même temps dans une cavité considérable qui est le calice. Il y a donc en principe autant de calices qu'il y a de papilles. Mais en réalité, il arrive souvent que deux ou plus rarement trois papilles s'ouvrent dans un même calice de dimension plus grande. Ainsi il existe le plus généralement six ou huit calices. Ce sont les *petits calices* ou *calices* de *premier ordre*.

Les calices. — Le petit calice ou calice de premier ordre est un tube, court toujours, mais de longueur cependant très variable. Certains n'ont que 8 à 10 millimètres de long, d'autres jusqu'à 15 ou 20 millimètres. Il commence au niveau d'une papille et se termine par fusion avec un ou plusieurs calices de premier ordre pour former un grand calice ou calice de second ordre.

Le diamètre d'un calice de premier ordre est plus considérable à son extrémité papillaire, surtout s'il englobe deux ou trois papilles. Il forme alors une véritable petite dilatation ampullaire dans l'intérieur de laquelle des calculs peuvent naître et se développer. Leur calibre devenant supérieur à l'extrémité pyélique du calice, il devient impossible de pousser ces calculs dans le bassinet pour les extraire. Ils sont comme enchatonnés.

L'extrémité pyélique d'un petit calice ne mesure guère en effet que 5 à 6 millimètres de diamètre.

Comme ils drainent le liquide venu des papilles qui occupent soit le bord convexe, soit les faces, on comprend que la direction de ces petits calices ne soit pas toujours orientée dans le plan transversal. Les uns se portent en dedans et en avant, les autres en dedans et en arrière, les autres directement en dedans suivant le siège de la papille qui leur a donné naissance. Aussi n'est-il pas toujours facile, même après une néphrotomie large, de faire sortir certains calculs rameux dont les prolongements s'enfoncent dans ces calices à directions divergentes.

Les calices de premier ordre convergent en trois groupes. Les trois ou quatre calices supérieurs forment le *calice de second ordre supérieur*. Les trois ou quatre calices inférieurs forment le *calice de second ordre inférieur*. Les deux papilles de la partie moyenne forment le *calice de second ordre moyen*. Contrairement aux précédents, ces trois calices de second ordre sont toujours dans le plan transversal et seront toujours intéressés dans la néphrotomie.

Ils vont se réunir pour former le *bassinet* et par conséquent le supérieur est descendant, l'inférieur est ascendant, et le moyen horizontal.

Leur longueur est généralement en raison inverse de celle des calices de premier ordre. Quand ceux-ci sont courts, ceux-là sont longs. Mais quand les petits calices sont longs, il arrive que les calices de second ordre n'existent pas, les premiers se réunissant tous ensemble en une cavité unique qui est le bassinet.

Dans le cas de distension des cavités naturelles du rein, on voit le bassinet augmenter de dimensions, en même temps que disparaissent les calices de second, puis de premier ordre, englobés qu'ils sont dans la distension des cavités d'excrétion. Aussi est-il habituel de n'en plus trouver que les traces dans les hydronéphroses ou les pyonéphroses volumineuses.

Le bassinet. — Le bassinet est un carrefour où arrivent les calices de second ordre et d'où part l'uretère. L'origine de l'uretère, c'est-à-dire l'extrémité inférieure du bassinet, correspond à un point assez régulièrement fixe, situé à 1 centimètre au-dessous du bord inférieur du hile du rein. L'extrémité supérieure du bassinet est au contraire très variable suivant que les calices de second ordre se réunissent plus ou moins tôt. Suivant la longueur de ceux-ci par conséquent, le bassinet pénétrera plus ou moins profondément dans le sinus rénal.

La coloration normale du bassinet est uniformément rosée. Dans le cas de distension au début, cette teinte devient plus pâle. Elle tire vers le blanc rosé en cas d'hydronéphrose confirmée. En cas d'irritation ou d'inflammation, le bassinet prend une couleur franchement rouge. C'est à peu près toujours ainsi que se présente le bassinet calculeux.

Les dimensions et la capacité du bassinet normal sont intéressantes à connaître pour le chirurgien, car c'est du chiffre donné comme normal qu'il partira pour diagnostiquer les distensions légères de cette cavité.

Un bassinet normal présente une hauteur moyenne de 10 millimètres, hauteur mesurée au niveau du hile du rein. Sa longueur, mesurée du rebord du hile rénal à l'origine de l'uretère, est de 20 à 25 millimètres.

La capacité propre du bassinet est impossible à calculer et l'on envisage toujours sous ce nom à la fois la capacité du bassinet et des calices de premier et de second ordre. Même ainsi comprise, cette capacité sur un rein normal est extrêmement faible. Quand une sonde uretérale a été poussée dans sa cavité et qu'on essaye de la remplir sans arriver à la douleur qui exprime la distension, on constate que la quantité de liquide injecté est de 3 à 6 centimètres cubes suivant les cas. On peut considérer comme un début de dilatation pyélique une capacité de 8 à 10 centimètres cubes.

Aspect des calices et du bassinet vus à l'écran. — Avant la découverte des rayons X, les anatomistes et les chirurgiens n'avaient guère d'autres moyens de se rendre compte de la forme et des dimensions des calices et du bassinet que la dissection ou l'injection solidifiable de leur cavité. Ces moyens d'étude avaient le gros inconvénient de déplacer les organes et de distendre d'une façon anormale les parois. Enfin ces recherches ne pouvaient être faites que sur le cadavre.

On sait aujourd'hui injecter les calices et le bassinet sur l'individu vivant et apprécier ainsi à un moment déterminé la forme, les dimensions et le degré de contractilité de ces cavités sur tel rein en particulier (voir fig. 28).

Cette méthode est de date récente puisqu'en 1906 seulement Völcker et Lichtenberg firent leur première communication sur ce procédé, qui, depuis, s'est généralisé et donne chaque jour de si précieux résultats. En France, le professeur Legueu et Papin ont grandement contribué à faire connaître cette méthode.

Les calices de premier et de deuxième ordre se dessinent nettement sur l'écran radiologique. Ils s'y montrent sous la forme que l'anatomie du cadavre avait déjà fait connaître. En effet, les calices de premier ordre sont légèrement dilatés à leur origine ; dans la région qui répond au sommet des papilles, ils diminuent de dimensions en se portant en dedans et jusqu'au point où ils se confondent en se réunissant pour former les calices de deuxième ordre. Cette confluence des calices de premier ordre se fait en deux ou en trois groupes, ce qui donne ainsi naissance à deux ou trois calices de deuxième ordre. Ces derniers calices en se réunissant vont former le bassinet.

Lorsque la réunion des calices de premier ordre se fait en deux groupes, les calices de second ordre forment comme deux cornes au bassinet; aussi dit-on parfois, dans ces cas, que le bassinet est bifurqué. De même, quand les calices de second ordre sont au nombre de trois, on dit que le bassinet est trifurqué. Enfin quand les divers calices de premier ordre s'ouvrent isolément dans le bassinet, on dit que ce bassinet est ramifié. Cet abus de langage s'excuse facilement en raison de l'image qu'il éveille dans l'esprit.

Le bassinet normal, vu à l'écran, se présente sous une forme qui rappelle assez bien la corne d'abondance. De fait, de son sommet pointu, continué par l'uretère, partent les deux bords, courbes tous les deux, mais de rayons différents. Le bord supérieur est de rayon plus grand que le bord inférieur, mais de courbure identique. Les calices semblent émerger de la base de la corne.

Cet aspect de l'ombre radiologique du bassinet se modifie quand se produit une dilatation pathologique, c'est-à-dire une hydronéphrose au début. Le bord inférieur de la corne d'abondance reste longtemps normal, la déformation apparaît d'abord sur le bord supérieur. Celui-ci devient plus courbe. Le bassinet semble bossu. De même les calices de deuxième et de premier ordre se distendent et prennent une forme en massue. Plus l'hydronéphrose est prononcée, plus cette déformation s'accentue, finalement calices et bassinet se confondent dans une même ombre globuleuse.

Repères anatomiques du bassinet. — Il est devenu très important aujourd'hui de savoir repérer la situation exacte du bassinet par rapport au squelette, et aussi par rapport à d'autres conduits susceptibles de contenir des concrétions calcaires, comme les voies biliaires ou les conduits pancréatiques. Or, à ce point de vue, l'étude de l'organe sur le cadavre donne des résultats identiques à ce que l'observation radiologique a fait connaître sur le vivant.

Le bassinet et les calices qui y aboutissent répondent au flanc de la colonne vertébrale. Son sommet confine à un plan horizontal passant par le bord inférieur du deuxième costoïde lombaire

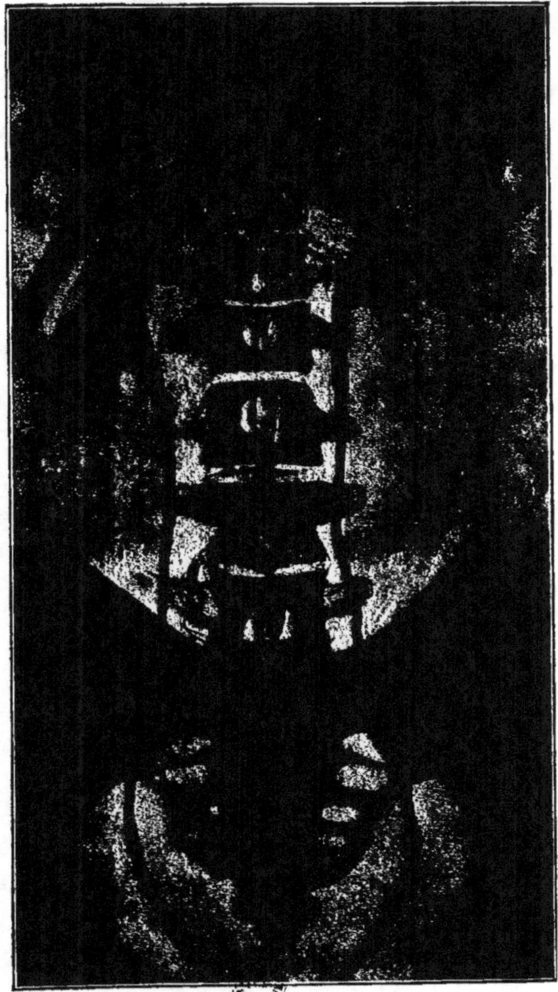

Fig. 28. — Radiographie de l'appareil d'excrétion des reins. Remarquer la situation des bassinets par rapport aux vertèbres, et des uretères par rapport aux apophyses costoïdes et aux articulations sacro-iliaques.

(Cliché du Dr Darbois).

V. Page 72.

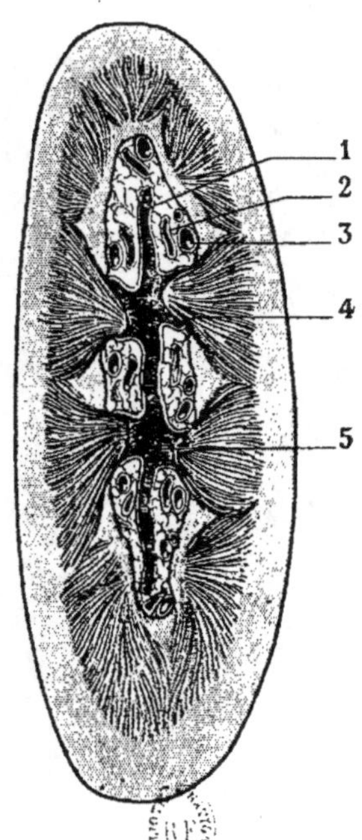

Fig. 29. — Coupe verticale et antéro-postérieure d'un rein,
montrant le contenu du sinus rénal.

1. Le bassinet coupé dans sa hauteur. — 2. Veines du sinus rénal. — 3. Artères interpapillaires, collées contre la paroi du sinus. — 4. Une papille du rein faisant saillie dans l'intérieur d'un calice. — 5. Une pyramide rénale.

à la partie moyenne duquel il correspond. Sa base se trouve comprise entre le premier et le deuxième costoïde. Cette situation se voit parfaitement sur les radiographies du bassinet injecté.

Chose remarquable, malgré le dénivellement incontestable du rein droit par rapport au gauche, la projection des deux bassinets se fait sensiblement au même niveau par rapport à la colonne vertébrale.

De même encore, on constate que l'épanouissement des calices se projette d'une façon identique des deux côtés. L'extrémité supérieure du calice supérieur se profile sur l'ombre de la douzième côte. L'extrémité du calice inférieur affleure un plan passant par le troisième costoïde lombaire.

Sur une radiographie prise dans le plan transversal, le bassinet, à droite comme à gauche, se projette sur la moitié postérieure des corps vertébraux et par conséquent sur un plan nettement postérieur à celui suivant lequel se projetterait le canal hépato-cholédoque, par exemple.

Relation du bassinet avec les éléments du pédicule rénal. — Ce sont là les rapports réellement chirurgicaux du bassinet, ceux que ne doit pas perdre de vue le chirurgien qui intervient sur cet organe.

La face postérieure seule du bassinet permet l'accès dans sa cavité. C'est la face chirurgicale. La face antérieure est complètement cachée par l'épanouissement des artères et des veines du rein dans l'intervalle desquels s'accumule une graisse toujours assez abondante. Nous renvoyons à l'étude de ces vaisseaux (page 56).

La face postérieure du bassinet est au contraire à peu près dégagée de toute connexion vasculaire et la graisse qui la recouvre s'écarte avec facilité. Cependant l'artère rétropyélique croise cette face. Cette branche de calibre important présente un diamètre de 2 à 3 millimètres environ. Elle se divise en branches interpapillaires, d'où naîtront les artères interpyramidales chargées de vasculariser la face postérieure du rein et le pôle supérieur. Couper cette artère en opérant sur le bassinet, c'est anémier et nécrobioser près de la moitié du parenchyme glandulaire. Il est donc important de connaître exactement les relations de ce tronc vasculaire avec la face postérieure du bassinet.

L'artère rétropyélique naît du tronc de l'artère rénale, le plus souvent au niveau de la face antérieure du bassinet, au-dessus de son bord supérieur et à un travers de doigt en dehors du hile. Elle se porte de suite en arrière, et passe par conséquent par-dessus le bord supérieur du bassinet avant de redescendre sur sa face postérieure. L'artère atteint le bassinet juste au niveau du point où il sort du sinus. Elle le croise de haut en bas, en suivant la lèvre postérieure du hile qui la cache sur presque tout son trajet. Il est important de préciser ces rapports, car on a proposé dans la pyélotomie d'empiéter sans crainte sur le parenchyme rénal pour agrandir l'ouverture du bassinet. Cette technique n'est cependant pas sans inconvénient, puisqu'elle risque fort de blesser l'artère rétropyélique, de provoquer par conséquent une hémorragie importante et du même coup une nécrobiose d'une grande partie du parenchyme rénal. On a dit que cela n'avait pas d'importance, encore faudrait-il le démontrer.

L'uretère. — L'uretère est un long conduit musculo-membraneux qui s'étend du bassinet à la vessie dans laquelle il déverse l'urine du rein correspondant.

Comme les deux uretères s'ouvrent isolément dans la vessie, il devient possible d'introduire une sonde dans chacun d'eux et de recueillir ainsi séparément l'urine de l'un et l'autre rein.

L'origine de l'uretère se trouve marquée par un rétrécissement du conduit au niveau du point où il se continue avec le bassinet. Ce rétrécissement, dit Gosset, est figuré par Henle, Morel et Duval, Mons. D'après Hallé et Charpy, il serait situé exactement à l'origine de l'uretère, à sa jonction avec le bassinet, de telle sorte qu'on peut le désigner sous le nom de **collet du bassinet.** Gosset préfère lui donner le nom de **collet de l'uretère.** De fait, ses propres injections, l'étude des nombreux moules faits par Poirier lui ont montré que ce rétrécissement siège toujours à 1 centimètre, 2 centimètres et même 3 centimètres au-dessous du bassinet.

Cette notion d'un collet de l'uretère est aujourd'hui classique. Il faut remarquer toutefois que ce rétrécissement n'est visible que sur des moules obtenus après injection forcée de l'uretère et du bassinet. Il est incontestable que la paroi de ce conduit est moins extensible en ce point-là qu'en d'autres, mais y a-t-il réellement collet ou rétrécissement d'une façon normale et constante ? Pour les raisons que nous allons invoquer, il est permis d'en douter.

Tout d'abord, il est nécessaire de rappeler que l'injection qui distend un organe de cadavre donne vaguement ou même faussement la forme de cette même cavité chez le vivant.

L'étude de l'uretère non distendu du cadavre ne montre aucune modification appréciable du diamètre au niveau de son origine. Sur un très grand nombre de pièces que nous avons étudiées, nous ne l'avons pas constaté, si ce n'est, toutefois, à titre exceptionnel. De même, il m'a été également impossible de constater un collet ou rétrécissement supérieur de l'uretère sur le vivant au cours d'interventions sur la région lombaire.

Mais, dira-t-on, l'examen de la surface extérieure d'un uretère peut ne pas révéler un rétrécissement qui existe cependant au niveau de sa lumière. Nous ne le pensons pas davantage. La radiographie nous fournit aujourd'hui un moyen de connaître la forme intérieure de ce conduit sur le vivant, dans les conditions habituelles de la vie, c'est-à-dire en dehors de toute distension anormale. L'uretéro-pyélographie d'individus dont les voies urinaires ne présentent aucune lésion pathologique montre en effet que l'uretère est d'un calibre sensiblement égal dans toute son étendue et qu'en tous cas, on peut considérer comme exceptionnel et anormal un rétrécissement appréciable de son extrémité supérieure.

Nous pensons donc pouvoir conclure que le collet de l'uretère, s'il existe sur le cadavre modifié par la distension de l'injection, représente sur le vivant une disposition anormale et voisine de la pathologie. Un degré de plus, et voilà le début de certaines hydronéphroses spontanées ou congénitales.

La terminaison de l'uretère est certainement le point le plus rétréci et le moins expansible de ce conduit. De fait, avant de s'ouvrir dans la vessie, il traverse en oblique la musculature de celle-ci, ce qui rend son calibre fort étroit. Une sonde de 2 millimètres de diamètre pénètre juste à travers cet orifice.

Entre ces deux extrémités, l'uretère mesure une longueur de 22 à 25 centimètres environ.

Il est d'une couleur blanc rosé et quelques petits vaisseaux serpentins, très fins, courent à sa surface.

Sa forme, aplatie et presque rubannée sur le cadavre, prend un aspect tout différent sur le vivant. Tantôt l'uretère se présente dans le relâchement, tantôt il apparaît contracté, tantôt enfin on le voit animé d'un mouvement vermiculaire.

L'uretère, dans le relâchement, est plat et mou. Il fait peu ou pas saillie sur les plans où il repose. Aussi la palpation est-elle un mauvais moyen de le rechercher à travers le péritoine.

Contracté, l'uretère prend l'aspect d'un cordonnet rond et dur. Il paraît plus étroit que dans l'état de relâchement. Il suffit parfois de le gratter de la pointe d'une sonde cannelée pour le voir passer de la forme en ruban à la forme en cordon. C'est ainsi qu'il se présente à peu près toujours à la suite d'une section volontaire ou accidentelle et cette contraction n'est pas pour faciliter les opérations plastiques sur ce conduit.

Enfin il arrive de voir l'uretère se mouvoir d'un mouvement lent de reptation, en tout semblable à celui d'un ver qui se déplace. Cette onde péristaltique descend dans le sens du conduit et chasse devant elle l'urine vers la vessie.

Ces divers états de relâchement et de contraction ne se montrent pas en même temps sur toute la longueur de l'uretère. Un segment peut être relâché pendant que l'autre se contracte suivant le point de l'excitation. Ce phénomène rend déjà assez difficile l'appréciation du diamètre de l'uretère vivant.

Il faut bien reconnaître aussi que lorsqu'on a mis à nu sur une grande longueur l'uretère d'un individu vivant, on ne constate pas de différence de calibre appréciable entre ses divers points, si le conduit est dans le relâchement.

Cependant l'étude des moules d'uretère du cadavre, l'étude des ombres radiologiques d'uretères de vivant montrent l'une et l'autre que le calibre intérieur de l'uretère n'est pas uniforme. L'uretère présente deux parties qui paraissent plus dilatées. Ces deux dilatations, en fuseau très allongé, occupent, l'une la portion lombaire, l'autre la portion pelvienne. Elles offrent un calibre de 4 à 5 millimètres. Entre les deux, se trouve une zone plus étroite, ne mesurant guère que 2 à 3 millimètres de diamètre et qui répond au croisement du détroit supérieur. Peut-être cette disposition anatomique permet-elle d'expliquer jusqu'à un certain point les endroits où s'arrêtent d'habitude les calculs de ce conduit.

La direction de l'uretère est en partie commandée par les courbures de la paroi sur laquelle il repose. L'uretère suit en effet la paroi lombaire, puis enjambe la saillie du détroit supérieur, puis enfin suit la paroi du pelvis avant de s'ouvrir dans la vessie. Il est donc d'abord verticalement descendant, puis il décrit une courbe à concavité postérieure, enfin une nouvelle courbe à concavité antérieure et interne.

Mais ces diverses portions n'ont pas toujours un trajet régulier. L'uretère, dans sa direction, est grandement influencé par la situation du rein. Celui-ci vient-il à s'abaisser, l'uretère devient trop long pour la distance qui sépare le rein de la vessie. L'uretère se courbe sur lui-même et serpente. C'est là un point d'anatomie que ne doit pas perdre de vue le chirurgien, car il peut lui arriver de rencontrer l'uretère en des points imprévus, quand il opère sur les organes de la gouttière lombo-iliaque ou du petit bassin.

Moyens de fixité de l'uretère. — L'uretère est en effet très médiocrement fixé dans sa situation et cela explique ses déplacements faciles et parfois considérables sous l'influence de lésions pathologiques. L'uretère lombaire tient par un méso conjonctif lâche, l'uretère pelvien n'est fixé que par son adhérence au péritoine.

Au niveau de la région lombaire, l'uretère est uni aux organes prévertébraux par un méso conjonctivo-fibreux, le **méso urétéro-lombaire.** Quand on a détaché le péritoine des plans profonds de cette région, l'uretère vient avec le péritoine. Quand on le décolle sur toute sa longueur de la séreuse, on isole avec lui une lame mince et transparente qui est le méso urétéro-lombaire.

Celui-ci s'étend du bord de l'uretère à la région prévertébrale. Il présente une forme triangulaire dont la base est au pédicule rénal et le sommet au détroit supérieur. Les vaisseaux de la glande génitale et les lymphatiques du rein et du testicule occupent ce méso et cela n'est pas sans intérêt dans l'extirpation des néo-plasmes de ces organes.

A son origine l'uretère est comme englobé dans le méso qui se continue jusqu'au bord interne du pôle inférieur du rein auquel, pour cette raison, il paraît uni d'une façon plus ou moins intime. C'est, je pense, à cette expansion du méso que l'on donne quelquefois le nom de ligament uretéro-rénal de Navarro.

Ce méso laisse à l'uretère une grande mobilité. Néanmoins, quand le rein s'abaisse, l'uretère peut être retenu à la colonne vertébrale par cette formation. De là, naîtra une angulation de l'extrémité supérieure du conduit et cet obstacle doit, peut-être, entrer en ligne de compte dans l'interprétation des causes encore si obscures de certaines uronéphroses.

Au niveau de la région pelvienne, l'uretère n'est fixé que par son adhérence au péritoine. On peut même dire qu'il n'est fixé qu'au péritoine depuis le détroit supérieur jusqu'à son croisement avec les voies génitales. Dans ces 8 ou 10 centimètres de trajet, l'uretère se mobilise avec la séreuse. On s'en aperçoit bien quand on pratique un Wertheim, car lorsqu'on va à la recherche de ce conduit, c'est toujours à la face profonde du péritoine qu'il faut aller le repérer, très loin par conséquent des vaisseaux et des nerfs, qui sont restés collés à la paroi du pelvis.

Lorsqu'il croise les voies génitales, chez l'homme comme chez la femme, l'uretère est fixé par les formations conjonctives et vasculaires qui en émanent. Chez l'homme, il est entouré par les veines issues de la prostate et des vésicules et adhérent aux parties latérales de l'aponévrose de Denonvilliers. Chez la femme, il est croisé en avant et en arrière par les grosses veines vésicales et utérines et enveloppé par le tissu conjonctif de la base du ligament large. Dans l'un comme dans l'autre sexe, il est assez difficile de le dégager des tissus qui l'environnent.

Connexions de l'uretère. — Au point de vue médico-chirurgical, les connexions de l'uretère sont à envisager en deux segments. Le premier s'étend de son origine au croisement du détroit supérieur, il correspond à la traversée de la fosse lombaire et de la fosse iliaque. Le second s'étend du croisement du détroit supérieur à sa terminaison. Les moyens d'exploration clinique, les voies d'abord chirurgicales sont différents dans ces deux moitiés.

Dans sa traversée lombo-iliaque, l'uretère repose sur la paroi lombaire et en particulier sur le psoas qu'il croise en x, puisque, placé sur son bord externe en haut, il sera sur son bord interne en pénétrant dans le bassin. Il en résulte que l'uretère se rapproche de la paroi abdominale antérieure à mesure qu'il descend. Il s'en écartera à nouveau en pénétrant dans le pelvis. L'uretère ne peut donc être exploré à travers la paroi abdominale par les moyens ordinaires de la clinique que dans la partie inférieure de sa portion lombo-iliaque.

L'uretère, à ce niveau, n'est séparé de la paroi abdominale antérieure que par quelques anses grêles. Aussi, par la palpation, peut-on, sinon sentir l'uretère, du moins réveiller la douleur qu'a fait naître une lésion pathologique.

Ce *point urétéral* doit être recherché un peu au-dessous et en dehors de l'ombilic. Il répond, dit Hallé, au croisement de deux lignes, l'une verticale montant par l'épine du pubis, l'autre horizontale réunissant les deux épines iliaques antéro-supérieures. Tourneux propose des repères différents, mais qui donnent un résultat à peu près semblable. Pour lui, ce point répond au tiers d'une ligne unissant les deux épines iliaques antéro-supérieures. Comme on le voit, le point urétéral est sensiblement en dedans et au-dessous du point appendiculaire de Mac Burney.

Dans toute cette portion de son trajet, l'uretère, placé sur les parties latérales de la colonne lombaire, se trouve séparé des apophyses costoïdes par toute l'épaisseur du corps du psoas. Sur des coupes horizontales de cadavres, on peut mesurer une épaisseur de muscle variant de 2 centimètres et demi à 3 centimètres entre l'uretère et les costoïdes lombaires. Néanmoins, sur les radiographies, ce conduit se profile au-devant des apophyses qu'il croise à 1 centimètre environ en dedans de leur sommet. Malgré la distance qui sépare ces saillies voisines du conduit, il est cependant admis que, dans certains traumatismes de la région lombaire, les costoïdes brisés aient pu déchirer l'uretère. C'est possible, quoique difficile à admettre.

Le corps charnu du psoas sépare aussi l'uretère du plexus lombaire. Il y a cependant une branche qui vient se mettre en contact immédiat avec lui, c'est le génito-crural. Ce nerf émerge de la face antérieure du muscle, à la hauteur de la troisième lombaire ; l'uretère repose sur lui et l'accompagne pendant 4 à 5 centimètres, puis le quitte pour pénétrer dans le pelvis. Est-ce à ce contact qu'il faut attribuer la douleur du scrotum ou de la grande lèvre qui accompagne la colique néphrétique ? On a le droit, tout au moins, de le supposer.

L'uretère est appliqué contre cette paroi lombo-iliaque par le péritoine qui le recouvre et toutes les connexions que pourra présenter ce conduit vont se faire par l'intermédiaire de ce sac séreux ou des feuillets fibreux d'accolement qui en sont la transformation. En décollant le sac péritonéal, on va donc séparer l'uretère de tous ses rapports antérieurs. Le chirurgien use couramment de cette facilité, quand il intervient sur l'uretère lombaire, à ce point que les connexions antérieures du conduit ne lui donnent que de faibles préoccupations.

Les vaisseaux de la glande génitale, spermatique ou utéro-ovariennes suivant le sexe, passent cependant directement en avant de l'uretère, au-dessous du péritoine. Avec l'artère et le plexus pampiniforme, montent aussi les lymphatiques. Il faudra donc séparer l'uretère de ce paquet vasculaire quand on ira à la recherche des ganglions tributaires du testicule.

La partie supérieure de l'uretère droit est couverte par la deuxième portion du duodénum. Le fascia d'accolement rétro-duodénal qui les sépare n'est pas suffisamment résistant pour protéger toujours l'intestin dans les cas de suppuration des voies urinaires. Aussi des fistules duodénales ont-elles été parfois signalées à la suite de ces affections. Du côté gauche, les relations de l'uretère supérieur avec la dernière portion du duodénum sont beaucoup plus lointaines ; tout au plus, chez certains individus, le conduit confine-t-il à l'angle duodéno-jéjunal.

L'uretère est croisé en avant par les vaisseaux du côlon. A droite, l'artère côlique supérieure, l'arcade que forme sa branche inférieure avec la côlique inférieure, la côlique inférieure ou artère de l'angle ilio-cœcal passent en avant de l'uretère pour se rendre au côlon droit.

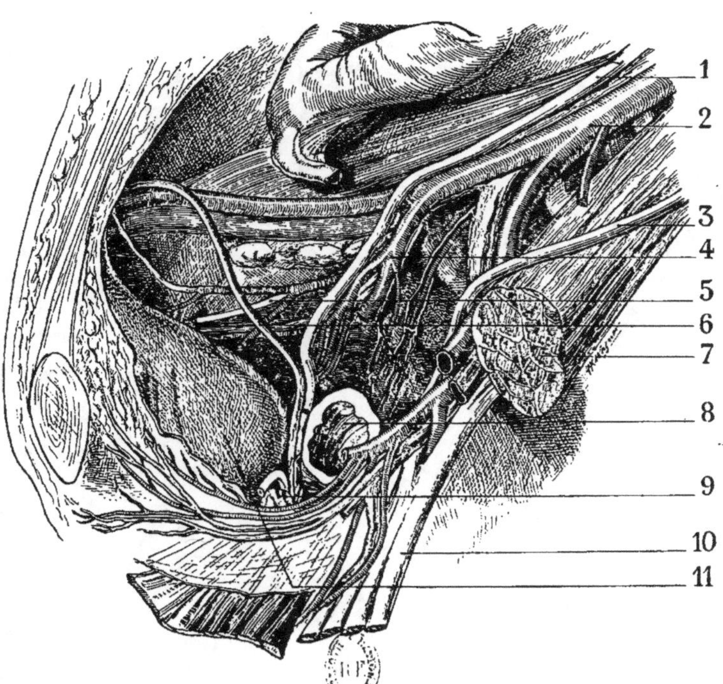

Fig. 30. — Les parois postérieure et latérale du pelvis.

1. L'uretère droit. — 2. L'artère aorte un peu avant sa bifurcation. — 3. L'uretère gauche. — 4. Artère iliaque interne. — 5. Le nerf obturateur. — 6. Le canal déférent. — 7. Coupe du muscle psoas gauche. — 8. Coupe du rectum. — 9. Sommet de la vésicule séminale gauche, croisé par le canal déférent gauche coupé. — 10. Le plexus sacré gauche coupé. — 11. La vessie recouverte par son péritoine.

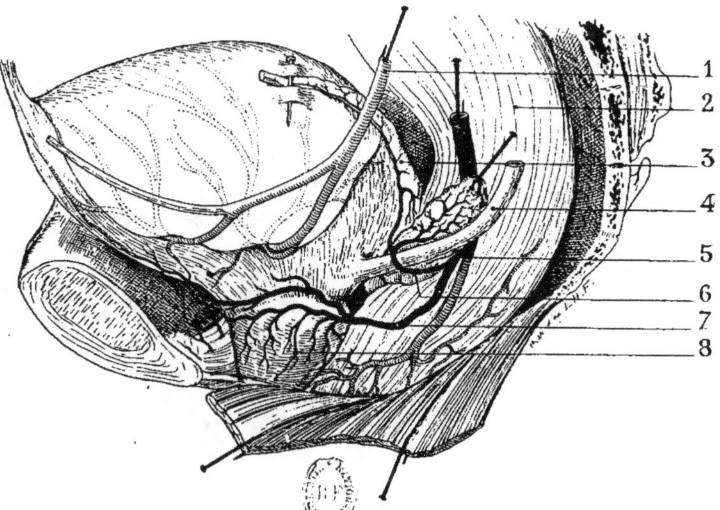

Fig. 31. — L'artère génitale de l'homme.

1. Artère ombilico-vésicale. — 2. Le rectum. — 3. Le canal déférent. — 4. L'uretère. — 5. L'artère génitale de l'homme donnant par dessus l'uretère sa branche à la vésicule séminale (6) et au canal déférent (artère vésiculo-déférentielle). — 7. Sa branche vésicale. — 8. Ses branches prostatiques (artère vésiculo-prostatique). (D'après L. H. Farabeuf, un peu modifiée).

Du côté gauche, l'artère de l'angle gauche, les artères sigmoïdiennes et les arcades qui en naissent passent aussi en avant de l'uretère gauche pour gagner le côlon gauche (voir Tome II). Il est rare que l'on ait à se préoccuper de ces rapports en opérant, car, comme on aborde l'uretère par voie sous-péritonéale, les vaisseaux côliques se trouvent tout naturellement réclinés avec le péritoine.

Pour la même raison, les côlons droit et gauche ne sont pas davantage une difficulté dans l'abord de ce conduit. Le côlon droit se place en dehors de l'uretère qui côtoie son bord interne. Le côlon gauche, au contraire, tout en descendant en dehors de l'uretère gauche, en reste cependant écarté par une distance de 2 à 3 centimètres.

Les relations qu'affectent les uretères avec les gros vaisseaux prévertébraux sont trop lointaines pour pouvoir être de quelque intérêt au point de vue médico-chirurgical. Il faut savoir cependant que ces conduits urinaires, d'abord très éloignés de la veine cave à droite et de l'aorte à gauche, s'en rapprochent de plus en plus à mesure qu'ils descendent. Sur des sujets durcis au formol, j'ai constaté que l'uretère droit était, en haut, à 4 centimètres en arrière et en dehors de la veine cave et à 1 centimètre seulement en bas. L'uretère gauche était, en haut, à 4 ou 5 centimètres en arrière et en dehors de l'aorte et à 2 centimètres en bas. De fait, les uretères, venus du fond de la région lombaire, ne sont pas dans le même plan que les organes prévertébraux ; ils s'en rapprochent au moment où ils croisent la région du détroit supérieur.

Dans l'espace angulaire qui sépare ces organes, se placent les ganglions lymphatiques lombo-aortiques où aboutissent les lymphatiques des glandes génitales et du fond de l'utérus et aussi ceux du rein et de la capsule surrénale.

Dans sa traversée pelvienne, c'est-à-dire du détroit supérieur à son entrée dans la vessie, l'uretère est d'abord appliqué à la paroi pelvienne, puis change de direction et se trouve placé au milieu des viscères du pelvis. Il devient de plus en plus profond et échappe à toute exploration par les moyens ordinaires de la clinique. Toutefois, chez la femme, les derniers centimètres de son trajet peuvent être palpés et même sentis, dans certains cas pathologiques, à travers la paroi antérieure du vagin.

Dans sa portion pariétale, l'uretère croise les artères iliaques dans la région de la bifurcation de l'artère iliaque primitive. Luschka a très justement fait remarquer que ce croisement n'est pas tout à fait semblable à droite et à gauche. Du côté droit, l'uretère passe dans la bifurcation même de l'artère iliaque primitive. Il repose donc d'abord sur l'iliaque externe, puis il s'applique sur la face antérieure de l'iliaque interne ou hypogastrique. Du côté gauche, l'uretère se trouve placé un peu plus en dedans; il croise donc l'artère iliaque primitive très légèrement en deçà de sa bifurcation et suit le versant postérieur de l'iliaque interne ou hypogastrique.

Par rapport au squelette du bassin, ce conduit franchit donc le détroit supérieur, non pas en regard de l'articulation sacro-iliaque, comme on le dit parfois, mais à 3 ou 4 centimètres en dedans, c'est-à-dire sur l'aileron sacré même, dont il est séparé par toute l'épaisseur du psoas (voir fig. 30).

Dans la longue courbe à concavité antéro-interne que fait l'uretère dans sa traversée pelvienne, il est tout d'abord collé au paquet de vaisseaux hypogastriques, puis dans la seconde moitié de sa courbe, il côtoie les organes génitaux avant de gagner la vessie.

L'uretère est appliqué au paquet vasculaire hypogastrique par le péritoine à travers lequel il est possible de le voir lorsque le sujet est maigre. Mais, comme nous l'avons dit, l'uretère adhère à la face profonde du péritoine. Il n'y a aucun lien entre lui et les vaisseaux, aussi les connexions de l'uretère avec ceux-ci sont-elles fonction de l'intégrité de la séreuse. De fait, quand le péritoine pelvien a été incisé pour aller lier l'hypogastrique ou chercher les ganglions, l'uretère se mobilise avec le péritoine et quitte tout contact avec les vaisseaux. C'est là un point essentiel à connaître dans la recherche de ce conduit. Le tronc commun des vésicales ou artère ombilicale : l'artère obturatrice, l'artère génitale utérine ou vésiculo-prostatique, l'artère hémorroïdale moyenne, toutes nées du tronc de l'hypogastrique, sont croisées à leur origine par le cordon de l'uretère. Tous ces vaisseaux séparent l'uretère du nerf obturateur qui, collé à la paroi pelvienne, se trouve séparé du conduit par une distance de plus de 1 centimètre. L'artère génitale et plus particulièrement celle de la femme ou utérine affecte avec l'uretère des connexions que le chirurgien doit connaître. Ce vaisseau, en effet, naît sur la face antérieure de l'hypogastrique en arrière et en dehors du passage de l'uretère, puis il se place sur son bord supérieur et l'accompagne jusque dans le pied du ligament large. L'artère génitale de l'homme ou artère vésiculo-prostatique, d'un calibre beaucoup plus faible, affecte par rapport à l'uretère une disposition identique (voir fig. 31).

Les veines qui ramènent le sang des branches collatérales de l'artère hypogastrique se réunissent toutes dans ce même angle du pelvis et forment deux gros troncs collatéraux à cette artère. Les veines viscérales et l'obturatrice constituent le tronc collatéral antérieur. En raison de sa situation sur le bord antérieur de l'artère iliaque interne droite, l'uretère droit confine à ce tronc collatéral antérieur. Les veines pariétales et extrapelvienne constituent le tronc collatéral postérieur. En raison de sa situation sur le bord postérieur de l'artère iliaque interne gauche, l'uretère gauche confine à ce tronc collatéral postérieur.

Dans l'angle de bifurcation de l'iliaque primitive se trouvent normalement placés deux ou trois gros ganglions lymphatiques. Ils sont par conséquent, eux aussi, en dehors de l'uretère.

Ainsi donc l'uretère, dans l'angle postérieur du pelvis, repose sur un carrefour vasculaire extrêmement abondant sur lequel il est appliqué par le péritoine.

Tous les organes qui descendent dans le pelvis : anses grêles, côlon pelvien, rectum, ovaire chez la femme, peuvent venir se mettre en contact avec l'uretère, à ce niveau, par l'intermédiaire de la séreuse. Mais ces rapports, essentiellement changeants et variables, n'ont qu'un médiocre intérêt pour le chirurgien.

Dans sa portion viscérale, l'uretère côtoie d'abord l'appareil génital, puis s'engage entre lui et la vessie qu'il perfore. En raison de la différence imposée par le sexe, la description des connexions de l'uretère dans cette partie de son trajet doit être étudiée successivement chez l'homme et chez la femme, bien qu'en réalité il y ait homologie parfaite et que les différences soient plus apparentes que réelles.

Chez l'homme, l'uretère, sitôt qu'il a quitté la paroi pelvienne, toujours accompagné à petite distance par l'artère vésiculo-prostatique, se trouve englobé dans le tissu cellulo-fibreux dense des parties latérales de l'aponévrose prostato-péritonéale. Aussi dès ce point, son isolement devient-il plus difficile. Au-dessus de lui passent deux ou trois veines vésiculaires, au-dessous les grosses veines qui collectent le sang des plexus latéro-prostatiques. Il côtoie le bord externe de la vésicule séminale, puis s'insinue entre sa face antérieure et la face postérieure de la vessie. Au niveau, l'uretère est intimement pris dans ce tissu conjonctif et musculaire, tissu qui forme ce que l'on appelle le ligament large de l'homme. L'artère vésiculo-prostatique passe au-dessus de lui pour gagner la vésicule, tout comme fait l'utérine chez la femme. Il est en outre croisé encore par le canal déférent qui passe au-dessus de lui, au moment où il contourne le bord externe de la vésicule pour gagner sa face antérieure.

Chez la femme, la disposition est à peu de chose près la même, mais les connexions de l'uretère prennent ici une intérêt tout particulier en raison des interventions, si fréquentes dans ce sexe, sur les voies génitales profondes.

L'uretère, sitôt qu'il a quitté la paroi pelvienne, toujours accompagné à petite distance par l'artère utérine qui suit son bord supérieur, se trouve placé dans le tissu fibro-conjonctif de l'étage inférieur du ligament large. Au-dessus de lui passent deux ou trois veines utérines venant de recevoir des veines vésicales ; au-dessous de lui, les grosses veines ou plexus latéro-vaginaux se dirigeant vers l'angle postérieur du pelvis. L'uretère est donc pris à ce niveau entre deux groupes veineux qui rendent son isolement assez difficile. Il côtoie l'isthme de l'utérus un peu au-dessus de l'attache du vagin. De fait, il passe à 8 ou 10 millimètres du fond du cul-de-sac latéral du vagin, puis s'insinue entre sa face antérieure et la face postérieure de la vessie. A ce niveau, l'uretère est intimement pris dans le tissu conjonctif et musculaire lisse qui unit ces deux organes et sa dissection y est particulièrement laborieuse.

L'artère utérine a abandonné l'uretère au moment où il croise l'isthme utérin. Cette artère passe, en effet, au-dessus de l'uretère et, souvent sinueuse, elle semble parfois prendre le conduit dans une de ses boucles avant de se relever pour gagner le bord externe de l'utérus. Ce croisement de l'uretère et de l'artère utérine a donné lieu, il y a quelques années, à de minutieuses recherches. Lorsqu'on a commencé à pratiquer l'hystérectomie par voie vaginale, il a fallu préciser la longeur d'artère utérine sur laquelle on pouvait placer le clamp hémostatique sans crainte de pincer l'uretère, autrement dit, la distance que sépare le bord de l'utérus du conduit urinaire. Ricard, dont les mensurations sont restées classiques, avait calculé que le croisement de l'artère utérine et de l'uretère se faisait à égale distance du bord de l'utérus et de la paroi pelvienne.

Or, cette distance est en moyenne de 4 centimètres. Le croisement se fait donc à 2 centimètres environ de l'utérus, et c'est sur cette largeur qu'on a le droit, sans danger, de placer le clamp hémostatique.

En dehors de la petite branche, en général sans importance chirurgicale, que l'artère utérine donne à l'uretère au niveau de leur croisement, aucune de ses autres branches, cervicales ou vaginales, ne sont gênantes dans la libération du conduit.

Les voies lymphatiques qui émanent du col et de l'isthme de l'utérus parcourent le pied du ligament large avec l'uretère. Peut-être même y a-t-il dans certains cas un ganglion lymphatique sur leur trajet au voisinage de ce conduit.

Il arrive souvent que l'inflammation du col provoque une réaction inflammatoire, lymphangite suppurée ou adénophlegmon, peu importe; l'uretère est en plein dans cette suppuration et sa présence rend particulièrement dangereuse l'incision de cette collection à travers le cul-de-sac latéral du vagin au fond duquel elle bombe cependant.

Après avoir croisé les voies génitales, l'uretère traverse obliquement la paroi vésicale et s'ouvre dans sa cavité aux angles postérieurs du triangle de Lieutaud, à propos duquel son orifice sera étudié.

CAPSULES SURRÉNALES

La loge lombaire contient encore un autre organe : la capsule surrénale.

Cette glande à sécrétion interne présente avec le système sympathique des relations telles que toute tentative chirurgicale se trouve singulièrement compromise du fait des accidents d'hypotension qui se produisent. Aussi les chirurgiens se sont-ils rarement attaqués aux capsules surrénales. On a bien enlevé quelques tumeurs développées aux dépens de ces organes, mais en général, ce n'est qu'au cours de l'opération qu'on a pu se rendre compte de leur origine. De même, on possède aujourd'hui quelques documents qui permettent de penser que certains abcès périnéphrétiques ont la capsule surrénale pour point de départ.

Comme le disent Albarran et Cathelin, la pathologie chirurgicale de ces capsules est encore à faire presque entière et c'est certainement pour cette raison que les chirurgiens n'ont pas éprouvé le besoin d'étudier, à leur point de vue spécial, l'anatomie de ces organes.

Dimensions. Coloration. Forme. — Les capsules surrénales sont de petites glandes lobulées et aplaties. Elles mesurent de 2 à 5 centimètres de hauteur et de 3 à 5 centimètres de largeur.

Leur coloration est jaunâtre, légèrement rosée sur le cadavre. Dans les quelques cas où il nous est arrivé de les voir sur le vivant, au cours d'opération, elles nous ont paru franchement jaunes. Elles ne se distinguent guère de la graisse qui les entoure que par leur aspect lobulé et grumeleux et leur consistance un peu plus ferme. Il est très possible que ce soit cette raison qui ait fait croire à l'absence congénitale d'une de ces capsules. Car sur le cadavre, elles s'altèrent rapidement et peuvent, si le sujet est gras, parfaitement passer inaperçues au milieu du tissu adipeux périrénal.

Il est bien difficile de donner une comparaison qui rappelle la forme de ces organes. Le plus ordinairement, on les dit semblables à un casque ou à un bonnet phrygien coiffant le pôle supérieur du rein. En réalité, la forme des capsules surrénales est extrême-

ment variable. Elles sont toujours aplaties, comme plaquées sur
les faces latérales de la colonne vertébrale. Mais tantôt, elles rap-
pellent l'aspect d'une grosse virgule, tantôt elles sont à peu près
circulaires, tantôt plus ou moins quadrilatères, comme celle que
nous avons fait reproduire d'après nature sur la figure 17.

Normalement, on constate que la face antérieure, légèrement
concave dans son ensemble, est creusée d'un sillon qui part du
voisinage du bord externe et se termine au niveau du bord interne.
Si l'on écarte les lèvres de ce sillon, on trouve, cachée dans sa profondeur, une veine assez volumineuse qui émerge au bord interne
et va se jeter dans la veine rénale, quelquefois directement dans
la veine cave, quand il s'agit de la capsule surrénale droite. On
donne souvent à ce sillon le nom de hile de la glande. C'est évidemment là un abus de langage, car aucune artère n'accompagne
cette veine et ces glandes n'ont pas de canal excréteur, puisque
ce sont des glandes à sécrétion interne.

Nombre et variations. — Les capsules surrénales sont au
nombre de deux : une à droite, une à gauche de la colonne vertébrale et au-dessus du pédicule rénal.

Elles sont indispensables à la vie et même la suppression ou
la destruction d'une seule des deux a parfois entraîné la mort.
Aussi, est-il important pour le médecin et le chirurgien de savoir
si ce nombre est constant, si une des deux peut manquer sur
un sujet normal, si enfin, on peut escompter la présence de glandes surrénales accessoires pour expliquer certaines survies.

Il est certain que le rein d'un côté peut manquer, sans que pour
cela la capsule surrénale du même côté fasse défaut. Ceci, d'ailleurs, n'a rien qui puisse surprendre. Ces deux organes ont une
origine tout à fait différente. Mais il est bien probable aussi que
l'absence congénitale d'une des capsules est un fait beaucoup plus
exceptionnel que l'absence d'un des reins.

Il est si difficile parfois de retrouver la surrénale du cadavre au
milieu de la graisse qui l'entoure, que la plupart des observations
d'absence congénitale est sujette à caution. Albarran et Cathelin
pensent que dans quelques-uns de ces cas, l'auteur a dû chercher
la surrénale au niveau du pôle rénal, alors qu'elle se trouvait

au-dessus du pédicule. C'est une opinion très acceptable, car il existe des exemples de surrénales très petites et qui peuvent parfaitement ne pas se trouver là où il est classique de les situer.

L'existence de surrénales accessoires est une certitude que confirment à la fois les recherches anatomiques et les constatations pathologiques.

Les surrénales apparaissent chez l'embryon aux dépens d'une crête qui confine au mésentère primitif et qui un peu plus bas donne naissance aux glandes génitales. En arrière, cette crête répond au métanéphros. On peut, chez l'adulte, retrouver des capsules surrénales accessoires dans la racine du mésentère, dans les glandes génitales ou à leur voisinage, enfin dans le rein.

Les surrénales accessoires de la racine du mésentère occupent généralement la région du plexus solaire et souvent aussi la région du pédicule rénal. Celles qui se trouvent placées au voisinage des organes génitaux ont des situations très variables, on en trouve non seulement à la surface ou même dans l'épaisseur de l'ovaire ou du testicule, mais encore tout le long du pédicule spermatique ou utéro-ovarien avec lequel elles ont été entraînées au moment de la migration de l'organe. Enfin Grawitz a montré la fréquence des inclusions de capsules surrénales dans l'épaisseur du rein ou dans sa capsule propre.

Toutes ces formations sont en général extrêmement petites et ne se distinguent guère à première vue des lobules adipeux. Seul le microscope permet ordinairement de les individualiser. Ces formations erratiques restent le plus souvent silencieuses et peut-être peuvent-elles suppléer les glandes principales devenues malades. Mais on sait fort bien, d'autre part, que les inclusions intra-rénales sont susceptibles de développement néoplasique et qu'un grand nombre de tumeurs, dites rénales, ont leur origine dans la transformation maligne de ces glandes accessoires.

Situation. — Il est classique de dire que les surrénales coiffent le pôle supérieur du rein à la façon d'un casque ou d'un bonnet phrygien. Albarran et Cathelin se sont élevés contre cette affirmation et ont démontré que ces organes occupent normalement un autre siège. Suivant ces auteurs, elles sont placées « au dedans du bord interne du rein, plaquées contre les flancs de la colonne vertébrale, au-dessus du pédicule rénal, flanquant la veine cave inférieure à droite, et l'aorte à gauche ».

Les observations de ces auteurs avaient été faites sur des cadavres de l'Ecole pratique et sur des sujets d'autopsie. Nous nous sommes demandé si l'affaissement habituel, qui se produit après la mort et au cours de dissection, n'avait pas eu pour conséquence de déplacer les surrénales. Aussi avons-nous repris ces recherches d'après des sujets durcis avant toute section.

Nos constatations confirment entièrement ce que disent Albarran et Cathelin. Toujours la surrénale se trouve placée contre le pédicule vasculaire du rein, même lorsque la glande, étant ptosée, a quitté toute connexion avec la surrénale. Chez un de nos sujets extrêmement musclé, à psoas très développé, les reins étaient, non pas verticaux, mais très obliques en bas et en dehors, dans ce cas, la surrénale couvrait la face antérieure du pôle rénal. Il faudrait plutôt dire que le rein en basculant était venu placer son pôle supérieur au-dessous de la surrénale.

En conclusion, c'est aujourd'hui un fait acquis et démontré que la capsule surrénale est exceptionnellement située sur la face antérieure du pôle rénal. Sa place normale est sur le bord interne du rein, au-dessus du pédicule vasculaire.

Moyens de fixité. — La situation de ces glandes est d'ailleurs remarquablement fixe et n'est influencée ni par la pesanteur, ni par les organes voisins, ni par les mouvements respiratoires.

Les surrénales sont fixées à la face inférieure du diaphragme, le long des attaches vertébrales de ce muscle, par une infinité de tractus fibreux solides et courts, entre lesquels s'accumulent chez les gens gras des pelotons adipeux. Au voisinage du bord supérieur de la glande, ces tractus se condensent en un trousseau plus précis auquel on peut donner le nom de *ligament phréno-surrénal*. Bien que très variable, dans son importance et son développement, ce ligament, mal individualisé cependant, nous a paru constant.

Du côté droit, la face antérieure de la capsule adhère à la face postérieure du foie par un tissu conjonctif assez serré. Du côté gauche, la face antérieure de la capsule est reliée à la face postérieure de la grosse tubérosité de l'estomac, extra-péritonéale à ce niveau, par un tissu conjonctif d'ailleurs assez lâche.

Au total, aussi bien du côté droit que du côté gauche, le tissu conjonctif qui unit les capsules aux organes voisins ne peut être considéré comme un puissant moyen de fixité.

Il nous semble que le plus solide moyen d'attache des capsules surrénales est constitué par un tissu trabéculaire mélangé de travées conjonctives et de filets nerveux en nombre indéfini. Ces formations partent de toute la hauteur du bord interne de la capsule et vont en dedans se perdre dans la région cœliaque au milieu du plexus sympathique et du tissu fibreux qui l'enveloppe. De fait, la capsule surrénale peut être, assez facilement, séparée des viscères qui la recouvre, du diaphragme à laquelle elle tient, du rein qui s'en détache facilement, mais il est impossible sans bistouri d'isoler son bord interne du tissu fibreux prévertébral. C'est là le vrai moyen de fixité de la capsule surrénale.

Vascularisation. — Jusqu'à un certain point, les vaisseaux fixent aussi ces organes, car ils forment plusieurs pédicules placés dans des directions différentes.

Les artères de cette petite glande de 2 à 5 grammes sont cependant nombreuses et viennent de trois sources. Une artère supérieure vient de la diaphragmatique inférieure. Une artère inférieure vient du tronc de la rénale. Entre les deux, une artère moyenne vient directement de l'aorte abdominale. Cette surabondance est évidemment en relation avec le rôle spécial de ces organes.

L'*artère capsulaire supérieure* vient de la diaphragmatique inférieure au moment où celle-ci, se dirigeant au dehors, passe au-dessus et en avant du pôle supérieur de la surrénale. A ce niveau, elle détache un petit rameau qui descend collé au diaphragme et se porte en arrière vers le bord supérieur de la glande dans laquelle il pénètre.

La *capsulaire moyenne* d'un calibre un peu supérieure à la précédente naît généralement de l'aorte abdominale un peu au-dessus de l'artère rénale. Elle se porte transversalement en dehors vers la surrénale, appliquée pendant tout son trajet au pilier antérieur du diaphragme. Elle passe donc, à droite, en arrière du tronc de la veine cave inférieure ; à gauche, elle est recouverte par le pancréas et confine à l'artère splénique. Elle accompagne assez souvent mais non toujours la grosse veine capsulaire, cela dépend de la direction même du tronc veineux qui, comme nous le verrons, est tantôt transversal, tantôt vertical.

La *capsulaire inférieure* naît du tronc de l'artère rénale ou plus souvent encore de l'artère de la face postérieure. Elle est ascendante et va gagner l'extrémité inférieure de la glande surrénale. De très petit calibre d'habitude, elle se divise en deux branches peu après sa naissance. La branche interne monte sur le côté interne de la glande et s'anastomose avec la capsulaire moyenne en passant en arrière de la veine capsulaire. La branche externe contourne la face inférieure de la glande, passe entre elle et le pôle rénal et va contribuer à former la portion supérieure du cercle périrénal.

Les veines. — Les pédicules artériels de la surrénale ne répondent pas aux pédicules veineux. Les veines qui sortent de la glande ne sont pas collatérales aux artères, du moins pour les plus volumineuses.

On voit cependant une petite veine accompagner l'artère capsulaire supérieure et se rendre à la veine diaphragmatique inférieure. Mais les artères, moyenne et inférieure, n'ont pas de veines collatérales.

Le territoire veineux correspondant aux artères moyenne et inférieure est représenté par la grosse veine principale de la surrénale, quelquefois appelée encore veine capsulaire moyenne. Elle est d'un volume considérable (2 à 3 millimètres de diamètre) à droite comme à gauche.

Du côté gauche, son trajet nous a constamment paru dirigé en bas et un peu en dedans. Elle est à peu près verticale et après un parcours de 1 à 2 centimètres, elle se jette dans le tronc de la veine rénale gauche.

Du côté droit, son trajet est assez inconstant. Dans la grande majorité des cas, nous l'avons vue verticale et descendante comme à gauche. Elle gagne alors le tronc de la veine rénale droite dans laquelle elle se jette. D'autres fois, nous l'avons vue se porter transversalement en dedans, suivie par l'artère capsulaire moyenne. Elle se jette alors dans le tronc même de la veine cave inférieure. Nous ne l'avons jamais vue, comme le disent Albarran et Cathelin, se diriger en haut et en dedans vers la veine cave.

Par rapport à la glande surrénale, ce tronc veineux se trouve tantôt enveloppé par les lobules glandulaires, tantôt collé à la surface de l'organe. Dans le premier cas, la veine se creuse un sillon plus ou moins profond, au fond duquel elle se dissimule complètement, de sorte qu'elle paraît émerger du centre même de la glande au niveau de son bord interne. Elle occupe alors le sillon médian surrénal. Dans le second cas, la veine est apparente sur toute sa longueur et reste appliquée sur la face antérieure de l'organe par une série de courtes veines collatérales.

Les lymphatiques. — L'étude que nous avons faite des propagations du cancer du rein (1904) nous a tout naturellement entraîné à rechercher le trajet des lymphatiques venus des capsules surrénales et des ganglions auxquels se rendent ces vaisseaux. Ces recherches nous ont montré que les descriptions de Mascagni, d'Arnold, de Stilling, de Sappey sont notoirement insuffisantes. Cunéo et Marcille en ont fait une étude exacte, mais très brève.

Les vaisseaux et les ganglions lymphatiques sont différents à droite et à gauche.

A droite, les lymphatiques forment deux groupes, un antérieur, un postérieur.

Le groupe antérieur est formé de quatre à cinq troncs volumineux. Ils émergent au niveau du sillon de la veine capsulaire, descendent très obliquement en bas, suivent le côté droit de la veine cave inférieure, puis croisent sa face antérieure et vont se jeter dans les deux ou trois premiers gros ganglions latéro-aortiques droits situés au-dessous du point d'émergence du pédicule rénal. Ce groupe est donc *antérieur* par rapport aux vaisseaux prévertébraux et *sous-pédiculaire*.

Le groupe postérieur est formé de deux ou trois vaisseaux lymphatiques, un peu obliques en bas. Ils vont se rendre à un ganglion situé en arrière de la veine cave sur la face antérieure du pilier droit du diaphragme et au-dessus des éléments du pédicule rénal. Ce groupe est à la fois *postérieur* et *sus-pédiculaire*.

A gauche, les lymphatiques se disposent également en deux groupes : un antérieur et un postérieur.

Le groupe antérieur est formé de quatre à six troncs qui, émanés du sillon veineux, descendent en dedans, passent en avant du pédicule rénal et vont gagner un ganglion latéro-aortique gauche, situé au-dessous de l'embouchure de l'artère rénale gauche. Ce groupe est *antérieur* et *sous-pédiculaire*.

Le groupe postérieur est formé de quatre à cinq vaisseaux qui suivent des directions très différentes. Les uns se portent en arrière de l'aorte et aboutissent à un ganglion situé dans l'angle que fait ce vaisseau avec le pilier gauche du diaphragme. Les autres traversent le diaphragme à côté du nerf splanchnique et se rendent à un ganglion thoracique situé entre la colonne et l'aorte, à la hauteur de la neuvième vertèbre dorsale. Ces éléments dispersés forment le groupe *postérieur* et *sus-pédiculaire*.

Connexions des surrénales avec les organes voisins. — Les surrénales étant, comme nous l'avons vu, des organes fixes, affectent avec le squelette des rapports qui ne sont pas susceptibles de varier suivant la position de l'individu ou l'état des organes voisins. Ces glandes répondent aux faces latérales de la colonne vertébrale exclusivement et ne viennent nullement en contact avec la paroi lombaire.

La capsule droite, comme la gauche, repose sur le corps de la douzième vertèbre dorsale, la partie supérieure de la première lombaire et le disque qui sépare ces deux vertèbres. Le pilier du diaphragme et l'extrémité supérieure du psoas séparent l'organe du contact de l'os. Quoi qu'en disent certains auteurs, la situation de la surrénale gauche nous a paru absolument identique et le niveau quelque peu différent du rein gauche par rapport au droit n'influe en rien sur celui de la capsule surrénale de ce côté.

Les capsules, droite et gauche, se trouvent sur le plan horizontal, passant par la douzième côte et quand on a réséqué celle-ci, on trouve aussitôt, en contact avec la tête costale, l'organe surrénal reposant sur le flanc de la colonne vertébrale. C'est là un rapport qui, à l'occasion, peut servir dans la recherche et l'abord de cet organe.

En avant, la surrénale droite répond à la face postérieure du lobe droit du foie, immédiatement en dehors du sillon de la veine cave inférieure. Il arrive assez souvent que la glande marque son empreinte dans le parenchyme hépatique. Le contact est intime entre les deux organes, car le cul-de-sac péritonéal se réfléchit généralement au-dessous du bord inférieur de la capsule, de sorte que celle-ci se trouve, pour ainsi dire, au milieu des travées fibreuses qui forment le ligament coronaire.

En dedans, la surrénale droite confine à la veine cave inférieure à laquelle elle est souvent reliée par des travées fibreuses. Dans un certain nombre de cas même, le bord interne de la capsule s'insinue en arrière de la veine cave, entre elle et le pilier du diaphragme. Le long de ce bord interne se trouve le plexus solaire et ses ganglions, et c'est de là que partent, vers la glande, les nombreux rameaux sympathiques qui s'y rendent.

Nous ne reviendrons pas sur les connexions du bord inférieur avec le pédicule vasculaire du rein et la côte interne du pôle supérieur de cet organe.

En avant, la capsule surrénale gauche se trouve recouverte dans sa partie inférieure par la queue du pancréas et l'artère splénique qui l'accompagne. Le contact est immédiat entre ces deux organes que sépare à peine du tissu conjonctif mêlé de graisse. Dans sa partie supérieure, la capsule gauche est en contact avec la partie extrapéritonéale de la grosse tubérosité de l'estomac. Ainsi, à gauche comme à droite, la surrénale n'est pas recouverte par la séreuse péritonéale.

Le bord interne de la surrénale gauche affecte avec l'aorte des connexions beaucoup plus lointaines que la capsule droite avec la veine cave. Un espace de 1 centimètre et demi à 2 centimètres les sépare. Souvent dans cet intervalle, on trouve un ou deux ganglions lymphatiques et en arrière de ceux-ci, se trouve le plexus solaire et les ganglions d'où partent les nombreux rameaux qui vont à la capsule surrénale gauche.

Nous ne reviendrons pas sur les rapports de cette capsule avec le pôle rénal gauche et le pédicule vasculaire de ce rein.

Nous avons déjà dit que la capsule surrénale n'avait guère été abordée chirurgicalement de parti-pris. Auvray, dans son mémoire sur la chirurgie des tumeurs surrénales, réunit une cinquantaine d'observations d'ailleurs très disparates, récoltées dans la littérature. On se rend aisément compte que presque toujours, ces tumeurs ont été l'occasion d'erreur de diagnostic et opérées alors qu'elles avaient un volume considérable. Les unes ont été abordées par voie antérieure, les autres par voie lombaire, suivant le point où elles faisaient la plus forte saillie. Il n'existe pas actuellement une voie d'abord réglée de la capsule surrénale.

DEUXIÈME PARTIE

LE PELVIS

Le pelvis ou petit bassin constitue la partie la plus déclive de
l'abdomen. C'est un véritable diverticule de la portion inférieure de
la cavité du ventre. C'est là que vient se loger l'appareil génital
mâle ou femelle, flanqué par devant du réservoir urinaire ou vessie,
et par derrière du réservoir intestinal ou rectum.

Bien que se continuant directement et sans autre démarcation
que le détroit supérieur avec le reste de la grande cavité, le pelvis
s'en distingue cependant au point de vue clinique par les affections
spéciales qui s'y développent, surtout chez la femme, et la tendance
particulière qu'elles ont à s'y localiser.

Il s'en distingue aussi au point de vue anatomique et chirurgical
par la conformation rigide de ses parois qui sont squelettiques et
inextensibles. La calotte incomplète et rigide que forment le sacrum
et l'ischio-pubis opposent une barrière complète à l'accès par
les parties latérales ou antérieures, à peu près complète par la
partie postérieure. Seules deux voies sont aisément praticables :
la voie haute ou abdominale, la voie basse ou périnéale.

Le pelvis est en effet largement ouvert en haut dans la grande
cavité de l'abdomen.

Le pelvis est incomplètement fermé en bas par le plan musculaire des releveurs anaux et des ischio-coccygiens que traversent les
voies génitales et les conduits d'évacuation des réservoirs urinaire
et intestinal.

A ce plan musculaire se surajoute un second plan assez complexe, désigné sous le nom de périnée, qui renforce jusqu'à un
certain point la barrière que les releveurs opposent à l'issue des or-

ganes pelviens. Ce plan est constitué par l'appareil de l'érection, annexé aux voies génitales, et par l'appareil sphinctérien annexé aux conduits d'évacuation des réservoirs urinaire et intestinal.

I. — LES PAROIS DU PETIT BASSIN

Le petit bassin est inextensible, parce que ses parois sont osseuses. Elles sont constituées par la face interne de la ceinture pelvienne.

L'os iliaque ou pour mieux dire les parties ischiatiques et pubienne de cet os en dehors et en avant, le sacrum en arrière forment les limites du pelvis. Trois articulations unissent ces divers segments : la symphyse pubienne réunit en avant les deux pubis ; les articulations sacro-iliaques unissent en arrière le sacrum aux deux os iliaques.

SQUELETTE ET ARTICULATION

L'os iliaque envisagé schématiquement est un os diaphysaire, muni d'apophyses si considérables qu'elles lui font perdre les caractères ordinaires des os diaphysaires.

Cet os transmet en effet les forces du sacrum au fémur par l'intermédiaire d'une véritable diaphyse, sorte de côte ou d'épaississement de l'os, apparent surtout en dedans, à la limite du grand et du petit bassin et qu'on appelle ligne innominée.

Sur cette diaphyse se sont développées trois énormes apophyses : l'aile iliaque en haut, l'ischion en bas, enfin le pubis en avant qui, en s'arc-boutant avec celui du côté opposé, maintient l'écartement des deux diaphyses iliaques. Ainsi se trouve assurée la fixité des diamètres du pelvis.

Si l'on envisage de cette façon le rôle de l'os iliaque dans la statique du corps, on comprend aisément que les fractures qui intéresseront la diaphyse iliaque seront des fractures complètes en ce sens qu'elles ne permettent pas la transmission du poids du membre abdominal au segment sus-jacent. Les fractures isolées de l'aile iliaque, de l'ischion ou du pubis seront des fractures partielles ou apophysaires, en ce sens qu'elles permettront encore, avec plus ou moins de gêne, la transmission du poids du corps du sacrum au fémur. A ce point de vue, la fracture de l'arc-boutant pubien sera de toutes la plus gênante, puisqu'elle ne permet plus l'écartement fixe des deux diaphyses.

C'est dans cet écartement des deux diaphyses iliaques, réunies par les arc-boutants pubiens, que devra passer, chez la femme, la tête fœtale. Lorsque cet intervalle est insuffisant, on peut l'agrandir quelque peu grâce à la mobilité, faible cependant, des articulations sacro-iliaques ; mais il faut tout d'abord supprimer le trait d'union, soit par section de l'os (pubiotomie), soit par section de la jointure (symphyséotomie). Pourvu que le trait d'union se reconstitue, tout sera bien dans l'avenir. La symphyséotomie ne le permet que rarement.

Le sacrum, formé par la fusion des dernières vertèbres, complète la paroi squelettique du petit bassin. Articulé en haut avec les deux os iliaques, il contribue à former la ceinture pelvienne. En bas, son sommet s'incurve en avant et se prolonge par le coccyx. L'ouverture inférieure du pelvis se trouve rétrécie par des formations ligamenteuses qui unissent les bords en regard de l'os iliaque et du sacrum.

La mince couche de parties molles qui recouvrent le sacrum, laisserait à penser que cet os pourrait être aisément réséqué afin d'ouvrir une voie large d'accès dans le petit bassin. Le fait n'est cependant possible qu'avec parcimonie, car le sacrum contient dans son canal les racines de la queue de cheval et l'étui dural dont l'extrémité affleure la troisième pièce sacrée. Les dangers de son ouverture obligent à respecter la plus grande partie du sacrum.

L'ARTICULATION SACRO-ILIAQUE

L'extrémité postérieure de l'épaississement ou côte ou diaphyse de l'os iliaque oppose à l'aileron sacré une surface articulaire de forme assez identique. Ces deux surfaces s'emboîtent intimement.

La **surface iliaque**, située à l'extrémité postérieure de la ligne innominée, regarde en arrière et en dedans. Elle présente une forme qui rappelle assez bien celle du pavillon de l'oreille, d'où son nom de surface auriculaire. Elle est courbe et à concavité postérieure : la partie supérieure de la courbe est verticale, la partie inférieure est horizontale. C'est une courbe de très court rayon et dont le centre correspond à un volumineux tubercule osseux, **la pyramide iliaque**, qui représente l'axe autour duquel se feront les mouvements de l'articulation.

La surface auriculaire de l'os iliaque est large de 12 à 15 millimètres. Sa partie moyenne est surélevée d'une extrémité à l'autre par une crête mousse, sorte de rail plein qui s'emboîtera dans le rail creux que présente la surface sacrée.

Entre cette crête et le rebord antérieur de la surface, on constate l'existence d'une dépression plus accentuée au niveau de la région moyenne de ce rebord. Il se produit ainsi une petite surface oblique en dedans et en avant, biseau ou petite trochlée dans lequel s'emboîtera le bord antérieur de l'aileron sacré.

L'extrémité postérieure de la surface auriculaire répond à la face interne de l'épine iliaque postérieure et inférieure. De l'extrémité supérieure se détache une crête de rugosités qui montent verticalement jusqu'à la crête iliaque. Les tubercules qui constituent cette ligne sont de volume assez variable suivant les individus. Morestin, qui lui a donné le nom de **ligne auriculo-iliaque**, a montré que les tubercules représentent l'attache des ligaments ilio-transversaires.

La **surface sacrée** est conformée de même façon que la précédente. Sa forme, en pavillon d'oreille, lui a fait donner le nom de surface auriculaire. Cette surface occupe l'extrémité de l'aileron sacré. Elle regarde en dehors et en arrière. Elle est courbe à concavité postérieure; la partie supérieure de la courbe est verticale, la partie inférieure est horizontale. Cette surface courbe est comme tracée autour d'un centre à court rayon, qui est formé par un volumineux tubercule osseux. C'est l'axe autour duquel se feront les mouvements de l'articulation, aussi donne-t-on parfois à ce tubercule le nom de **tubercule axile** ou encore tubercule de Zaglas; ce n'est pas autre chose que le premier des tubercules sacrés externes ou tubercules conjugués sacrés.

La surface auriculaire du sacrum est de dimensions sensiblement égales à celles de l'os iliaque, aussi bien en longueur qu'en largeur. Cela peut déjà faire deviner que les déplacements des deux os l'un sur l'autre ne seront que de très faible étendue.

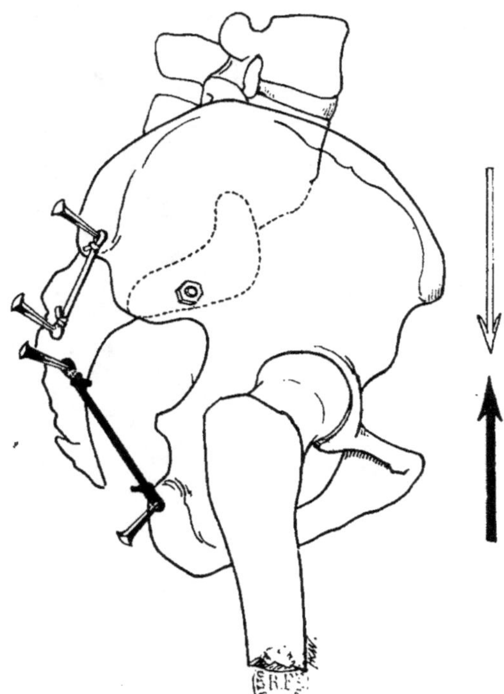

Fig. 32. — Schéma des ligaments de l'articulation sacro-iliaque.

Les vrais ligaments de l'articulation sacro-iliaque sont à distance des surfaces. Ils empêchent les os iliaques de pivoter autour de l'écrou vissé dans la surface auriculaire. Les ligaments sacro-sciatiques (noirs) s'opposent à la nutation. Les ligaments ilio-transverso-sacrés (blancs) s'opposent à la contre-nutation.

La partie moyenne de la surface auriculaire est creusée d'une gouttière courbe à concavité postérieure dans laquelle rentre à l'état normal, comme nous l'avons dit, la crête courbe de la surface iliaque. Mais en outre, au niveau de la partie moyenne du rebord antérieur de la surface, on constate l'existence d'un méplat en biseau, taillé aux dépens de ce rebord. Cette sorte de biseau s'emboîte dans celui de la surface iliaque.

Ainsi donc, contrairement à ce que disent certains, les deux surfaces, iliaque et sacrée, se pénètrent réciproquement : la crête ou rail de l'os iliaque s'enfonce dans le sacrum, de même que le biseau du sacrum pénètre dans la petite trochlée iliaque.

Ces détails de la conformation des surfaces ont été particulièrement mis en évidence par L. H. Farabeuf, qui en a fait saisir toute l'importance.

En effet, on a pensé longtemps que le sacrum tenait entre les deux os iliaques par une sorte de prodige architectural. Les deux diaphyses iliaques et le sacrum représentent une voûte sur laquelle repose tout le poids du tronc. Or, la clé de cette voûte, c'est-à-dire le sacrum, a ses surfaces articulaires orientées de telle sorte qu'elles regardent en haut et en dehors, autrement dit en sens inverse de celui que devrait avoir une clé de voûte. Aussi, avec Morel et Duval, les anatomistes admettaient-ils que le sacrum se trouvait suspendu au faîte de la voûte par les ligaments postérieurs de l'articulation sacro-iliaque, lesquels, de ce fait, supporteraient tout le poids du corps.

Farabeuf, par une étude plus minutieuse des surfaces articulaires, a fait justice de cette grossière erreur. Sans doute, dans son orientation générale, l'interligne sacro-iliaque est dirigé en haut et en dedans. Mais cet interligne n'est pas plan. Il se fait entre les deux surfaces un emboîtement réciproque et en particulier les biseaux que nous avons signalés près du bord antérieur des surfaces sont dirigés de telle sorte que l'interligne, à ce niveau, est nettement oblique en arrière et en dehors, c'est-à-dire dans le sens même d'une clé de voûte ordinaire. Le sacrum s'appuie donc bien sur les deux os iliaques et transmet régulièrement par sa masse le poids du corps aux segments sous-jacents. Les ligaments n'interviennent que pour empêcher l'écartement des surfaces.

7*

Ainsi articulés, le sacrum et l'os iliaque auront tendance à glisser l'un sur l'autre. Les deux surfaces, taillées dans des segments de disques ondulés de dimension sensiblement égale, n'auront qu'une faible course, il est vrai. L'axe sur lequel ces deux disques sont montés est représenté par les deux tubercules, pyramide iliaque et tubercule axile, réunis par un ligament.

Sous l'influence du poids du corps, les deux os ont une tendance naturelle à tourner autour de cet axe : le promontoire tend à venir en bas, la symphyse pubienne à remonter au devant du promontoire. C'est ce qu'on appelle le mouvement de nutation.

Le mouvement inverse a tendance à se produire lorsque le tronc s'incline en arrière : c'est le mouvement de contre-nutation.

Les ligaments sont disposés pour permettre et limiter ces mouvements.

Chez l'homme et chez la femme en dehors de la grossesse, ces déplacements sont extrêmement réduits, mais pendant les derniers mois de la gestation, il se fait une évolution de tous les tissus pelviens et aussi des symphyses qui se relâchent. Les articulations sacro-iliaques prennent de la mobilité, ce qui donne ce balancement spécial à la démarche de la femme enceinte.

Tous les mouvements se font autour d'un axe qui est ce volumineux ligament axile.

Le rapprochement du promontoire et de la symphyse pubienne, c'est-à-dire la nutation, est arrêté par deux puissants ligaments : les ligaments sacro-sciatiques.

L'écartement du promontoire et de la symphyse pubienne, c'est-à-dire la contre-nutation, est arrêté par une série de puissants ligaments : les ligaments ilio-transverso-sacrés (voir fig. 32).

Enfin la coaptation des surfaces est assurée, outre le ligament axile, par les ligaments ilio-lombaires qui resserrent la charnière.

Les ligaments qui maintiennent les surfaces sont donc tous à distance de l'articulation. Une simple capsule recouvre immédiatement la synoviale.

Le ligament axile. — Ce ligament va de la pyramide iliaque au premier tubercule conjugué sacré ou tubercule axile ou encore tubercule de Zaglas. Il est profondément situé dans l'étroit espace qui sépare le dos du sacrum de la face interne des épines iliaques postérieures. Aussi lui donne-t-on parfois le nom de ligament interosseux.

Il est à la fois très court et très fort. Il est très court, car les deux os sont à toute petite distance l'un de l'autre. Il est très fort, car sa tranche de section mesure certainement 2 centimètres carrés de surface.

Cependant ce puissant ligament ne forme pas une masse compacte. Les divers faisceaux qui le constituent se trouvent séparés les uns des autres par des pelotons de graisse fluide au milieu desquels courent de grosses veines. Enfin ces faisceaux ne sont pas parallèles entre eux, mais dirigés en tous sens, ce qui a fait parfois donner encore à ce ligament le nom de « vague ».

Il paraît évident, de par son siège et sa conformation, que ce ligament, placé au centre de la courbe que dessinent les surfaces articulaires et dont les faisceaux sont orientés en sens différents, est un puissant moyen d'union de ces surfaces et, en même temps, forme l'axe autour duquel se feront les mouvements articulaires, pour si faibles qu'ils soient.

Les ligaments qui s'opposent à la nutation. — Ces ligaments qui s'opposent à l'ascension du pubis par rapport au promontoire sont au nombre de deux : le grand et le petit ligament sacro-sciatique. On les décrit généralement comme des formations isolées, complétant les parois du pelvis. Leur direction, leur importance, l'étendue de leurs attaches permettent de penser qu'ils jouent un rôle dans la statique de l'individu et la solidarisation du sacrum à l'os iliaque.

LE GRAND LIGAMENT SACRO-SCIATIQUE. — C'est une formation fibreuse très puissante. Il a la forme d'un triangle dont la base est au sacrum et le sommet à l'ischion.

Il se fixe en effet à toute la longueur du bord libre du sacrum, depuis l'extrémité inférieure de l'articulation sacro-iliaque jusqu'au voisinage de la pointe. Il se poursuit même au delà et se fixe encore sur le bord externe des deux premières pièces du coccyx. Les faisceaux d'origine s'entremêlent avec ceux des ligaments sacro-iliaques postérieurs au-dessous desquels il s'insinue; quelques-uns remontent même avec eux jusqu'à l'épine iliaque postéro-inférieure. Ces derniers faisceaux ne sont d'ailleurs pas constants.

De cette longue ligne d'attache, les divers faisceaux se dirigent vers l'ischion. Ils se tassent par conséquent, de sorte que large et plat à son origine, le ligament devient étroit et très épais au voisinage de sa terminaison. De fait, à ce niveau, il mesure près de 1 centimètre d'épaisseur sur 12 à 15 millimètres de largeur.

Au niveau de l'ischion, le ligament se dédouble en deux couches. La couche externe, de beaucoup la plus épaisse, se fixe à la lèvre interne de la tubérosité ischiatique, fortement étirée par lui, du reste, en une crête rugueuse. La couche interne, mince et large, forme une véritable lame fibreuse qui passe à la face interne de l'ischion, voile en dedans la petite échancrure sciatique, recouvre l'aponévrose de l'obturateur interne qu'elle double et se fixe enfin sur la lèvre interne de la branche ascendante de l'ischion (voir fig. 93).

LE PETIT LIGAMENT SACRO-SCIATIQUE. — Beaucoup plus petit et moins puissant que le précédent, celui-ci s'étale en éventail du bord du sacrum à la petite épine sciatique. Il se fixe au bord externe du sacrum en avant du précédent, auquel il est, à ce niveau, si intimement accolé que les deux ligaments se trouvent pour ainsi dire confondus. Bientôt, ils se séparent l'un de l'autre et le petit ligament sacro-sciatique tasse toutes ses fibres en un faisceau de 3 à 4 millimètres d'épaisseur qui vient s'attacher au sommet et à tout le pourtour de la petite épine sciatique qui s'en trouve ainsi coiffée.

Ces deux ligaments sacro-sciatiques ferment en partie l'hiatus qui sépare le sacrum de l'os iliaque. Ils limitent deux orifices, la grande et la petite échancrure sciatique sur lesquelles nous reviendrons plus tard.

Au point de vue mécanique, ils sont admirablement disposés pour s'opposer à la bascule du sacrum et à la chute du promontoire dans le pelvis. De même aussi, ils empêchent l'ascension de l'os iliaque et son pivotement autour de l'articulation sacro-iliaque, car la poussée du membre inférieur le solliciterait dans ce sens.

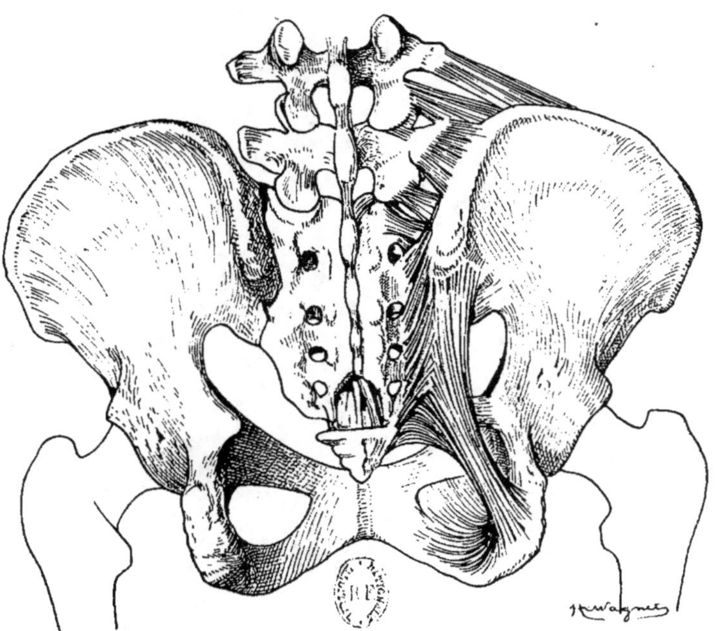

Fig. 33. — Ligaments de l'articulation sacro-iliaque. De haut en bas : 1. Les ligaments ilio-lombaires. — 2. Les ligaments ilio-transverso-sacrés.— 3. Les ligaments sacro-sciatiques, grand et petit.

Les ligaments qui s'opposent à la contre-nutation. — Les ligaments qui empêchent l'ouverture de l'angle que forment entre eux sacrum et os iliaque ou, si l'on préfère, l'écartement du promontoire et de la symphyse, doivent être aussi extrêmement puissants. Ils se détachent tous des épines iliaques postérieures et se fixent aux tubercules sacrés postéro-externes. Ils sont donc **ilio-transverso-sacrés,** car ces tubercules sacrés postéro-externes représentent les apophyses transverses sacrées fusionnées et conjointes. On les appelle encore **sacro-iliaques postérieurs.**

Ces ligaments, à peu près fusionnés entre eux, forment une nappe qui s'attache sur l'os iliaque depuis l'épine iliaque postéro-supérieure jusqu'à l'épine iliaque postéro-inférieure et par conséquent sur le bord libre de l'échancrure qui sépare ces deux apophyses. De cette longue ligne d'attache partent une série de faisceaux extrêmement puissants qui se portent en bas et un peu en dedans et se dirigent vers la face postérieure du sacrum. Au niveau des deuxième, troisième et quatrième tubercules conjugués sacrés ou postéro-externes, on voit ces trousseaux fibreux s'individualiser imparfaitement et se fixer sur ces tubercules. Le faisceau qui va au quatrième tubercule, est le plus superficiel et se confond par son bord externe avec les faisceaux du grand ligament sacro-sciatique.

Cette disposition avait inspiré à Henle l'idée de confondre ces deux ligaments dans la même description. Je pense au contraire, que si on les envisage, comme on doit le faire, au point de vue mécanique, ces ligaments doivent être séparés, car ils ont un rôle diamétralement opposé : l'un s'oppose à l'ascension du pubis et l'autre à son abaissement.

Les ligaments qui assurent la coaptation des surfaces. — Le plus important de tous est incontestablement le ligament axile, que nous connaissons déjà. Mais, en outre, des ligaments, partis des apophyses transverses lombaires pour se rendre à l'os iliaque, attachent le présent os à la colonne vertébrale. On les désigne sous le nom de **ligaments ilio-lombaires.** Ils sont au nombre de deux. Le supérieur se détache du sommet de la quatrième apophyse costoïde lombaire et, se portant à peu près horizontalement en dehors, se fixe sur la lèvre interne de la crête iliaque et un peu au-dessous du niveau des rugosités supérieures de la ligne auriculo-iliaque.

L'inférieur se détache du sommet de la cinquième apophyse costoïde lombaire et horizontal comme le précédent, il se fixe sur les tubercules inférieurs de la ligne auriculo-iliaque.

Ces deux ligaments laissent entre eux un espace à peu près quadrilatère. Cependant un faisceau fibreux mince et plat, détaché de la quatrième apophyse transverse lombaire, les croise tous deux dans leur partie externe en arrondissant les angles du quadrilatère qu'ils délimitent. Ce ligament de renfort, appelé quelquefois **faisceau ilio-lombaire vertical**, se perd en bas au devant de la capsule articulaire. L'espace que laissent entre eux les deux ligaments ilio-lombaires, à peu près arrondi maintenant, laisse passer la quatrième paire des nerfs lombaires. Le nerf lombo-sacré passe au-dessous du ligament inférieur.

La capsule articulaire. — Tous les vrais ligaments de l'articulation sacro-iliaque sont, comme nous venons de le voir, à distance des surfaces et de l'interligne articulaires. L'articulation elle-même ne se trouve fermée en avant que par une mince capsule sans grande résistance et que double une synoviale.

En avant la capsule est formée de faisceaux irradiant de la face antérieure de l'aileron sacré avec le périoste duquel ils se confondent. En dehors, ces mêmes faisceaux se fixent à toute la largeur du pourtour antérieur de l'articulation et se confondent avec le périoste iliaque. Cette capsule très serrée se fixe à 2 ou 3 millimètres en dehors du revêtement cartilagineux, ce qui permet l'existence d'un tout petit cul-de-sac synovial à ce niveau. La capsule articulaire antérieure est tellement tendue qu'elle se déchire en décollant le périoste sitôt qu'un accident ou un traumatisme opératoire, comme la symphyséotomie, écarte l'un de l'autre les deux os iliaques.

En arrière et en haut, la capsule articulaire se confond avec les ligaments sacro-iliaque et ilio-lombaire qui la recouvrent.

Cette façon de comprendre et de décrire l'articulation sacro-iliaque s'écarte sans doute du classique conventionnel.

Elle me paraît cependant faciliter grandement la compréhension des diverses parties constituantes. Toutes ces pièces du squelette sont disposées et réunies de façon à transmettre des forces et c'est dans ce sens que le médecin et le chirurgien doivent s'efforcer d'en saisir l'intérêt. Le mécanisme des fractures et des luxations, les méthodes propres à réduire les déplacements ne peuvent se comprendre qu'à ce prix.

La symphyse pubienne. — Les deux moitiés pubiennes de l'arc-boutant qui maintient l'écartement des deux diaphyses iliaques, se trouvent réunies et solidarisées par une articulation de nature spéciale : la symphyse pubienne. Il manque à cet article la cavité articulaire ou du moins, si elle existe, est-elle réduite à une simple fente.

De toutes les articulations du corps humain, c'est la seule qui montre quelque différence suivant le sexe. De fait, chez l'homme, la symphyse pubienne est haute et étroite en ce sens que le tissu fibro-élastique interposé entre les surfaces osseuses est très réduit. Chez la femme, au contraire, la symphyse est nettement moins haute, mais d'autre part elle est large, en ce sens que le tissu fibro-élastique est d'une épaisseur considérable. Ces différences sont incontestablement en rapport avec les modifications très importantes que doit subir cette articulation dans le sexe féminin au cours de la gestation.

Les surfaces articulaires sont oblongues et regardent en dedans. Elles restent séparées l'une de l'autre sur l'os sec par un intervalle que vient combler le fibro-cartilage interpubien. Cet intervalle est de 1 centimètre environ en avant, un peu moindre en arrière.

Elles sont irrégulières et semées de rugosités et de mamelons. Aucune apparence de cartilage diarthrodial ne les recouvre. Ce sont bien plutôt des surfaces d'attache du ligament que de véritables surfaces articulaires.

Le fibro-cartilage interpubien est un tissu épais, d'un blanc bleuté, très résistant sous le couteau qu'il semble serrer davantage à mesure que la lame s'enfonce dans son épaisseur. Il rappelle beaucoup le tissu des disques qui unissent les corps vertébraux. Il est formé de fibres élastiques, serrées, comprenant dans leur intervalle du tissu cartilagineux. Ces fibres, à direction transversale, se portent d'un pubis à l'autre. En raison de la direction des surfaces qui ne sont pas parallèles l'une à l'autre, les fibres antérieures sont un peu plus longues que les postérieures.

Dans quelques cas il existe, au niveau de la partie moyenne de ce fibro-cartilage, du tissu plus mou, voire une véritable fente que quelques auteurs ont cru pouvoir considérer comme une ébauche de cavité articulaire. En réalité, il n'y a jamais là qu'une lacune comme on en voit dans l'épaisseur des disques intervertébraux.

Quoi qu'en dise mon maître, P. Poirier, il est impossible d'isoler des ligaments autour de cette symphyse. Les fibres les plus superficielles du fibro-cartilage viennent se confondre avec le périoste avoisinant, mais il n'y a réellement ni ligament antérieur, ni ligament postérieur. Seules les fibres inférieures se tassent en un trousseau, auquel on donne le nom de **ligament arqué sous-pubien.** Elles partent du périoste qui couvre le bord inférieur de l'angle pubien, passent sous la symphyse et aboutissent en formant une arcade au bord inférieur de l'angle pubien opposé. Anguleux par son bord libre, ce soi-disant ligament se confond intimement en haut avec le fibro-cartilage dont il fait partie.

En avant, les tendons entrecroisés des muscles de la paroi abdominale doublent et recouvrent la face antérieure de la symphyse et rendent difficile sa palpation. En arrière au contraire, rien ne cache la symphyse et l'on sent parfaitement chez la femme, par le toucher vaginal, le bourrelet vertical que fait la partie postérieure du fibro-cartilage.

Chez l'homme, la symphyse est fixe et pratiquement dénuée de toute mobilité. Chez la femme nullipare, il en est de même, mais chez la femme enceinte, la symphyse subit d'une façon à peu près constante des modifications importantes. Le fibro-cartilage s'infiltre et se relâche. L'articulation devient mobile. Le professeur Tarnier m'a appris, dit Poirier, que, sur la vivante, cette mobilité était variable, assez facile à reconnaître et qu'on la rencontrait sur la très grande majorité des femmes dans les derniers temps de la grossesse, mais qu'on ne l'observait pas sur toutes.

Ce ramollissement du fibro-cartilage, qui provoque une certaine mobilité des diverses pièces de la ceinture, donne au défilé pelvien, normalement rigide, une certaine souplesse et lui permet de se distendre légèrement sous la poussée de la tête fœtale au moment de l'expulsion.

LES PARTIES MOLLES DU PELVIS

Les parois du bassin osseux se trouvent matelassées par des muscles, du moins en partie.

De fait, sa paroi antérieure est nue et directement en contact avec les organes pelviens, aussi comprend-on que, dans les fractures du pubis, rien ne vient protéger la vessie contre la pointe acérée des fragments osseux.

Au contraire, en arrière et sur les côtés, les os sont recouverts de muscles. Le sacrum se trouve tapissé et caché en grande partie par les pyramidaux. L'ischio-pubis est recouvert par le muscle obturateur interne. La couche de ces muscles représente une épaisseur de 15 à 18 millimètres.

Le canal pelvien lui-même est cloisonné en deux étages superposés par un plan musculaire infundibuliforme, constitué par les deux muscles releveurs et les deux muscles ischio-coccygiens.

Cette nappe musculaire tendue en travers du pelvis sépare deux étages d'un intérêt considérable, tant au point de vue anatomique que médico-chirurgical. L'étage supérieur ou pelvien, ou mieux encore étage abdominal du pelvis, communique avec la grande cavité du ventre dont il n'est, comme nous l'avons dit, qu'un diverticule. Les affections qui l'atteignent participent de la pathologie de l'abdomen et c'est aussi par voie abdominale qu'il est le plus aisément abordé.

L'étage inférieur ou périnée est une région très spéciale au point de vue clinique et au point de vue médico-chirurgical. Il est directement abordable dans l'intervalle des cuisses. Sa constitution paraît assez complexe et elle a surtout été particulièrement compliquée.

Nous tâcherons de démontrer qu'en fait sa compréhension peut être très facilitée. Il faut tout d'abord comprendre que le périnée contient deux appareils différents.

L'un est un appareil d'occlusion : ce sont les *sphincters*, placés autour des conduits d'excrétion des voies intestinales, génitales et urinaires.

L'autre fait partie du système de la reproduction, c'est l'*appareil de l'érection* fixé à l'ogive pubienne avec son ensemble de tissus spongieux, de muscles, de vaisseaux, de nerfs et de ligaments d'attache.

Le muscle pyramidal. — Ce muscle, fixé à la face antérieure des pièces moyennes du sacrum, n'est pelvien que dans une petite partie de son étendue, car il sort du petit bassin par la grande échancrure sciatique pour aller se terminer au grand trochanter où il s'insère.

Il s'attache au sacrum au niveau de la face antérieure des deuxième, troisième et quatrième pièces. L'insertion se fait dans le fond des trous sacrés antérieurs, dans la gouttière qui les continue et sur la surface plane qui les sépare jusqu'au voisinage de la ligne médiane. Le faisceau qui naît ainsi de la troisième pièce sacrée est toujours le plus volumineux et son insertion se marque par une surface arrondie et rugueuse toujours évidente sur l'os sec. Il prend encore quelques attaches au bord supérieur de la grande échancrure sciatique et à l'arcade fibreuse sous laquelle passe l'artère fessière.

Plat et large par conséquent, à son origine, le muscle se rétrécit bientôt en s'épaississant, car ses faisceaux se tassent en un corps charnu arrondi qui sort du pelvis par la grande échancrure sciatique.

Le tendon, qui termine le muscle en dehors, est fort et arrondi. Il s'attache sur le bord supérieur du grand trochanter en avant de celui de l'obturateur interne et au-dessus de la fossette digitale où se fixe l'obturateur externe.

Pour si volumineux qu'il soit, le pyramidal passe toujours à l'aise à travers l'échancrure sciatique. Constammemt même, il laisse un espace entre son bord supérieur et le pourtour supérieur de l'échancrure ; il laisse aussi un autre espace entre son bord inférieur et le pourtour inférieur de l'échancrure.

Ainsi donc le pyramidal, tout en bouchant la grande échancrure sciatique, laisse cependant au-dessus et au-dessous de lui deux espaces par lesquels les organes abdominaux pourront faire une *hernie ischiatique*. Ils sont cependant de dimensions bien différentes.

L'espace supérieur est un véritable orifice, ostéo-fibreux dans un grand nombre de cas. Il est constitué en haut par le pourtour supérieur de l'échancrure iliaque. En bas, une arcade fibreuse le complète. Cette arcade, longue de 15 à 20 millimètres, s'attache par ses deux bouts à l'os iliaque. Il se forme ainsi une sorte de boutonnière allongée, juste suffisante pour laisser passer l'artère fessière, les grosses veines collatérales et le nerf fessier supérieur.

C'est là un orifice bien étroit pour permettre une hernie. Si l'on ajoute que cette boutonnière ostéo-fibreuse est voilée en avant par le gros tronc nerveux formé par l'union du tronc lombo-sacré et du premier nerf sacré, on comprend difficilement que les organes abdominaux puissent s'y engager.

L'espace inférieur a des limites beaucoup moins nettes. C'est une longue fente bordée en haut par le pyramidal, en bas par l'épine sciatique et le petit ligament sacro-sciatique.

Le plexus sacré, dont les racines convergentes viennent de former le nerf sciatique, s'y engage et avec lui l'artère honteuse interne et l'artère ischiatique. Cette fente est fermée du côté du pelvis par la résistante aponévrose pelvienne supérieure, qui applique fortement le plexus sacré à la face antérieure du pyramidal.

On le voit donc, l'anatomie normale ne permet pas d'expliquer comment les organes pelviens peuvent s'engager à travers l'échancrure sciatique pour former une hernie ischiatique. Il faut au préalable qu'une anomalie ait préparé les voies. C'est ce que pense avec juste raison von Eiselberg. C'est d'ailleurs la variété de hernie la plus rare et le petit nombre d'exemples publiés dans la littérature médicale permet difficilement de conclure si la hernie se fait plutôt par l'orifice inférieur comme le dit Bourgery, que par l'orifice supérieur, comme le prétend Poirier.

Le muscle pyramidal est innervé par un rameau qui naît de la face postérieure du plexus sacré ou de l'origine du grand nerf sciatique. Ce rameau, très court, aborde le muscle sur sa face antérieure au point où il émerge de l'échancrure sciatique.

Par sa contraction, le pyramidal contribue avec les autres muscles

pelvi-trochantériens à provoquer la rotation externe de la cuisse
sur le bassin, quand le membre est dans la rectitude. Dans la position assise, c'est-à-dire dans la flexion du fémur sur le bassin, le
pyramidal devient abducteur comme le grand fessier.

Le muscle obturateur interne. — Ce muscle, dans sa portion
pelvienne, tapisse la paroi latérale externe du canal pelvien. Il
recouvre cette paroi depuis la ligne innominée jusqu'au bord inférieur de la branche ischio-pubienne et depuis l'angle pubien jusqu'au bord postérieur de l'os iliaque.

Ce muscle se fixe en effet à tout le pourtour du trou ischio-pubien,
c'est-à-dire en avant à la face postérieure de l'angle pubien, en haut
à la ligne innominée et au-dessous, en bas à la face interne de la
branche ischio-pubienne, en arrière enfin à la surface quadrilatère.
Au niveau du trou ischio-pubien, le muscle obturateur interne
s'attache à la face pelvienne de la membrane obturatrice
interne qui l'oblitère, tout en ménageant cependant un orifice en
arcade au niveau de la gouttière sous-pubienne. Le muscle obturateur interne s'attache donc au pourtour inférieur de l'orifice profond du canal obturateur, ménageant ainsi, entre son bord supérieur et l'os, un trou où s'engageront le nerf et les vaisseaux obturateurs.

Toutes les fibres de ce muscle, si largement étalées à la face interne du pelvis, se tassent pour aller s'engager dans la petite
échancrure sciatique. Cela donne à sa portion intrapelvienne la
forme d'un large éventail.

Une fois engagé dans la petite échancrure sciatique, le muscle
change de direction et se coude à angle droit pour aller gagner le
grand trochanter.

Au niveau de ce point de réflexion, apparaît le tendon du muscle,
formé en ce point de trois à quatre languettes tendineuses encore
séparées et qui marquent sur le bord antérieur de l'échancrure
sciatique une série de gouttières superposées. Les frottements du
tendon sur l'os sont du reste adoucis par la présence d'une bourse
séreuse cloisonnée, généralement en autant de loges qu'il y a de
languettes tendineuses.

Celles-ci se fusionnent enfin en un seul fort tendon qui s'attache au bord supérieur du grand trochanter, en arrière de l'attache du pyramidal et au-dessus de celle de l'obturateur externe.

Comme le pyramidal, dont il partage l'action, l'obturateur interne est innervé par le plexus sacré. Celui-ci lui donne un rameau nerveux qui naît de son bord inférieur, par conséquent dans la grande échancrure sciatique. Ce rameau contourne l'épine sciatique et aborde le muscle au niveau de son coude dans la petite échancrure sciatique, puis il se distribue à ses divers faisceaux.

Il a la même action que le pyramidal, il est donc rotateur en dehors du fémur, quand celui-ci est dans la rectitude et abducteur quand le fémur est en flexion sur le bassin.

Pyramidal et obturateur interne prennent leur attache interne dans le pelvis et en capitonnent la paroi, mais ils n'ont aucune action sur le pelvis et en sortent pour gagner le membre abdominal.

APPAREILS SPHINCTÉRIENS DU PELVIS

Le petit bassin possède une musculature propre qui le ferme en bas et se dispose autour des conduits d'évacuation des voies intestinales, génitales et urinaires. Ces muscles sont destinés à fermer volontairement ces diverses cavités. Cette musculature forme, en somme, un système sphinctérien assez complexe que l'on comprend mieux si on l'étudie dans son ensemble.

Les releveurs de l'anus unis sur la ligne médiane sont les muscles les plus considérables de ce système. Ils sont doublés par le sphincter externe de l'anus et agissent principalement sur l'anus, accessoirement sur les voies génitales.

Le sphincter strié de l'urètre complète ce système sphinctérien du pelvis et agit sur les voies urinaires.

En avant et au-dessous de ce système sphinctérien, vient s'attacher à l'ogive pubienne l'appareil de l'érection avec ses corps érectiles, ses ligaments, ses muscles, ses vaisseaux et ses nerfs.

Le muscle releveur de l'anus. — Les deux releveurs, partis du pourtour supérieur du pelvis, se réunissent sur la ligne médiane comme font les deux mylo-hyoïdiens au niveau du plancher de la bouche. Ils forment ainsi une sangle ou plancher musculaire qui ferme en bas la cavité du ventre. Ils s'opposent, en somme, au diaphragme qui ferme en haut l'abdomen.

On a souvent voulu comparer le releveur au diaphragme. Au point de vue de la physiologie, il n'y a évidemment aucun rapprochement à faire ; au point de vue de l'architecture, la similitude n'est que très lointaine. Les releveurs, en effet, continués en arrière par les ischio-coccygiens, forment bien un plan musculaire qui limite en bas le pelvis, mais les deux bords internes de ces muscles laissent entre eux une longue fente antéro-postérieure, coccy-pubienne, à travers laquelle s'engagent les conduits d'évacuation de la vessie, des voies génitales et du rectum. C'est la *fente uro-génito-anale*.

Le releveur agit principalement sur le canal anal dans son segment supérieur, il agit aussi sur les voies génitales, enfin accessoirement il fait sentir son action sur les voies urinaires qui ont, il est vrai, leur sphincter spécial, le sphincter strié de l'urètre.

Aussi faut-il distinguer dans ce muscle deux couches.

L'une est large, inférieure, c'est-à-dire plus près du périnée ou encore externe si on l'envisage par rapport à l'insertion pubienne. C'est celle qui agit comme constricteur de l'anus. En s'unissant à celle du côté opposé, elle forme la sangle anale, le *musculus sphincter ani externus* de Lesshaft.

L'autre couche est étroite, supérieure, c'est-à-dire placée au-dessus de la première, ou encore interne si on l'envisage par rapport à l'insertion pubienne. C'est celle qui agit sur les voies génitales, tout en tirant en haut et en avant l'anus. En s'unissant à celle du côté opposé, elle forme la sangle génitale et en même temps la *partie antérieure du levator ani-propius* de Lesshaft (voir fig. 34).

La couche large, inférieure ou externe, s'attache en haut au pourtour supérieur du pelvis depuis la branche horizontale du pubis et le voisinage du trou sous-pubien jusqu'à l'épine sciatique.

Sur le pubis, elle s'attache à la face postérieure de l'angle pubien suivant une ligne horizontale qui commence à 12 ou 15 millimètres de la ligne médiane et s'étend jusqu'au côté interne de l'échancrure sous-pubienne.

Au voisinage du trou sous-pubien, le muscle s'attache sur l'épaississement de la membrane obturatrice interne qui forme arcade au-dessous des vaisseaux et nerfs obturateurs et transforme en trou l'échancrure sous-pubienne.

Sur toute l'étendue qui sépare le côté externe de l'échancrure sous-pubienne de l'épine sciatique, le faisceau externe du releveur s'attache, suivant une ligne courbe à concavité inférieure, à la ligne innominée, à la partie postérieure de la surface quadrilatère, enfin à la face interne de l'épine sciatique.

Cependant toutes les fibres du releveur ne remontent pas aussi haut sur l'os iliaque. Un certain nombre s'arrêtent dans un épaississement fibreux de l'aponévrose musculaire que l'on appelle l'**arcus tendineus fasciœ pelvis**. Cette arcade tendineuse, très nettement visible, s'étend du voisinage de l'échancrure sous-pubienne à la petite épine sciatique. Elle n'est bien visible que sur la face supérieure du muscle. Elle se dessine, en effet, comme un cordon blanc, adhérent, au-dessous duquel semblent se réfléchir les fibres qui vont à la ligne innominée. A vrai dire, à partir et au-dessus de l'arcus tendineus, il n'y a plus de fibre musculaire, mais seulement des fibres tendineuses, lesquelles forment une nappe résistante et mince, à travers laquelle on aperçoit le muscle obturateur interne.

De cette longue ligne d'insertion se détache une nappe musculaire mince, qui se porte en bas et en dedans vers la ligne médiane. Les faisceaux pubiens se portent presque directement en arrière; les faisceaux iliaques sont d'autant moins obliques qu'ils sont plus postérieurs. De fait, les derniers et ceux qui se fixent à l'épine sciatique sont à peu près transversaux et fortement inclinés en bas et en dedans. En un mot, tous ces faisceaux, largement étalés en haut, viennent s'insérer en bas dans l'étroit espace qui s'étend de l'anus au coccyx.

Les attaches inférieures de ce faisceau externe se font en effet sur l'anus, sur le raphé cocci-anal et sur le coccyx.

Sur l'anus, s'attachent les faisceaux venus du pubis et les plus antérieurs de ceux venus de la ligne innominée. Les uns se fixent sur les parties latérales du canal anal, les autres contournent sa face postérieure. Ceux qui s'attachent sur les parties latérales s'insinuent entre le sphincter externe ou strié et la musculature lisse du conduit. Un certain nombre descendent ainsi jusqu'à la peau, à la face profonde de laquelle ils paraissent s'attacher.

Les faisceaux qui contournent l'anus vont en partie se perdre dans sa musculature lisse, en partie s'unir à ceux du côté opposé et former ainsi une véritable sangle musculaire qui enlace par derrière la partie haute de l'anus. Ces fibres, comme nous le verrons plus tard, agissent puissamment sur le calibre du conduit.

Sur le raphé cocci-anal et sur le coccyx viennent s'attacher les faisceaux venus de la ligne innominée, de la surface quadrilatère et de l'épine sciatique. Ces faisceaux se fixent au raphé et même descendent pour quelques-uns de chaque côté de lui jusqu'à la peau. Ces faisceaux qui ne sont généralement pas signalés par les auteurs forment une sorte de haie verticale qui unit le raphé à la peau. C'est cette sorte de cloison qui arrête les abcès de la fosse ischio rectale et les empêche de passer du côté opposé. Les plus postérieures des fibres du faisceau externe du releveur viennent s'attacher sur les bords des deux ou trois dernières pièces du coccyx.

La couche étroite, supérieure ou interne s'attache en haut au pubis et aux ligaments pubo-vésicaux. Cette couche ourle le pourtour de la fente que laissent entre eux les releveurs. Si elle n'est pas aussi étalée que la couche précédente, elle est par contre beaucoup plus épaisse.

Sur le pubis, ces faisceaux s'attachent à la partie moyenne de la face postérieure de l'angle pubien au-dessus et en dedans des faisceaux de la couche externe. Assez souvent, on voit des faisceaux venir prendre attache jusque sur la partie supérieure de la branche descendante du pubis, sur une longueur de 15 à 20 millimètres, en sorte que les attaches de cette couche interne se font suivant un angle, dont le bord supérieur est horizontal et l'interne vertical. C'est dans l'angle de ces deux lignes que viennent se loger les faisceaux les plus antérieurs de la couche externe.

Sur toute la longueur du bord externe des ligaments pubo-vésicaux viennent même prendre attache des faisceaux de cette couche interne.

De toutes ces insertions se détache une couche musculaire assez épaisse. Elle se porte directement en arrière et un peu en bas et après

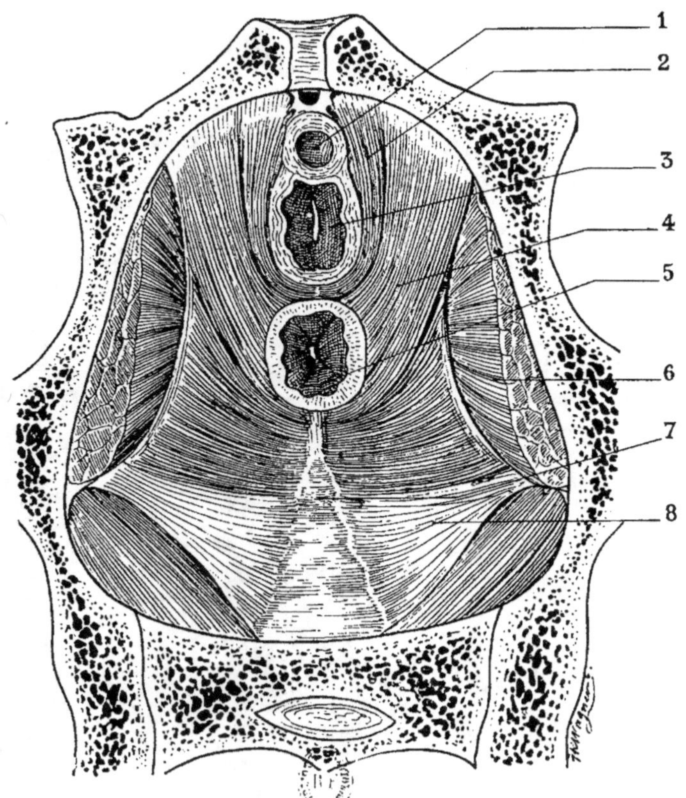

Fig. 34. — Aspect semi-schématique du releveur anal vu par en haut, chez la femme.
L'urètre (1) et le vagin (3) enveloppés par (2) le faisceau étroit ou interne du releveur. L'anus (5) est pris au milieu des fibres du faisceau large ou externe (4) qui se fixe, en outre, en arrière de lui sur le raphé cocci-anal et le coccyx. (6, est le muscle obturateur interne. (7) l'épine sciatique cachée par les attaches de (8) le muscle ischio-coccygien.

avoir contourné les voies génitales (prostate ou vagin) s'engage entre elles et le canal anal. Les insertions inférieures de cette couche se font à ce niveau en avant et dans l'épaisseur même du canal anal.

Une partie de ces faisceaux, après avoir contourné la face postérieure des voies génitales, s'unit à ceux du côté opposé et forme une sangle musculaire qui enlace celles-ci par derrière. Ces fibres, comme nous le verrons plus tard, agissent nettement sur ces organes.

L'autre partie de ces faisceaux se fixe à la face antérieure du canal anal en s'insinuant entre le sphincter strié et la musculature lisse.

Ainsi donc au point de vue purement morphologique, le releveur anal forme dans son ensemble une double sangle. La première, qui est aussi la plus importante, embrasse le canal anal ; la seconde les voies génitales.

Au point de vue physiologique, malgré les nombreuses et diverses opinions qui ont été données, l'accord s'est fait pour admettre que le releveur est avant tout compresseur du canal anal et aussi des voies génitales. L'action de remonter l'anus est accessoire et secondaire à la première.

Le rôle du releveur anal est à envisager à bien des points de vue. Il faut considérer d'abord l'action des deux sangles, quand elles se contractent en temps normal ; leur rôle au cours de l'accouchement ; enfin le rôle que joue le releveur sur les organes pelviens en dehors de toute contraction et par sa seule action tonique.

Quand il se contracte, en effet, le releveur, par sa sangle anale, applique la paroi postérieure du canal anal contre la paroi antérieure et agit par conséquent comme obturateur de sa lumière. Son action s'associe à celle du sphincter externe. Conséquemment, en raison de la direction de ses faisceaux, il attire la partie haute du canal anal en avant et en haut. Il augmente de ce fait le coude qui existe déjà entre le rectum et le canal anal.

Par sa sangle génitale, le releveur agit en comprimant d'arrière en avant les organes génitaux.

Chez l'homme, il comprime la prostate et l'urètre. Il ajoute son action à celle du sphincter strié de l'urètre pour résister au besoin d'uriner. Son action se fait bien autrement sentir au moment de l'orgasme vénérien. Alors sa contraction comprime et exprime la prostate et facilite l'éjaculation.

Chez la femme, la sangle génitale rapproche la paroi postérieure du vagin de sa paroi antérieure et aussi comprime les parois latérales. Son rôle est peu appréciable parce que la compression qu'elle exerce est douce. Dans certains cas cependant cette contraction devient violente et brutale au point d'être un obstacle au toucher vaginal (Budin) ou de provoquer ce phénomène assez exceptionnel dit du penis captivus (Hildebrand). Il existe certains cas de contracture pathologique de cette sangle génitale. Cette affection est surtout connue chez la femme et on lui donne alors le nom de vaginisme supérieur. Cette contracture musculaire provoque un obstacle permanent au coït et même à l'accouchement. Budin, Revillout, Benicke ont cité des cas de dystocie véritable ainsi produite.

De fait, on devine aisément l'importance que doit avoir le releveur anal au moment du passage du fœtus. Ce muscle forme un plancher résistant et contractile, ne laissant entre ses bords internes qu'une fente pubo-coccygienne étroite de 3 à 4 centimètres et longue de 8 environ. Or, comme le fait fort bien remarquer Varnier, il faut que cette fente, sans se déchirer, augmente assez de dimension pour laisser passer l'ovoïde qu'est la tête fœtale et qui mesure 9 centimètres de large et 11 de longueur.

Il faut donc au moment de l'accouchement que cet infundibulum musculaire périnéo-vulvaire se déprime et que son orifice ou fente pubo-coccygienne se dilate.

Toute la dystocie inférieure ou périnéo-vulvaire trouve là son origine.

Quand l'utérus se contracte pour expulser son contenu, dit Drappier, il chasse la tête vers le coccyx et le périnée postérieur qu'il tend à défoncer. Mais les faisceaux de la couche externe du releveur qui s'insèrent au coccyx s'opposent dans une certaine mesure à ce défoncement. Il s'établit dès lors une lutte entre le muscle utérin aidé des muscles abdominaux et le releveur aidé de l'ischio-coccygien. Ces deux derniers muscles se laissent distendre difficilement à chaque contraction utérine et font obstacle à la rétropulsion du coccyx. Cette distension produit l'augmentation du plancher périnéal ano-coccygien dans le sens antéro-postérieur et dans le sens transversal. Lorsque la contraction est terminée, les fibres du releveur, en vertu de leur tonicité, se rétractent et leur rétraction a pour conséquence de faire remonter la tête en même temps qu'elle la pousse en avant vers l'orifice vulvaire.

Ce n'est qu'après le relâchement musculaire et l'abaissement de la pédale coccygienne que la tête pourra s'engager dans la fente pubo-coccygienne, la distendre et la traverser.

Mais ces modifications ne se font pas toujours sans accidents. Il y a des tissus de mauvaise qualité qui ne résistent pas à cette distension. Il y a des expulsions qui se font trop vite et ne laissent pas aux muscles le temps de se distendre. Il y a enfin des fœtus trop gros, dont les diamètres dépassent la distension possible de l'infundibulum musculaire. La déchirure des releveurs seuls ou celle de tout le périnée en sont le résultat et cet effondrement du plancher modifie les moyens de soutien des organes pelviens et en favorise le prolapsus.

Le releveur anal joue en effet un rôle très important dans la statique des organes du pelvis et en particulier de l'utérus et du vagin. Ce rôle est purement passif et la tonicité seule du muscle intervient. L'utérus, disait volontiers Farabeuf, est engagé dans la fente des releveurs comme une bouteille dans le trou d'une planche de cave. Tout ce qui augmente les dimensions de la fente ou diminue la résistance du plancher favorise le prolapsus de l'organe. En conséquence, la reconstitution du plan des releveurs est la méthode la meilleure pour guérir cet accident.

Cette conception du releveur anal, véritable sphincter de la partie haute du canal anal, est aujourd'hui admise d'une manière unanime. Il ne faut mentionner que pour mémoire l'opinion de Sappey, de Debière, de Tarnier, qui voulaient faire de ce muscle un dilatateur de l'anus en même temps qu'un releveur.

D'ailleurs, l'étude de l'innervation ne montre-t-elle pas que ce muscle reçoit son nerf, comme le muscle sphincter externe, de la quatrième sacrée. Ils se trouvent séparés l'un de l'autre dès leur origine par l'épine sciatique. Tandis que le nerf du sphincter anal passe en arrière de l'épine, celui du releveur passe en avant, s'accole

au muscle et suit sa face supérieure en côtoyant la prostate chez
l'homme, le vagin chez la femme. Il se distribue ainsi jusqu'aux faisceaux antérieurs du muscle.

L'ischio-coccygien. — A peine si l'on peut lui donner le nom
de muscle. C'est une intrication de faisceaux charnus et de
faisceaux fibreux qui s'étendent du bord externe du coccyx à la
pointe de l'épine sciatique. Il se confond avec le petit ligament
sacro-sciatique qu'il cache en partie.

Le sphincter externe ou strié de l'anus. — Ce muscle forme
un véritable manchon qui entoure les trois quarts inférieurs du
canal anal. Le quart supérieur est enveloppé, comme nous avons
vu, par le faisceau externe du releveur anal. L'action associée
et synergique de ces deux muscles produit la constriction puissante du canal anal.

Quand il est isolé de la peau et de la graisse, le sphincter strié de
l'anus présente la forme d'une boutonnière allongée d'avant en arrière. L'orifice de la boutonnière laisse passer le canal intestinal. Le
manchon qu'il forme est haut de 25 à 30 millimètres et remonte par
conséquent très haut sur les parties latérales de l'anus Roux le
compare volontiers à une barque, relevée à ses deux extrémités.

Quand on étudie de plus près l'architecture de ce muscle sur un
sujet frais, on constate qu'il est formé de deux couches : l'une externe ou superficielle, l'autre profonde.

La *couche superficielle* est formée de deux moitiés, droite et
gauche, qui s'entrecroisent et se mêlent plus ou moins sur la ligne
médiane en avant et en arrière de l'anus. Les faisceaux qui la
constituent naissent en arrière de l'anus, sur le bord correspondant
du coccyx et sur les parties latérales du raphé cocci-anal qu'ils contribuent, du reste, à former. Quelques fibres même descendent le long
de ce raphé et prennent nettement insertion sur la peau de la
région. Il paraît surprenant que ces fibres si nettes aient été niées
par Robin et Cadiat.

Ces faisceaux se portent sur le côté correspondant du canal anal
et, en s'écartant de ceux du côté opposé, prennent ce conduit dans
une véritable boutonnière.

En avant de l'anus, les fibres vont se terminer en se fixant au raphé préanal et au nœud fibreux du périnée. Un certain nombre de ces fibres vont se confondre avec celles du muscle bulbo-caverneux et aussi avec celles du muscle transverse superficiel, ce qui a fait dire à tort à certains auteurs que le sphincter anal avait des attaches à l'ischion.

La *couche profonde* est annulaire. A vrai dire elle est assez difficilement isolable de la précédente. Certains auteurs même en ont nié l'existence. Henle, Roux, Holl l'admettent. Peut-être est-il difficile de la voir, quand on dissèque le cadavre chez lequel la région périnéale est toujours plus ou moins décomposée. Mais, quand au cours d'une intervention, sur le sujet vivant, on dissèque le sphincter, on voit d'une façon très précise un anneau de fibres striées qui fait complètement le tour de l'anus. Cet anneau est situé en dedans de la couche précédente, mais il est beaucoup moins haut qu'elle. Il m'a toujours paru que les veines qui traversent le sphincter strié passent au-dessus de lui et s'insinuent par conséquent entre les faisceaux de la couche superficielle seulement.

Le sphincter strié de l'anus recouvre et entoure la musculature lisse formée de fibres longitudinales et de fibres circulaires tassées en un anneau, le sphincter lisse ou interne. Entre les deux sphincters, strié ou volontaire et lisse ou involontaire, descendent, pour aller s'attacher à la peau, les fibres longitudinales de la musculature lisse et aussi celles de la musculature striée, c'est-à-dire du faisceau externe du releveur.

Le releveur anal et le sphincter externe qui contribuent au même rôle, imbriquent, comme on le voit, leurs faisceaux. Aussi n'est-il pas étonnant que leur innervation vienne de la même origine.

Le sphincter strié, comme le releveur, reçoit son influx nerveux de la quatrième paire sacrée. Mais tandis que le nerf du releveur, dès son origine, passe en avant de l'épine sciatique, celui du sphincter strié passe en arrière, s'accole un instant à l'ischion, puis tout de suite traverse la partie postérieure du creux ischio-rectal et, en compagnie de l'artère hémorroïdale inférieure, va gagner le muscle auquel il se distribue.

Comme nous venons de le voir, l'appareil sphinctérien des voies digestives forme un tout destiné à occlure le canal anal : le releveur oblitère la partie supérieure, le sphincter strié la partie inférieure. Que l'une ou l'autre de ces deux parties soit lésée et la continence de l'appareil sera compromise.

Il me semble que dans leur légitime préoccupation de conserver un sphincter, les chirurgiens ne se sont pas suffisamment souciés de cette duplicité. Il est exceptionnel, en effet, qu'après extirpation du rectum et abaissement du gros intestin à l'anus, le sphincter qu'on a cru ménagé soit efficace. Même quand on a conservé dans son intégrité l'anneau contractile du sphincter externe, l'incontinence existe encore parce que, malgré tout, on a bien été obligé de détruire plus ou moins la seconde moitié de l'appareil sphinctérien qui est la sangle du releveur.

Pour obtenir un anus continent après amputation du rectum, il est probable que l'opération devrait être entièrement sus-anale, ce qui ménagerait l'ensemble de l'appareil sphinctérien et son innervation. Je ne crois pas que pareille technique ait jamais été exécutée de parti-pris sur le vivant.

Le sphincter strié de l'urètre. — Il n'y a sûrement pas de muscle qui ait donné lieu à des descriptions plus différentes. Cela tient aux difficultés que l'on rencontre pour le mettre à jour et le disséquer. Cela tient encore à ce qu'il est souvent très détérioré sur les sujets que l'on étudie. Cela tient enfin à ce que, pour toutes ces raisons, les auteurs se sont souvent contentés de se copier les uns les autres et d'accepter pour vraies les descriptions déjà données.

On a décrit, dans cette région, comme formation autonome des muscles en grand nombre : un transverso-prostatique, un sphincter strié de l'urètre membraneux, un transverse pré-urétral, un muscle de Guthrie, un muscle de Wilson.

Il nous a semblé que ce sont là autant de faisceaux différents d'un seul appareil sphinctérien et qu'il existe autour de l'urètre membraneux un double système d'occlusion très comparable à celui de l'anus.

Il nous faut dire tout d'abord que sur le grand nombre de sujets, hommes et femmes, que nous avons disséqués, ce muscle nous a paru d'importance très variable. Chez certains, il forme un manchon épais, nettement visible ; chez d'autres, on a les plus grandes difficultés à individualiser quelque chose qui ressemble à une formation musculaire. Les variations de volume du muscle d'une part, l'état avancé des sujets d'autre part, sont les deux raisons de ces différences.

Comme au niveau du sphincter strié de l'anus, en effet, on trouve un premier système circulaire qui entoure complètement le conduit et remonte ici très haut. En dehors de ce premier système se trouve un second disposé en boutonnière et dont les faisceaux sont antéro-postérieurs.

Le système circulaire ou couche propre du sphincter strié de l'urètre entoure, chez la femme comme chez l'homme, l'urètre membraneux sur toute sa hauteur ; mais, comme nous le verrons bientôt, la prostate est venue chez l'homme modifier cette disposition première.

Etudié chez la femme, où il est plus simple, le sphincter strié de l'urètre forme un manchon de 20 à 25 millimètres de hauteur qui entoure l'urètre (voir fig. 35).

Les *faisceaux superficiels* s'attachent en avant à la face profonde du ligament arqué sous-pubien, à la face inférieure des ligaments pubo-vésicaux et dans l'intervalle de ces deux formations aux tractus fibreux qui séparent les veines du plexus de Santorini. De là, ils se portent en arrière, contournent l'urètre à droite et à gauche, et viennent se terminer dans le tissu fibreux qui recouvre la face antérieure du vagin. L'urètre, comme l'anus, se trouve donc pris dans une boutonnière musculaire.

Au-dessous de cette couche superficielle, on trouve d'autres *faisceaux profonds* circulaires qui entourent complètement l'urètre. Par la dissection, on ne trouve pas de séparation ou de plan de clivage entre ces deux couches et la couche profonde ne se voit réellement bien que par des examens histologiques.

Chez l'homme, la disposition du muscle serait exactement la même, si la prostate, en se développant, n'avait pas modifié la disposition de la partie supérieure du muscle.

Le sphincter strié de l'urètre de l'homme entoure l'urètre profond ou urètre membraneux et remonte jusque sur la prostate.

La *couche superficielle* prend attache, en avant, à la face profonde du ligament arqué sous-pubien, à la face inférieure des ligaments pubo-vésicaux et aux tractus fibreux qui séparent les veines du plexus de Santorini. De là les faisceaux se portent en arrière, contournent l'urètre à droite et à gauche et viennent se terminer sur le noyau fibreux du périnée. Ce sont là les faisceaux superficiels ou en boutonnière.

La *couche circulaire ou profonde* entoure l'urètre membraneux. Mais quand la glande prostatique, émanée de la muqueuse urétrale, se développe, elle ouvre, pour ainsi dire, l'anneau musculaire en arrière du canal. A ce niveau, la couche profonde n'est plus circulaire et recouvre seulement la face antérieure et les bords de la pointe de la prostate. Plus haut, au niveau du corps même de la glande, elle ne recouvre plus que sa face antérieure. On lui donne quelquefois le nom de transverse préprostatique. Cette partie haute, et étalée de la couche profonde, remonte jusqu'à la partie moyenne de la prostate et se fixe de chaque côté sur le tissu fibreux qui enveloppe la glande.

Ainsi donc, si l'on étudie ce muscle sur une série de coupes perpendiculaires à l'axe de l'urètre, on voit, en allant de haut en bas : 1° une couche musculaire recouvrant la face antérieure du corps de la glande ; 2° au niveau de la pointe de la prostate, la couche musculaire recouvre la face antérieure et aussi les bords ; 3° plus bas encore, au-dessous de la prostate, l'anneau se ferme et le muscle fait le tour du conduit ; 4° à ce niveau, la couche superficielle ou en boutonnière vient recouvrir la couche profonde ou circulaire.

Il semble bien que ce que l'on a décrit sous le nom de muscle de Wilson n'est pas autre chose que cette couche superficielle en boutonnière du sphincter strié de l'urètre.

APPAREIL DE L'ÉRECTION

Chez l'homme comme chez la femme, l'appareil de l'érection vient se placer au-dessous de l'appareil sphinctérien des viscères pelviens.

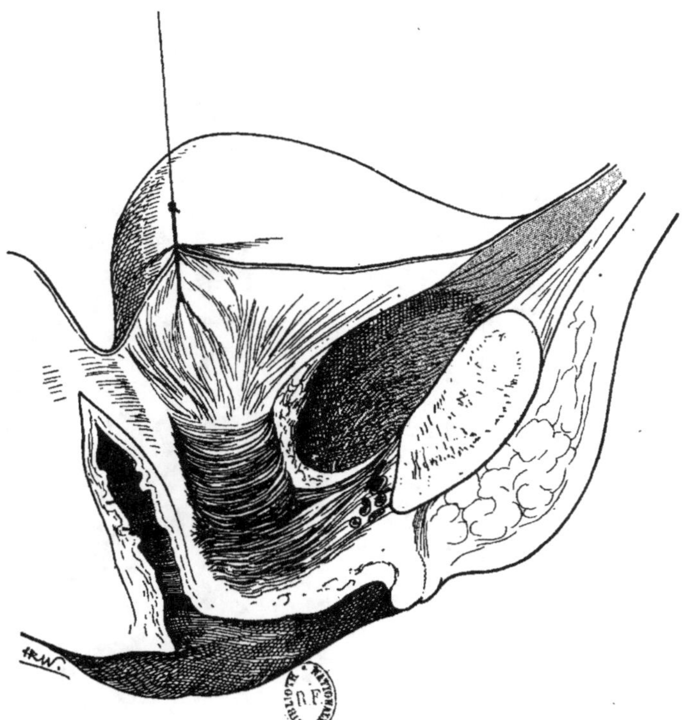

Fig. 35. — Le sphincter strié de l'urètre chez la femme.
En bas : faisceaux superficiels allant de la symphyse et des ligaments pubo-vésicaux à la face antérieure du vagin.
En haut : le cylindre que forme la couche profonde ou circulaire.

L'appareil de l'érection forme un ensemble anatomique et fonctionnel. Il comprend dans les deux sexes des organes très vasculaires, d'un tissu spécial qui se gonflent à certains moments. Ce sont les corps érectiles. Ces corps sont attachés à l'ogive pubienne par des ligaments d'une importance toute particulière.

Des muscles pour augmenter l'érection, des vaisseaux et des nerfs pour la produire sont annexés à ces corps érectiles.

La différence suivant le sexe est beaucoup moins prononcée qu'il le paraît au premier abord.

Cette situation de l'appareil érecteur au-dessous de l'appareil sphinctérien et en particulier de la fente des releveurs, a fait dire à quelques auteurs épris de causes finales que le plancher uro-génital servait heureusement à fermer l'ouverture du plancher pelvien. Si cette conception peut avoir quelque apparence de véracité chez l'homme, elle doit perdre toute valeur chez la femme. Chez elle, en effet, l'ouverture du plancher pelvien est exactement superposée à l'ouverture du plancher uro-génital fendu sur la ligne médiane.

Chez la femme, l'appareil de l'érection est formé de deux moitiés, séparées l'une de l'autre par la fente vulvaire. Chacune de ces moitiés s'attache à la branche ischio-pubienne correspondante.

Chez l'homme, les deux moitiés de l'appareil érectile, attachées aussi aux branches ischio-pubiennes, se sont fusionnées sur la ligne médiane. Les ligaments d'attache, fusionnés eux aussi sur la ligne médiane, forment ici un plan fibreux unique et résistant placé directement au-dessous de la fente du plancher pelvien.

On désigne généralement ce plan fibreux sous le nom d'aponévrose périnéale moyenne ou de Carcassonne. La confusion profonde que laisse dans l'esprit la lecture des descriptions et des interprétations tient certainement à ce qu'on a voulu faire de cette soi-disant aponévrose une formation autonome.

Elle n'a rien, en effet, d'une aponévrose, et ressemble bien plutôt à un ligament. De fait, c'est le ligament d'attache des corps érectiles. Nous allons tâcher tout d'abord de le démontrer et nous verrons ensuite comment les descriptions classiques se raccordent à cette conception.

Les corps érectiles chez la femme.

Puisque c'est dans le sexe féminin que l'appareil érectile paraît le plus simple, c'est dans ce sexe que nous le décrirons d'abord.

Les corps érectiles sont doubles de chaque côté. L'un suit la branche ischio-pubienne : c'est le corps caverneux; l'autre flanque l'orifice vulvaire : c'est le bulbe.

Le corps caverneux est fusiforme et un peu aplati de dedans en dehors. Il mesure chez l'adulte 4 à 5 centimètres de longueur sur 10 à 15 millimètres de largeur dans sa partie moyenne. A l'état d'érection, son volume augmente légèrement.

Fixé en arrière à la branche ischio-pubienne, il se fusionne à celui du côté opposé au devant de la symphyse pour former le corps et la tête du clitoris.

Sa surface externe blanche et brillante est cachée par le muscle ischio-caverneux qui la recouvre. Il est dissimulé dans la graisse qui double la grande lèvre. Ces corps caverneux séparés en arrière, fusionnés ou mieux accolés en avant et coiffés du gland, représentent en petit ce que sont les corps caverneux et le gland de la verge chez l'homme.

L'attache se fait à la partie moyenne de la face interne de la branche ischio-pubienne sur une largeur de 4 centimètres environ. L'attache est serrée et l'albuginée du corps caverneux semble se fusionner avec le périoste, de sorte qu'on met l'os à nu quand on arrache l'insertion. Situé à distance du bulbe de la vulve à sa partie postérieure, le corps caverneux s'en rapproche à sa partie antérieure au point d'être en contact avec lui un peu avant sa fusion avec son homonyme du côté opposé.

Au moment où les deux corps caverneux quittent leur attache osseuse pour s'accoler l'un à l'autre, ils changent de direction et deviennent descendants. Ils se trouvent alors attachés de loin au bord inférieur du pubis par des trousseaux ligamenteux pubo-caverneux assez longs. En dedans de ces faisceaux, parfois à travers, passent les vaisseaux et nerfs honteux qui se rendent au clitoris. Ces ligaments sont indépendants du ligament suspenseur du clitoris.

Quand on a sectionné ces ligaments, on voit que la face supérieure des corps caverneux est indépendante du ligament arqué sous-pubien.

Dans l'angle formé par l'écartement des deux corps caverneux viennent se placer les extrémités antérieures des deux bulbes. Les quatre corps érectiles sont réunis à ce niveau par une formation fibreuse transversale que l'on désigne sous le nom de *ligament de l'entrecuisse* ou *ligament intercrural*. A la vérité, ce ligament n'est pas une formation isolée, mais se continue en arrière avec les ligaments d'attache des bulbes de la vulve. Nous y reviendrons dans un instant.

Ainsi se trouve constituée entre les corps érectiles et la symphyse une fente transversale limitée en haut par le ligament arqué sous-pubien, en bas par le ligament de l'entrecuisse et la face dorsale des corps érectiles, latéralement enfin par les ligaments pubo-caverneux. C'est à travers cette fente que passent du périnée sur le dos du clitoris les vaisseaux et nerfs dorsaux de celui-ci.

Le bulbe de la vulve, situé en dedans du corps caverneux, confine immédiatement à l'orifice vestibulaire. Réunis en avant dans l'entrecuisse des corps caverneux, les deux bulbes forment une sorte de fer à cheval dont l'ouverture regarde en arrière. Ils diffèrent du bulbe de l'homme parce qu'ils sont séparés l'un de l'autre, alors que dans le sexe masculin ce qu'on appelle bulbe de l'urètre est en réalité la fusion sur la ligne médiane de deux formations symétriques.

Chacun des bulbes de la femme présente une forme renflée et allongée dans le sens antéro-postérieur. Ils sont légèrement concaves en dedans. Leur extrémité postérieure, qui atteint rarement la ligne transversale passant par le bord postérieur de l'orifice vulvaire, est arrondie et confine à la glande de Bartholin, située en dedans de lui. L'extrémité antérieure est effilée et pointue. D'ailleurs vague, elle se perd sur le ligament de l'entrecuisse et se trouve perdue dans un lacis veineux abondant qui unit les extrémités des deux bulbes et la base du clitoris. C'est ce réseau que l'on désigne sous le nom de réseau intermédiaire de Kobelt. Il représente le corps spongieux de l'homme, atrophié ici.

Le bulbe, qui entoure l'orifice vulvaire, est attaché, mais de loin, à la branche ischio-pubienne. Il s'y fixe en effet par une lame fibreuse résistante qui s'insère sur toute la longueur de son bord supérieur. Il semble que l'albuginée de ce corps érectile se continue directement avec cette lame, qui n'en est qu'une émanation.

Cette lame se fixe à la face interne de la branche ischio-pubienne depuis le voisinage de l'attache du ligament arqué sous-pubien jusqu'à 10 centimètres en arrière, c'est-à-dire jusqu'au voisinage de l'ischion.

Cette lame triangulaire est plus large en arrière qu'en avant. Son sommet se confond avec le ligament de l'entrecuisse du corps caverneux qui est, en réalité, la partie antérieure de cette lame. Son côté externe se fixe à la branche ischio-pubienne. Son côté interne suit le bord supérieur du bulbe sur lequel elle s'insère. Sa base enfin est assez peu précise chez certains sujets, chez d'autres, au contraire, elle forme un bord net, un peu concave en arrière. Elle s'étend de la branche ischio-pubienne au pôle postérieur du bulbe. On ne voit pas cette lame fibreuse passer en arrière de l'orifice vulvaire pour aller d'une branche ischio-pubienne à l'autre, comme cela se fait, en avant de la vulve, au niveau du ligament de l'entrecuisse. On devine, en fait, qu'il n'en peut être autrement, car alors l'orifice vulvo-vaginal serait percé à travers un plan fibreux, inextensible, ce qui ne pourrait pas être. De fait, à moins de déchirer cette lame, la tête fœtale ne pourrait jamais passer.

L'urètre passe entre les deux lames d'attache des bulbes, c'est-à-dire en arrière du ligament de l'entrecuisse.

La lame ou ligament d'attache du bulbe de la femme est formée de faisceaux résistants, épais, parallèles entre eux, mais moins serrés que dans le ligament similaire de l'homme. En outre, cette lame n'est pas horizontale, mais assez fortement oblique en bas et en dedans. Aussi sur des coupes transversales et verticales du bassin, le bulbe paraît bien réellement pendu à la branche ischio-pubienne.

Au moment du passage de la tête fœtale, les bulbes sont, comme tout le périnée, portés en avant et en bas. Les lames d'attache doivent s'étirer et permettre aux bulbes d'éviter la compression contre la branche ischio-pubienne. L'hématome de la grande lèvre, qui se produit parfois au cours de l'accouchement, est donc bien plutôt un étirement avec rupture du bulbe qu'un écrasement contre l'os comme on l'a pensé.

Les corps érectiles chez l'homme.

Dans le sexe masculin, les corps érectiles sont représentés par les deux corps caverneux, dans l'écartement desquels vient se placer le bulbe ou pour mieux dire, les bulbes accolés l'un à l'autre sur la ligne médiane. Ces corps érectiles vont se continuer en avant dans la verge, dont ils formeront les deux corps caverneux et le corps spongieux. Ils sont chez l'homme beaucoup plus volumineux que chez la femme, comme chacun sait.

Les corps caverneux sont fusiformes et un peu aplatis de dehors en dedans. Ils mesurent 1 centimètre et demi de diamètre au niveau de leur attache osseuse et 5 à 6 centimètres environ avant le point où ils s'adossent l'un à l'autre. A l'état d'érection leur volume augmente notablement.

Ils se fixent au bord inférieur et à la face interne de la branche ischio-pubienne sur une longueur de 4 à 5 centimètres. Cette attache est serrée et l'albuginée des corps caverneux paraît se continuer directement avec le périoste. Le reste de la surface est lisse, blanche et brillante et directement recouverte par le muscle ischio-caverneux.

Les corps caverneux, en se portant en dedans pour s'adosser au-devant du pubis, cessent d'être parallèles à la branche ischio-pubienne. Ils sont réunis au bord inférieur du pubis par des ligaments longs de 8 à 10 millimètres qui descendent du pubis sur le dos du corps caverneux. Ces ligaments pubo-caverneux sont indépendants du ligament suspenseur de la verge.

Lorsque l'on sectionne ces ligaments, on peut abaisser un peu le corps caverneux et l'on voit que sa face dorsale n'a aucun contact avec le ligament arqué sous-pubien. Mais les deux corps caverneux, avant de s'accoler, sont réunis par un ligament transversal, véritable ligament de l'entrecuisse, semblable à celui des corps caverneux de la femme. Entre ce ligament de l'entrecuisse en bas, le ligament arqué sous-pubien en haut, les ligaments pubo-caverneux en dehors, se trouve dessiné un quadrilatère à travers lequel passent du bassin sur le dos de la verge les vaisseaux et nerfs qui lui sont destinés.

Sur la ligne médiane, ce ligament de l'entrecuisse attache et suspend la partie antérieure du bulbe, avant le point où il se place dans l'angle des corps caverneux adossés.

Ce ligament de l'entrecuisse n'est pas une formation isolée. Il n'est que la partie antérieure d'une large lame qui suspend le bulbe, comme nous verrons dans un instant.

Le bulbe, ou pour mieux dire les bulbes accolés de l'homme occupent la ligne médiane du périnée. C'est une formation renflée qui mesure 15 à 18 millimètres de large à l'état de flaccidité et se renfle notablement pendant l'érection. En arrière, il arrive à 1 centimètre et demi de l'anus chez le sujet jeune, presque jusqu'à l'anus chez le vieillard dont le bulbe s'allonge en arrière. Jusqu'à l'angle de réunion des deux corps caverneux où il change de nom pour prendre celui de corps spongieux, le bulbe mesure de 4 à 5 centimètres de longueur.

Sa surface blanchâtre et brillante est souvent marquée d'un sillon médian, apparence de division qui rappelle la dualité primitive du bulbe de l'homme.

Par sa face supérieure, l'albuginée du bulbe se fusionne intimement avec cette formation fibreuse que l'on appelle l'aponévrose périnéale moyenne et qui n'est en réalité que le ligament d'attache du bulbe à la branche ischio-pubienne.

Le bulbe, en effet, placé au milieu du périnée, n'est pas libre et flottant, il est fixé, mais de loin, au squelette de la région, comme l'est le bulbe de la femme. Tandis que chez celle-ci, chacun des bulbes a sa lame ou ligament d'attache propre; chez l'homme, les bulbes s'étant fusionnés sur la ligne médiane, les deux lames d'attache se sont également soudées sur la ligne médiane. Elles forment alors ce que l'on est convenu d'appeler l'aponévrose périnéale moyenne ou tout au moins son feuillet inférieur.

Le bulbe s'attache donc, chez l'homme, aux branches ischio-pubiennes et aux corps caverneux.

L'attache à la branche ischio-pubienne se fait sur la face interne de la branche ischio-pubienne, depuis le voisinage de l'ischion jusqu'à la limite antérieure de l'attache du corps caverneux.

L'attache sur les corps caverneux se fait à la face interne de ceux-ci depuis le point où ils se détachent de la branche ischio-pubienne jusqu'à leur adossement (voir fig. 36).

De cette longue ligne d'insertion, se détache une lame fibreuse, résistante, blanchâtre et nacrée. Celle-ci se porte en dedans presque horizontalement et vient se fixer d'autre part sur toute la longueur de la face dorsale du bulbe, depuis son extrémité postérieure jusqu'à l'angle d'accolement des trois corps érectiles. Comme la lame d'attache du côté droit et celle du côté gauche viennent toutes deux se fixer sur la même face dorsale du bulbe, elles donnent l'impression de se continuer directement l'une avec l'autre et c'est ce qui les a toujours fait décrire comme une formation unique : l'aponévrose périnéale moyenne.

A la vérité, cette lame d'attache des bulbes n'a pas la même structure dans toute son étendue; on a même donné des noms différents à ces diverses parties.

En avant de l'urètre, la lame occupe l'angle formé par l'écartement des corps caverneux. La partie antérieure en est assez mince : c'est le ligament de l'entrecuisse. Sa partie postérieure est beaucoup plus épaisse et passe directement en avant de l'urètre. Cette partie épaisse mesure 6 à 8 millimètres de largeur. Elle se continue directement en avant avec le ligament de l'entrecuisse, en arrière elle confine à l'urètre sur la ligne médiane et latéralement se continue directement avec le reste de la lame d'attache du bulbe.

En arrière de l'urètre, la lame d'attache du bulbe conserve la même structure dans toute son étendue. Quoique résistante, elle est assez mince et laisse transparaître les fibres du muscle transverse profond qui repose sur sa face supérieure.

Les vaisseaux qui apportent le sang aux organes érectiles viennent du bassin et sont placés au-dessus du ligament ou lame d'attache, comprenant trois parties : portion rétro-urétrale, épaississement désigné sous le nom de ligament transverse du pelvis et ligaments de l'entrecuisse. Ils arrivent ainsi sur la face dorsale de la verge.

Les muscles destinés à comprimer les organes érectiles sont placés autour de ces corps et par conséquent au-dessous de leur lame d'attache. Aussi les vaisseaux et nerfs destinés à ces muscles les aborderont-ils en passant en arrière du bord postérieur de la lame d'attache.

Outre cette lame fibreuse, de structure bien spéciale, que nous avons appelée ligament d'attache du bulbe et que la plupart des anatomistes appellent feuillet inférieur de l'aponévrose de Carcassonne ou aponévrose périnéale moyenne, on décrit encore un feuillet supérieur à cette aponévrose et une aponévrose superficielle du périnée.

Ces deux dernières aponévroses sont bien réellement des aponévroses, elles en ont la structure et la situation. Nous les retrouverons au cours de la description. Disons cependant, dès maintenant, que l'aponévrose désignée sous le nom de feuillet supérieur de l'aponévrose de Carcassonne n'est pas autre chose qu'une lame celluleuse entraînée par les vaisseaux honteux. Elle les recouvre et les applique sur la face supérieure du ligament d'attache du bulbe. L'aponévrose superficielle du périnée est une lame celluleuse qui recouvre l'appareil de l'érection et fait suite à la gaine d'enveloppe de tout cet appareil.

*
* *

Avant d'aller plus loin dans l'étude de l'appareil de l'érection, il est indispensable que nous rappelions les diverses descriptions qui ont été données des aponévroses du périnée et de l'aponévrose moyenne en particulier.

Je sens parfaitement le reproche que déjà me fait le lecteur. Les aponévroses du périnée étaient déjà pour nous une question assez compliquée, même embrouillée, point n'était nécessaire de la compliquer davantage. Je ne crois pas que cette façon de comprendre l'aponévrose périnéale moyenne en rende plus difficile la compréhension. Je pense au contraire qu'elle la facilite grandement.

En fait, il y a des constatations évidentes pour tout le monde et auxquelles personne ne pourrait rien changer. Seule l'interprétation de ces faits peut être sujette à contestation.

Il est incontestable qu'il existe au niveau du périnée une lame fibreuse réunissant le bulbe à la branche ischio-pubienne.

Mais la plupart des anatomistes, ne voulant envisager cette aponévrose que dans le sexe masculin, constatent qu'elle est placée au-dessous de la fente des releveurs. Elle devient pour eux un

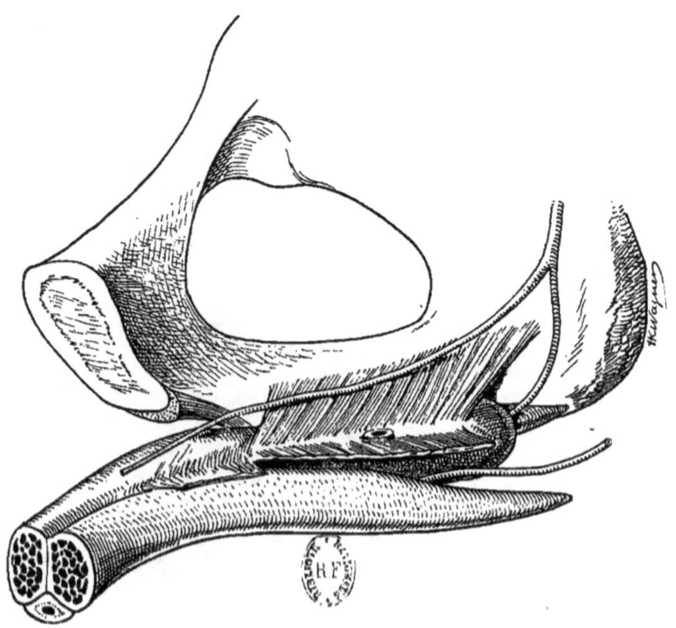

Fig. 36. — Ligaments d'attache de l'organe de l'érection chez l'homme. — Les corps érectiles : le bulbe et le corps spongieux entourant l'urètre et placés dans l'écartement des deux corps spongieux. Ils se réunissent pour former la verge au dessous de la symphyse et de son ligament arqué sous-pubien, coupé ici par le milieu en même temps que la symphyse.

Les corps caverneux se fixent de court au bord inférieur des branches ischio-pubiennes.

Le bulbe et le corps spongieux, avant de s'accoler aux corps caverneux, se fixent de loin à la face interne des branches ischio-pubiennes par un ligament long et large, qu'on appelle d'habitude aponévrose moyenne du périnée.

L'artère honteuse interne se divise en arrière du bord postérieur de ce ligament d'attache : sa branche de fonction passe au-dessus ; sa branche de nutrition passe au-dessous.

plancher urogénital destiné à fermer l'orifice du plancher pelvien.

Certains auteurs, ne voyant toujours que le sexe masculin, constatent que l'urètre traverse cette lame et ils orientent leur description par rapport à cet urètre. Ils en arrivent même à forcer les faits et à décrire une lame sus-urétrale et une autre sous-urétrale.

Cependant il existe aussi une déhiscence au plancler pelvien chez la femme. Comment l'aponévrose moyenne pourra-t-elle alors fermer ce trou, puisqu'elle-même est interrompue sur la ligne médiane? Cependant, chez la femme, l'urètre ne traverse plus l'aponévrose moyenne. Que deviennent alors les lames sus et surtout sous-urétrales ?

Envisager l'aponévrose moyenne du périnée comme ligament suspenseur de l'appareil de l'érection reste aussi acceptable chez l'homme que chez la femme et c'est, nous semble-t-il, beaucoup plus exact. Cette aponévrose, en effet, complète avec les corps érectiles un tout anatomique qui correspond à un tout physiologique destiné à l'érection.

Voyons cependant comment la plupart des anatomistes comprennent les aponévroses du périnée. Nous en pouvons diviser les diverses interprétations en deux groupes :

1º celles qui font de ces aponévroses un plancher uro-génital ;

2º celles qui en font des lames fibreuses clivées par l'urètre ou les vaisseaux (voir fig. 37).

1º Les aponévroses périnéales forment un plancher uro-génital. — C'est certainement cette façon de voir qui a réuni le plus grand nombre de partisans. Nous empruntons d'ailleurs à M. Paul Delbet les lignes suivantes :

« D'après la conception encore classique (1895), le périnée antérieur est constitué de la manière suivante :

« La partie essentielle du périnée antérieur est une lame musculo-aponévrotique tendue entre les branches de l'ogive pubienne comme entre deux montants, cette lame est désignée sous le nom de ligament de Carcassonne. Langer a fait remarquer que cette lame vient précisément combler l'espace laissé ouvert en avant par le releveur de l'anus pour les organes génito-urinaires. Le releveur étant le diaphragme principal, le ligament de Carcassonne devient le diaphragme accessoire. Henle lui donne le nom de diaphragme uro-génital, nom impropre à tous égards.

9*

« Le diaphragme uro-génital est rigide. Il enserre l'urètre qui le perfore dans sa partie moyenne. Il est formé de deux lames aponévrotiques placées parallèlement l'une au-dessus de l'autre, à un centimètre et demi de distance environ. L'espace qui sépare ces deux lames est rempli par un tissu musculaire strié à disposition mal définie.

« Latéralement ces deux aponévroses s'insèrent à l'interstice de la branche ischio-pubienne. En avant elles se terminent en s'adossant l'une à l'autre et en se continuant avec le ligament sous-pubien, séparées de ce dernier seulement par la veine dorsale de la verge.

« En arrière, les deux feuillets se séparent. L'inférieur se porte en bas, puis en avant, devient superficiel, marche parallèlement et à distance du plan précédent et se prolonge jusqu'à la verge à laquelle il formera une aponévrose complète. C'est l'*aponévrose superficielle* du *périnée*. Le supérieur se porte en haut et en arrière et va se jeter sur le cul-de-sac péritonéal qui descend entre la vessie et le rectum et constitue l'*aponévrose prostato-péritonéale de Denonvilliers*.....

« Cette conception encore classique en France, ne répond pas à la réalité des faits.

« La continuité de l'aponévrose superficielle et de l'aponévrose moyenne ne peut être démontrée en arrière. Les deux plans sont bien réunis par quelques tractus, mais il n'existe pas de plan unique continu. L'aponévrose prostato-péritonéale existe, mais elle ne répond nullement au feuillet de dédoublement de l'aponévrose moyenne. »

2° Les aponévroses périnéales, lames fibreuses clivées par l'urètre et les vaisseaux honteux. — Devant l'imperfection de l'interprétation précédente, certains anatomistes ont voulu voir dans l'aponévrose périnéale moyenne, en particulier, une série de formations différentes enveloppant l'urètre au-dessus et au-dessous. Paul Delbet s'est fait en France le défenseur de cette opinion.

Le plancher uro-génital n'est pas constitué par deux lames, mais par une série de formations qui sont les unes sus-urétrales, les autres sous-urétrales. L'urètre s'insinue entre ces deux lames, comme un homme couché entre les deux draps de son lit.

La lame sus-urétrale est formée par le ligament transverse du pelvis, dont le bord antérieur se prolonge sous forme de lamelles cellulo-fibreuses devant la face antérieure de l'urètre ; son bord postérieur se prolonge en remontant devant la prostate, lame préprostatique.

La lame sous-urétrale est formée par la partie postérieure de l'aponévrose qui, en avant, se prolonge au-dessous de l'urètre après avoir adhéré au nœud central du périnée.

Ombredanne, dans une thèse très originale, assimile l'aponévrose moyenne à une lame vasculaire entraînée par l'artère honteuse interne et comparable à celle dont l'hypogastrique s'est entourée dans le pelvis.

Le développement, la structure, les attaches de cette puissante lame

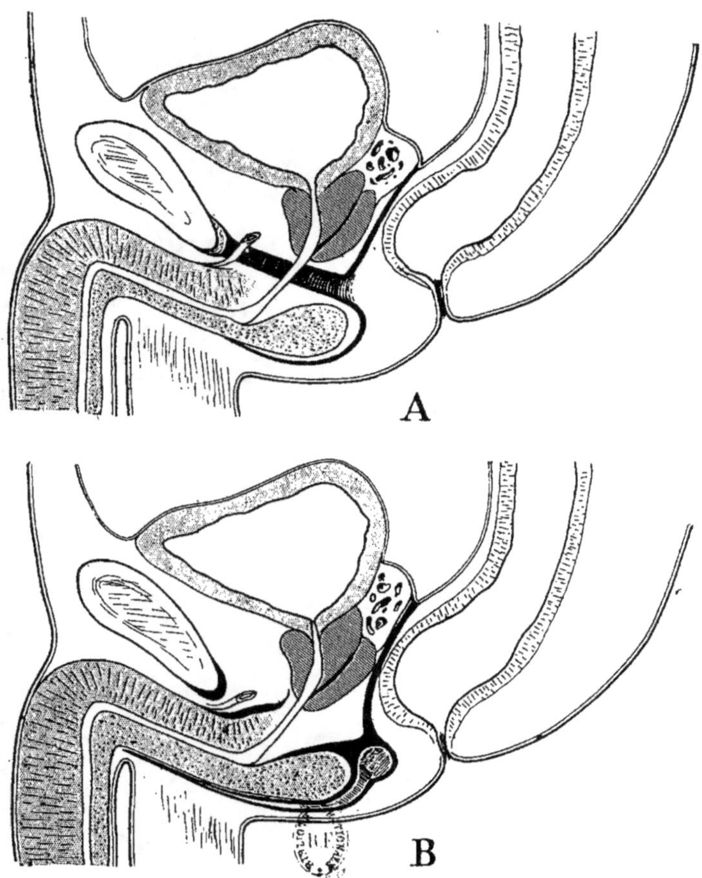

A

B

Fig. 37. — Schémas classiques des aponévroses du périnée.
A, les aponévroses du périnée suivant la conception de Denonvilliers.
B, les aponévroses du périnée suivant la conception défendue par Paul Delbet.

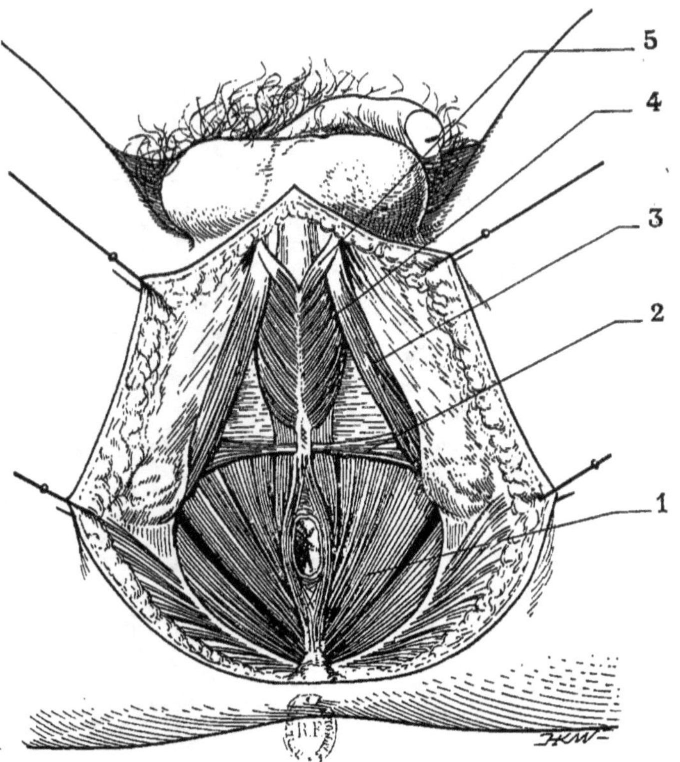

Fig. 38. — Les muscles du périnée.

1. Muscle releveur de l'anus. — 2. Muscle transverse superficiel du périnée. —
3. — Muscle ischio-caverneux. — 4 Muscle bulbo-caverneux. — 5. Muscle de Houston.

fibreuse, tout s'oppose à une semblable interprétation. Cette façon de voir n'a d'ailleurs pas fait d'adepte.

Il est certain que la dissection ne confirme pas l'opinion ancienne qui faisait l'aponévrose moyenne se continuer par son bord postérieur en haut avec l'aponévrose prostato-péritonéale et en bas avec l'aponévrose superficielle.

L'aponévrose prostato-péritonéale de Denonvilliers résulte de la coalescence des deux lames péritonéales qui ont perdu leur revêtement séreux. Elle ne descend pas jusqu'au niveau du périnée, comme nous le verrons dans la suite.

L'aponévrose superficielle du périnée a bien quelques adhérences dans la profondeur, en arrière du muscle transverse superficiel, mais en réalité elle se continue, en s'amincissant considérablement, sous la peau qui recouvre le creux ischio-rectal.

Que deviennent donc les deux lames de l'aponévrose périnéale moyenne ? Elles sont en réalité d'aspect tout à fait différent. Le feuillet inférieur, que nous considérons comme lame d'attache des corps érectiles, est épais, blanc, reluisant, c'est un vrai ligament étalé. Le feuillet supérieur est mince, celluleux par endroits ; c'est une vraie toile aponévrotique, cache-vaisseaux pour les vaisseaux honteux internes et en même temps aponévrose musculaire du transverse profond.

Cette façon de voir possède, à mon avis, l'immense avantage, même si elle n'est qu'hypothétique, de s'adapter aussi bien au périnée de la femme qu'à celui de l'homme.

J'ai bien souvent dans mes cours exposé de cette façon les aponévrose du périnée. Mon élève et ami Roger Mounier a parfaitement exposé ces idées dans un mémoire des bulletins de la Société anatomique.

LES MUSCLES DE L'APPAREIL ÉRECTILE

Les divers organes érectiles, corps caverneux et bulbe, sont enveloppés par une gaine musculaire qui, dans leur contraction, les comprime et augmente l'érection. Le corps caverneux est entouré par le muscle ischio-caverneux, le ou les bulbes par le muscle bulbo-caverneux (voir fig. 38).

Le muscle ischio-caverneux. — Sauf de légères variations
dues à la différence de volume, on peut dire que ce muscle est
identique chez l'homme et chez la femme.

Dans les deux sexes, ce muscle prend son origine sur la branche
ascendante de l'ischion, un peu en avant de la grosse tubérosité.
L'insertion se fait au bord inférieur et un peu sur la face interne
de cette branche osseuse. Cette origine mi-partie tendineuse, mi-
partie musculaire, donne bientôt naissance à une nappe charnue
qui enveloppe la face externe, la face inférieure et la face interne
du corps caverneux.

Ce muscle est épais de 3 à 4 millimètres et se compose de faisceaux charnus superposés qui auront des destinées différentes. Les
faisceaux les plus profonds, courts, se jettent sur l'albuginée du
corps érectile et s'y arrêtent en devenant tendineux ; les faisceaux
superficiels vont loin en avant jusqu'au voisinage du point où les
deux corps caverneux s'adossent. Ils forment là deux languettes,
de dimensions assez variables suivant les individus. L'externe est
généralement le plus long et se termine sur la face externe du corps
érectile. L'interne plus court s'arrête dans l'angle que fait le bulbe
avec le corps caverneux et se fixe directement sur l'albuginée.

Le muscle bulbo-caverneux. — Ce muscle recouvre le bulbe.
Chez la femme, il est largement séparé de celui du côté opposé.
Chez l'homme, il s'est accolé sur la ligne médiane à celui du côté
opposé, comme ont fait les bulbes eux-mêmes. Il est beaucoup
plus volumineux dans le sexe masculin.

Le muscle bulbo-caverneux, chez l'homme comme chez la
femme, naît, en arrière, du raphé médian préanal. Chez l'homme
l'insertion se continue en avant sur cette sorte de raphé qui est
formé par l'accolement des deux bulbes. En outre, il reçoit des
faisceaux accessoires nombreux.

Son origine se fait sur la face latérale du raphé médian par une
série de petits faisceaux charnus, mêlés de fibres tendineuses. Chez
l'homme, une série de faisceaux semblables naissent du raphé bulbaire. Ces faisceaux se portent en avant et un peu en dehors. Ils
reçoivent d'autres faisceaux qui leur viennent du sphincter externe
de l'anus, soit du même côté, soit du côté opposé après avoir croisé

la ligne médiane. Souvent aussi le muscle transverse superficiel du périnée du même côté lui envoie un faisceau accessoire; celui-ci est parfois considérable.

La nappe musculaire ainsi formée est mince et ne mesure guère plus de 3 à 4 millimètres d'épaisseur. Elle enveloppe la face correspondante du bulbe.

Certains auteurs décrivent des faisceaux profonds qui iraient se terminer sur la face externe de l'albuginée du bulbe. Je les ai cherchés en vain. Le muscle, très étalé, va se fixer sur toute la largeur de la face supérieure du bulbe et sur la partie avoisinante de sa lame d'attache. Aussi les faisceaux les plus antérieurs sont-ils aussi les plus longs.

Les faisceaux postérieurs s'attachent sur la face supérieure du renflement du bulbe. Les faisceaux moyens de plus en plus larges croisent en écharpe la face latérale du bulbe et vont s'attacher sur sa face supérieure et sur la partie attenante de la lame d'attache. Le faisceau le plus antérieur, de beaucoup le plus long, croise le bulbe, puis la face inférieure, la face externe et même la face dorsale du corps caverneux et va se terminer sur la face dorsale de la verge en s'unissant aux fibres du côté opposé. Cette sorte de petite sangle musculo-tendineuse passe par dessus la veine dorsale de la verge. On donne quelquefois à ce faisceau le nom de muscle de Houston et l'on pense que sa contraction, comprimant la veine dorsale, gêne le retour du sang veineux et contribue ainsi à augmenter l'érection.

Le muscle transverse superficiel. — Le muscle bulbo-caverneux, qui prend son point fixe sur le raphé médian du périnée, a besoin que ce point soit tout d'abord fixé pour pouvoir agir efficacement. Ce rôle est dévolu à un véritable faisceau accessoire de ce muscle qui est le transverse superficiel du périnée.

Le transverse superficiel est un petit muscle de forme triangulaire, dont la base est à l'ischion, le sommet à la ligne médiane. Il est situé dans le plan horizontal.

Chez l'homme, il est toujours nettement visible, il n'en est pas de même chez la femme où je l'ai plusieurs fois cherché en vain.

Il se fixe sur l'ischion au niveau de sa face interne, immédiatement au-dessous de l'insertion du muscle ischio-caverneux. De là, les faisceaux charnus forment un petit muscle de 6 à 8 millimètres de largeur qui se porte en dedans et va se terminer au niveau du nœud fibreux du périnée. Quelques-unes de ses fibres passent la ligne médiane et se continuent directement dans le muscle opposé. Quelques autres passent en avant dans le bulbo-caverneux, comme nous avons vu, et en arrière dans le sphincter externe de l'anus.

Le rôle de ce muscle paraît être d'immobiliser le nœud central du périnée, et cela explique jusqu'à un certain point sa fusion avec les autres muscles qui se fixent à ce noyau fibreux.

Les corps érectiles, fixés aux branches ischio-pubiennes, soit immédiatement, soit par l'intermédiaire d'une lame ligamenteuse, sont ainsi, comme nous venons de le voir, pourvus d'une gaine musculaire qui les comprime et chasse le sang d'arrière en avant. Mais il faut, pour que ce système fonctionne, des vaisseaux qui lui apportent le sang et d'autres qui le ramènent au centre ; ce sont les vaisseaux de fonction. Il en faut d'autres qui nourrissent les muscles annexés à l'appareil. Il faut enfin des nerfs sensitifs généraux et spéciaux qui apportent l'excitation aux centres et d'autres nerfs moteurs qui se rendent aux muscles. Ainsi se trouve complété l'appareil de l'érection.

VAISSEAUX DE L'APPAREIL DE L'ÉRECTION

L'appareil de l'érection possède, comme nous venons de le dire, deux ordres d'artères : des artères de fonction destinées aux corps érectiles et des artères de nutrition destinées aux tissus qui les entourent (voir fig. 39).

Toutes ces artères viennent d'un même tronc, l'artère honteuse interne (voir page 154). Ce vaisseau, après avoir contourné l'épine sciatique, court sur la face interne de l'ischion contre lequel l'applique l'expansion interne du grand ligament sacro-sciatique. Un peu avant d'atteindre le bord postérieur de la lame d'attache des corps érectiles, cette artère se divise en deux branches. L'une passe au-dessous de cette lame pour se rendre à la peau et aux muscles du périnée ; c'est l'artère de nutrition ou artère périnéale superficielle. L'autre reste sur la face supérieure de la lame d'attache

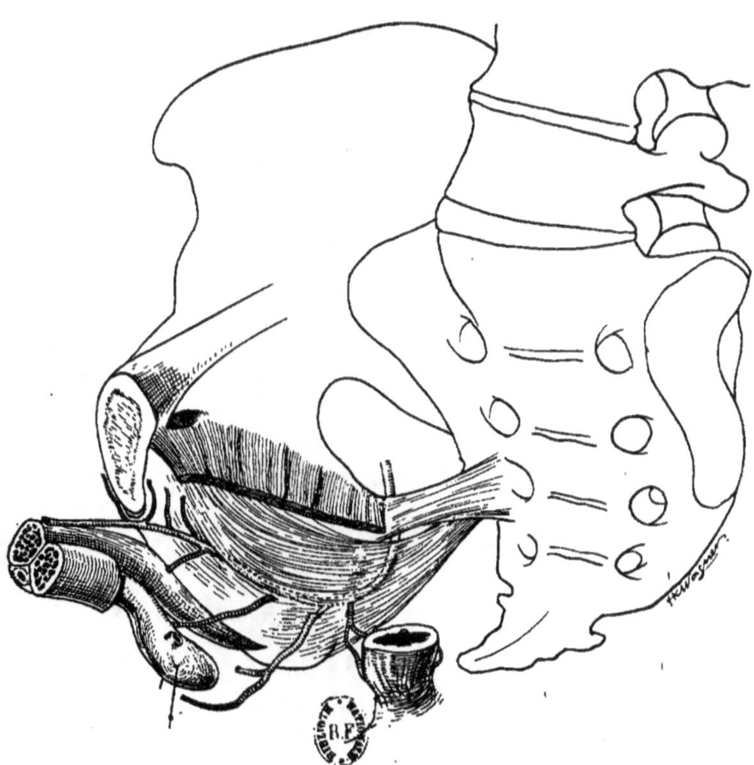

Fig. 39. — L'artère honteuse interne dans le canal d'Alcock, c'est-à-dire entre l'aponévrose de l'obturateur interne et l'expansion interne du grand ligament sacro-sciatique.

Sa branche inférieure destinée aux muscles du périnée : sphincter de l'anus, transverse, ischio-caverneux et bulbo-caverneux : Vaisseau de nutrition.

Sa branche antérieure destinée aux corps érectiles : bulbe, corps spongieux, corps caverneux. Vaisseau de fonction.

ou aponévrose de Carcassonne : c'est l'artère de fonction ou artère périnéale profonde.

L'artère périnéale profonde ou l'artère de fonction.

Cette artère, branche supérieure de bifurcation de la honteuse interne dont elle continue la direction, se trouve placée au-dessus de la lame d'attache des corps érectiles. Elle est d'abord en contact immédiat avec le transverse profond et souvent même court au milieu des fibres de ce muscle. Elle suit un trajet postéro-antérieur, à 4 ou 5 millimètres de la branche ischio-pubienne. Elle arrive ainsi jusqu'au-dessous de la symphyse pubienne après avoir croisé, mais à distance, la face correspondante de l'urètre. Au-dessous de la symphyse, elle change de nom, mais non pas de fonction, et devient l'artère dorsale de la verge.

Dans son trajet l'artère de fonction ou périnéale profonde donne trois rameaux : la bulbaire, la caverneuse, la spongieuse appelée encore artère urétrale. Elle donne aussi trois petites branches ascendantes que nous étudierons plus tard.

La bulbaire, destinée au bulbe comme son nom le dit, naît du tronc un peu en avant du bord postérieur de la lame d'attache ou aponévrose de Carcassonne. De fort calibre, les classiques français l'appellent quelquefois artère transverse profonde. Elle se porte directement en dedans vers le bulbe, en passant soit au-dessus, soit dans l'épaisseur du muscle transverse profond. Elle arrive ainsi, toujours au-dessus de la lame d'attache, à la partie renflée du bulbe, à 15 millimètres environ, dit Sappey, en avant de son extrémité postérieure. Elle traverse alors de haut en bas la lame d'attache, perfore l'albuginée du bulbe et pénètre dans son épaisseur. Elle se divise là en un rameau postérieur court qui gagne l'extrémité postérieure du bulbe et un rameau antérieur, très long, que l'on peut suivre jusque dans la partie moyenne du corps spongieux. Suivant P. Poirier, cette artère donnerait un petit rameau aux glandes de Cooper.

Dans l'épaisseur du bulbe, cette artère distribue le sang aux lacunes du corps érectile.

Chez la femme, ce vaisseau est d'un calibre beaucoup plus petit que chez l'homme.

La caverneuse, destinée au corps caverneux, naît du tronc de la périnéale profonde, un peu en avant du rameau précédent. Extrêmement courte, elle se dirige directement en bas, traverse la lame d'attache, puis l'albuginée du corps caverneux et pénètre dans son intérieur. Elle se divise alors en une branche postérieure et une branche antérieure qui distribuent le sang dans les aréoles du corps érectile. Ces branches de division occupent le centre même du corps caverneux sur la coupe duquel on la voit parfaitement. Elle est encore suppléée par les branches venues de l'artère dorsale de la verge.

La spongieuse ou artère urétrale naît presque sous la symphyse. Elle se porte en avant et en dedans sur la face supérieure de la lame d'attache, et arrive ainsi dans l'écartement des deux corps caverneux. Elle traverse alors la lame d'attache et pénètre dans le corps spongieux où elle distribue son sang dans les aréoles, comme la bulbaire.

Mais la spongieuse, comme la bulbaire, n'est pas suffisante pour amener au corps érectile la quantité de sang nécessaire. Nous verrons dans un instant que la dorsale de la verge ou du clitoris fournit toute une série de fins rameaux qui contribuent à la même fonction.

Auparavant, il nous faut signaler quelques fines artérioles que donne encore la branche profonde de la honteuse, non plus au périnée, mais aux organes pelviens.

C'est d'abord une **branche anastomotique** avec l'obturatrice. Ce fin vaisseau monte soit à la surface, soit dans l'épaisseur du muscle obturateur interne et vient s'anastomoser avec un rameau semblable à l'obturatrice. La honteuse donne encore une **artériole vésicale ascendante** qui monte devant la prostate, puis la vessie chez l'homme, directement devant la vessie chez la femme et va s'anastomoser après un court trajet avec les artères vésicales venues de l'ombilico-vésicale. **L'artère graisseuse** est encore un petit rameau qui monte dans la graisse prévésicale de la cavité de Retzius où elle s'épuise. Enfin, devant et derrière la symphyse, deux ramuscules très ténus se perdent dans le périoste, ce sont les rameaux **rétro-symphysaires** et **présymphysaires**. Il faut de très fines injections pour les voir.

La dorsale de la verge n'est, en somme, que la continuation sur le dos de la verge ou du clitoris de l'artère périnéale profonde. Elle émerge du bassin, au-dessous de la symphyse, à travers une sorte de fente fibreuse, en même temps que le nerf honteux interne et la veine dorsale de la verge.

Cette fente est limitée en haut par le ligament arqué sous-pubien, en bas par la face dorsale des corps caverneux adossés, enfin en dehors par les ligaments pubo-caverneux. Le ligament suspenseur de la verge ou du clitoris divise cette fente en deux moitiés, droite et gauche, d'où émerge le paquet vasculo-nerveux droit et gauche. Le ligament suspenseur est élastique et médian, les ligaments pubo-caverneux sont latéraux et inextensibles. Ce sont donc deux formations tout à fait différentes.

Dès sa sortie de cette fente, l'artère droite court sur la face dorsale du corps caverneux droit, la gauche sur le corps caverneux gauche. La grosse veine dorsale de la verge occupe l'intervalle des deux artères. Ces vaisseaux sont appliqués sur les corps érectiles par l'enveloppe élastique de tout l'appareil. Les artères arrivent ainsi jusqu'au gland où elles pénètrent après s'être divisées.

Sur toute sa longueur, chaque dorsale de la verge donne une série de fins rameaux qui descendent sur les faces latérales du corps caverneux et pénètrent dans son épaisseur. D'autres rameaux descendent jusqu'au corps spongieux et le pénètrent. Ainsi la dorsale de la verge ou du clitoris subvient à l'érection du gland et supplée, dans une certaine mesure, la bulbaire et la caverneuse.

On peut dire qu'à la différence de volume près, la branche périnéale profonde de la honteuse interne a exactement la même distribution de fonction chez l'homme et chez la femme.

L'artère périnéale superficielle ou l'artère de nutrition

Cette branche, destinée aux muscles et aux téguments du périnée, naît du tronc de la honteuse un peu en arrière du bord postérieur de l'aponévrose de Carcassonne, sur la face interne de l'ischion. Elle se porte de suite en bas et en avant, croise ou perfore le bord postérieur du muscle transverse du périnée et arrive au-dessous de la lame d'attache ou aponévrose de Carcassonne dans l'espace qui sépare le corps caverneux du bulbe. L'artère s'engage dans cet espace qui se rétrécit de plus en plus d'arrière en avant et se termine en deux branches ; l'externe se rend au muscle ischio-caverneux, l'interne au muscle bulbo-caverneux. Des rameaux plus antérieurs pénètrent dans les grandes lèvres chez la femme, dans le scrotum chez l'homme. Un de ces rameaux, plus long que les autres, s'engage dans la cloison des bourses et prend le nom d'artère de la cloison.

La périnéale superficielle donne, avant de s'engager dans le triangle ischio-bulbaire, une branche collatérale souvent assez volumineuse, c'est l'artère transverse superficielle du périnée, qu'il ne faut pas confondre avec la transverse profonde ou bulbaire. La branche qui nous occupe est un rameau musculaire qui se porte transversalement en dedans dans l'espace ano-bulbaire et se distribue à la partie antérieure du sphincter anal et au muscle transverse superficiel. Il donne encore quelques branches à la peau de la partie antérieure de l'anus.

A cette circulation sanguine d'apport correspond naturellement une circulation de retour. Nous allons voir que, tandis qu'à l'artère de nutrition correspondent des veines d'un calibre sensiblement égal, à l'artère de fonction, au contraire, correspondent des veines nombreuses et d'un volume considérable.

Nous empruntons au remarquable ouvrage de L.-H. Farabeuf sur les vaisseaux sanguins des organes génito-urinaires, la plupart des détails de cette description.

Les veines périnéales superficielles. — Ces veines suivent le trajet de la branche artérielle périnéale superficielle et lui sont satellites. Il y a deux veines par rameau artériel.

Au fond de la rainure bulbo-caverneuse, on voit émerger un réseau veineux qui reçoit ses racines des muscles ischio-caverneux et bulbo-caverneux. Au-dessous du muscle bulbo-caverneux existe un autre réseau très fin qui se déverse dans le premier par deux issues : l'une en avant du muscle bulbo-caverneux, l'autre à travers ses faisceaux postérieurs (voir fig. 40).

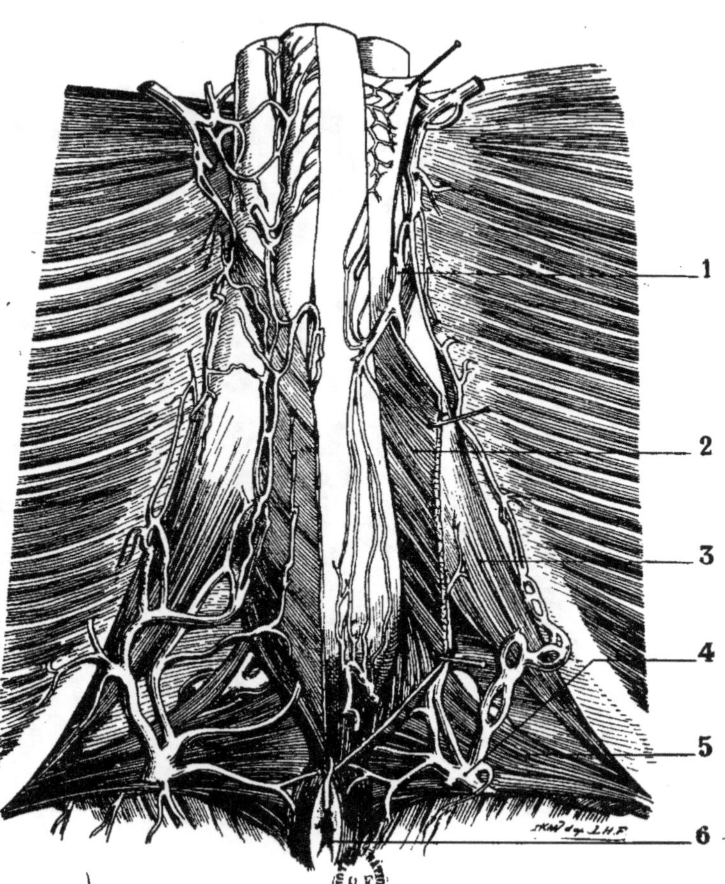

Fig. 40. — Les veines périnéales superficielles (d'après L.-H. Farabeuf).
1. Le réseau veineux situé sous le muscle bulbo-caverneux (2) et se déversant en avant et en arrière de ce muscle dans le réseau de la rainure bulbo-caverneuse. — 3. Le muscle ischio-caverneux. — 4. Le confluent des deux réseaux de veines périnéales superficielles. Il traverse (5) le muscle transverse superficiel du périnée pour gagner le tronc de la veine honteuse interne. — 6. Orifice anal.

Ce réseau périnéal superficiel, après avoir reçu une veinule qui suit le pli génito-crural et s'anastomose avec les veines des muscles adducteurs, se termine dans une veine d'assez fort volume. Celle-ci traverse ou contourne le bord postérieur du muscle transversée superficiel et va gagner, le long de l'ischion, la grosse veine honteuse interne. A ce tronc, aboutissent aussi des veines transverses qui arrivent de la partie antérieure de la région anale.

L'extrémité antérieure du réseau périnéal superficiel s'anastomose avec les veines honteuses externes.

On retrouve la même disposition chez l'homme et chez la femme. Seul le calibre des veines diffère.

Les veines périnéales profondes. — Tandis que le réseau veineux satellite des veines superficielles est formé de rameaux de petit calibre, les veines qui correspondent à l'artère périnéale profonde ou de fonction sont énormes, pas toujours satellites de l'artère correspondante et souvent en nombre considérable.

A l'artère périnéale profonde, placée au-dessus de la lame d'attache ou ligament de Carcassonne, correspondent une ou plus souvent plusieurs veines périnéales profondes anastomosées en plexus et logées, comme l'artère, au-dessus du plancher fibreux, le long de la branche ischio-pubienne. De même que l'artère donne une série de branches aux organes érectiles, la ou les veines périnéales profondes reçoivent leurs origines de troncs émanés des organes érectiles.

De toute la périphérie du gland, émerge une série de veinules qui se réunissent sur le dos de la verge ou du clitoris et forment la **veine dorsale profonde.** Cette veine d'un volume considérable, appliquée sur le dos de la verge ou du clitoris par l'enveloppe élastique, reçoit sur toute sa longueur, à droite et à gauche, de fins rameaux dont les plus longs émergent du corps spongieux, les plus courts du corps caverneux. Ils émergent des aréoles des corps érectiles, ceinturent la verge ou le clitoris et viennent se jeter dans la veine dorsale.

Comme nous l'avons déjà vu, la veine dorsale s'engage sous la symphyse dans la fente que nous avons décrite et là, se divise en deux troncs, l'un droit, l'autre gauche. Ce sont là les origines de la ou des branches veineuses périnéales profondes.

Dans l'entrecuisse des corps caverneux monte du corps spongieux et de l'urètre, non pas une veine spongieuse ou urétrale, mais un bouquet de **veines spongieuses** ou **urétrales,** satellites de l'artère spongieuse ou urétrale. Comme le dit L.-H. Farabeuf, pour voir ces veines, il faut couper le corps spongieux et l'urètre et les abaisser jusqu'à apercevoir l'entrecuisse du corps caverneux. A ce niveau, on voit monter, à travers le ligament de Carcassonne, trois ou quatre grosses veinules, très courtes, qui, tout de suite, se jettent dans la bifurcation de la veine dorsale de la verge et dans les deux troncs des veines périnéales profondes.

Les veines caverneuses sont d'une abondance et d'un calibre qui ne répondent que de très loin à l'artère caverneuse. De fait, tout le long de l'attache de la racine caverneuse, on voit émerger du corps érectile deux séries de veines importantes. Dès leur origine, ces veines directement ascendantes traversent le ligament de Carcassonne et se jettent dans les veines périnéales profondes. La série des veines externes monte verticalement le long de la branche ischio-pubienne. La série des veines internes monte le long de l'attache interne du corps caverneux et traverse l'aponévrose. Ainsi donc la veine périnéale profonde est renforcée par toute une série d'affluents venus directement du corps caverneux (voir fig. 41).

Les veines bulbaires sont plus considérables encore. Elles émergent du bulbe dans sa partie postérieure, au voisinage et au-dessous de l'insertion de sa lame d'attache. Au nombre de quatre à cinq, elles se portent en dehors et un peu en arrière et se collectent en un gros tronc, légèrement tortueux. Au tronc arrivent encore quelques branches anastomotiques avec la veine périnéale superficielle et d'autres venues des veines de l'anus.

Le tronc de la bulbaire traverse alors la lame d'attache tout près de l'insertion du bulbe et va rejoindre, au-dessus de l'aponévrose de Carcassonne et sur la face interne de l'ischion, le tronc de la veine honteuse interne (voir fig. 42).

La veine honteuse interne se trouve ainsi constituée par la confluence de la veine périnéale superficielle et de la veine périnéale profonde, continuation de la dorsale de la verge. Ce tronc, volu-

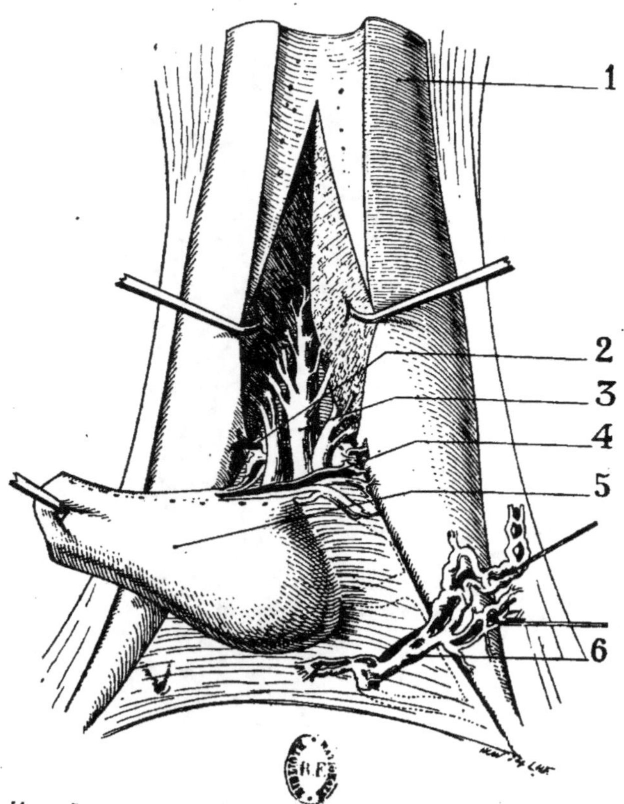

Fig. 41. — Les veines périnéales profondes. Veines spongieuses ou urétrales
(d'après L.-H. Farabeuf).
1. Corps caverneux. — 2. Artère caverneuse pénétrant le corps caverneux au niveau
de l'entre-cuisse. — 3. Les veines spongieuses ou urétrales. — 4. L'artère spongieuse ou urétrale. — 5. Le bulbe et le commencement du corps spongieux. —
6. L'artère périnéale superficielle.

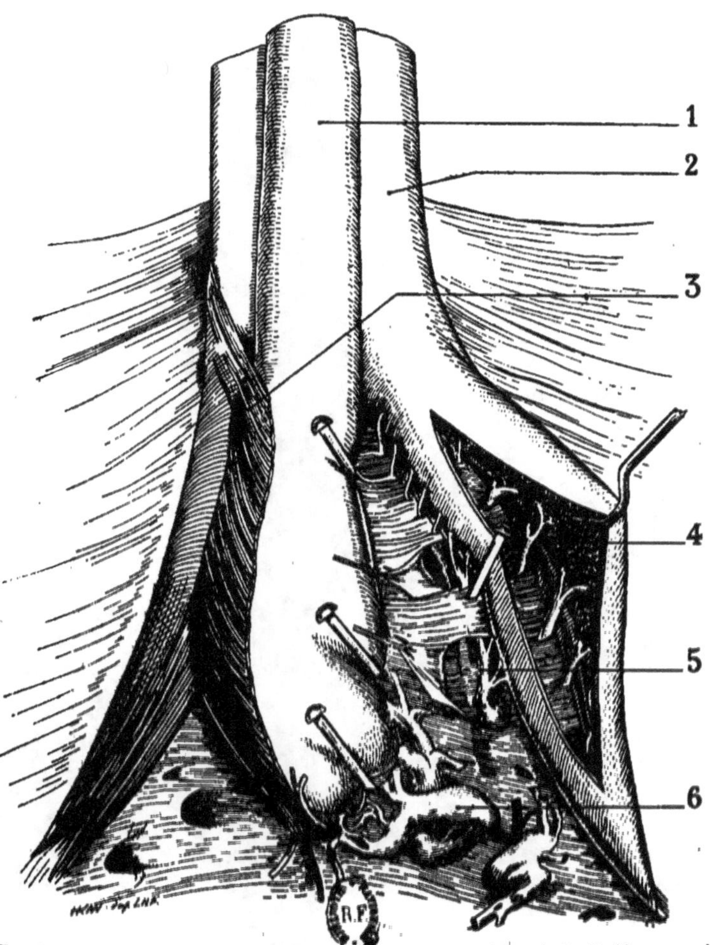

Fig. 42. — Les veines périnéales profondes chez l'homme (d'après L.-H. Farabeuf).
1. Le corps spongieux. — 2 Le corps caverneux. — 3. Le muscle bulbo-caverneux. —
4. Le corps caverneux fendu pour montrer l'émergence des nombreuses veines
caverneuses externes qui côtoient la branche ischio-pubienne. — 5. Les veines
caverneuses internes qui vont gagner directement le tronc de la veine honteuse
interne. — 6. Les grosses veines bulbaires.

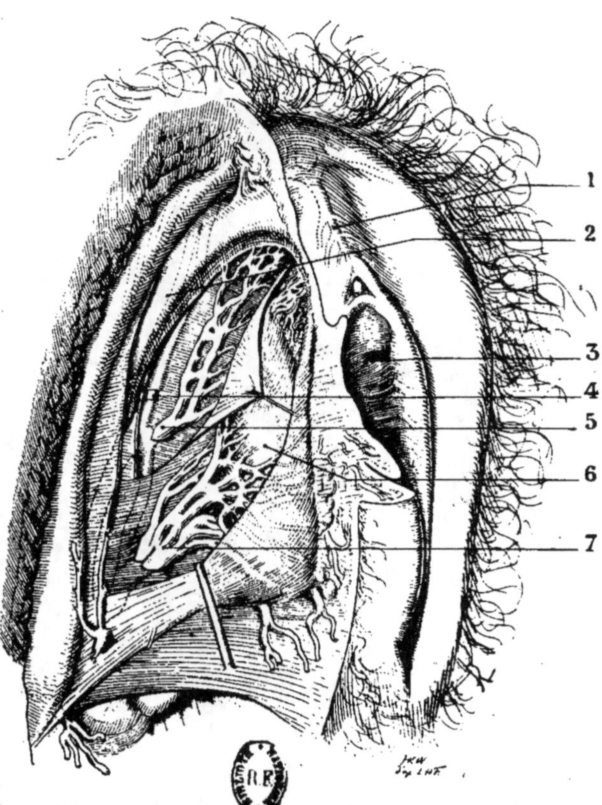

Fig. 43. — Veines profondes du périnée chez la femme (d'après L.-H. Farabeuf)
1. Veine dorsale du clitoris. — 2. Corps caverneux. — 3. Orifice de l'urètre. — 4. La veine honteuse interne recevant (5) les veines caverneuses et urétrales. — 6. Le bulbe de la vulve. — 7. Les grosses veines bulbaires allant gagner la veine honteuse interne.

mineux, souvent double, souvent plexiforme, suit à côté et au-dessous de l'artère honteuse interne la face pelvienne de l'ischion, puis contourne l'épine sciatique avant de se jeter dans la veine hypogastrique.

La circulation de la veine honteuse interne est largement anastomosée avec la circulation des parois du bassin et celle des viscères pelviens. Derrière le pubis, elle s'anastomose avec la veine obturatrice par un fort rameau descendant. Par l'intermédiaire du plexus de Santorini, elle s'anastomose aussi très largement avec les plexus vésicaux et prostatiques ou vaginaux. Nous reviendrons plus tard sur ces voies de suppléance en étudiant ces organes.

Innervation de l'appareil de l'érection.

L'innervation de l'appareil érectile provient de deux sources : la région du cône médullaire et le sympathique par le plexus hypogastrique.

Le nerf honteux interne, émané du plexus génital, sort du bassin en passant derrière le sommet de l'épine sciatique, puis le contourne et vient se placer sur la face interne de l'ischion à côté et au-dessus de l'artère honteuse interne qu'il accompagne. Au niveau du bord postérieur du ligament de Carcassonne, le nerf honteux interne se divise en deux branches : l'une est superficielle et accompagne l'artère périnéale superficielle. Elle se distribue à la peau du périnée et des bourses ou de la grande lèvre et aussi aux muscles ischio et bulbo-caverneux qui entourent les organes de l'érection.

L'autre branche est profonde, reste au-dessus du ligament de Carcassonne, à côté de la branche profonde de la honteuse interne. Cette branche passe avec la dorsale de la verge ou du clitoris sous l'ogive pubienne et va se terminer dans la muqueuse et les aréoles du gland. Sur tout son trajet, elle émet des branches latérales destinées aux corps érectiles.

Ainsi le nerf honteux interne donne la sensibilité générale et spéciale au gland, aux tissus de la verge, à la muqueuse urétrale. Il donne en même temps la motricité aux muscles qui entourent les corps érectiles et aux trabécules musculaires de leurs aréoles.

Le plexus hypogastrique du sympathique donne les plexus caverneux, qui accompagnent les artères de fonction. Ils atteignent

Raymond Grégoire. — *Région lombaire.* 10

ces artères, après avoir suivi les faces latérales du vagin ou de la prostate. Ce sont des filets vaso-dilatateurs ou nerfs érecteurs.

LA LOGE ISCHIO-RECTALE

Au-dessous de l'appareil sphinctérien, représenté par le sphincter externe de l'anus et le releveur, se trouve un espace que l'ischion limite en dehors. On lui donne le nom d'espace ou de creux ou de loge ischio-rectale, nom assez mauvais d'ailleurs, puisque le rectum n'y a que des rapports lointains. Mais il a été consacré par l'usage.

Cette loge est limitée en bas, dans sa partie moyenne par la peau du périnée, dans sa partie postérieure par le muscle grand fessier, dans sa partie antérieure enfin par l'appareil de l'érection ou plutôt par sa lame d'attache.

Sur une coupe transversale et verticale du bassin, cette loge se présente suivant la forme d'un triangle, dont le sommet répond au détroit supérieur et la base à la peau du périnée. La face externe en est formée par l'os iliaque revêtu de l'obturateur interne. La face interne enfin est constituée par la face inférieure du releveur anal et le sphincter externe de l'anus (voir fig. 83).

On la compare volontiers dans son ensemble à un gousset de ilet dont l'ouverture serait dirigée en bas. Mais ce gousset aurait deux prolongements, comme nous l'avons dit dès le début ; l'un en arrière sous le grand fessier ; l'autre en avant au-dessus de l'appareil érectile. Aussi je préfère la comparaison beaucoup plus imagée de L.-H. Farabeuf qui la disait ressembler à un chapeau bicorne.

Il nous faut donc étudier d'abord la partie moyenne, ensuite les deux prolongements, antérieur et postérieur.

La partie moyenne de la loge ischio-rectale est profonde de 8 à 10 centimètres, elle est en même temps d'autant plus étroite qu'on s'approche davantage du fond et cela se conçoit puisque ses deux parois, externe et interne, se rejoignent comme les deux versants d'un toit au niveau du faîte.

La *paroi externe* est osseuse, rigide, impossible à récliner. Ce n'est heureusement pas sur elle que le chirurgien a le plus ordinairement besoin d'agir. Elle est verticale et constituée par la partie inférieure de l'os iliaque. La face interne de l'ischion fournit la moitié de cette face. La moitié antérieure évidée en trou ischiopubien, recouvert par le muscle obturateur interne et son aponévrose d'enveloppe. L'expansion interne du grand ligament sacrosciatique vient encore doubler cette aponévrose et augmenter sa résistance.

Cependant, entre l'aponévrose du muscle et cette expansion ligamenteuse, se trouve pris le paquet vasculo-nerveux des vaisseaux et nerfs honteux internes.

Ce paquet est entré dans le creux ischio-rectal par la petite échancrure sciatique au moment où en sortait le muscle obturateur interne. Il se trouve donc pris entre l'aponévrose du muscle et l'expansion du grand ligament sacro-sciatique. Ainsi, le voilà logé dans un dédoublement fibreux auquel on donne le nom de canal d'Alcock. Il y restera jusqu'à ce qu'il arrive au-dessus de l'aponévrose de Carcassonne ou lame d'attache des corps érectiles.

Cependant les branches qui donnent vaisseaux et nerfs perforeront le feuillet interne de ce canal d'Alcock pour gagner leur terminaison. Ainsi le nerf du sphincter externe et son artère dite hémorroïdale inférieure le perforent tout à fait en arrière. Ils traverseront le creux ischio-rectal pour atteindre le sphincter externe. De même l'artère et le nerf périnéal superficiel perforeront sa partie antérieure pour passer au-dessous de l'aponévrose de Carcassonne.

La *paroi interne* du creux ischio-rectal est souple, dépressible. Elle est formée par le muscle releveur et plus bas par le muscle sphincter strié de l'anus. Elle est obliquement dirigée en bas et en dedans. Un mince périmysium recouvre ce plan musculaire. Quoique de 5 à 6 millimètres d'épaisseur seulement, ce plan musculaire forme cependant une barrière suffisante pour isoler, au point de vue pathologique, la cavité pelvienne de la loge ischio-rectale et à part quelques cas de suppuration de ganglions pelviens ouverts dans cette loge, il est bien rare que le plan du releveur se laisse traverser par les collections.

La *paroi inférieure* n'est représentée que par la peau, car aucun feuillet celluleux ne sépare la graisse sous-cutanée de celle qui remplit le creux ischio-rectal.

Il existe en effet dans cette loge une masse graisseuse très abondante qui ne disparaît jamais complètement, quel que soit le degré d'amaigrissement du sujet. Cette graisse finement cloisonnée de trabécules fibreuses est traversée d'arrière en avant et de dehors en dedans par le paquet vasculo-nerveux qui se rend au muscle sphincter externe.

Il arrive parfois que des suppurations profuses et éminemment septiques envahissent et détruisent cette masse graisseuse. Ce phlegmon de la fosse ischio-rectale reste, dans certains cas, limité à un seul côté. Mais parfois aussi la loge opposée se trouve infectée à son tour, car en arrière de l'anus, le seul raphé cocci-anal les sépare l'une de l'autre et n'oppose qu'une faible barrière à l'infection. Le canal anal se trouve ainsi disséqué par la suppuration et pend, a-t-on dit, dans le pus comme un battant de cloche.

Cette grande loge ischio-rectale possède deux prolongements ou diverticules : l'un postérieur, l'autre antérieur.

Le **diverticule postérieur** se creuse au-dessus des derniers faisceaux du muscle grand fessier et se prolonge vers la petite échancrure sciatique.

Les deux ligaments sacro-sciatiques ne sont pas tout à fait dans le même plan. Le petit est sur un plan plus antérieur que le grand, de sorte qu'entre les deux se fait une sorte de petit recessus du fond duquel émerge le paquet de vaisseaux et nerf honteux internes. Cependant l'expansion interne du grand ligament sacro-sciatique ferme le fond de ce recessus et empêche toute communication entre la petite échancrure sciatique et la fosse ischio-rectale. De même les adhérences entre le muscle grand fessier et le grand ligament sacro-sciatique séparent complètement cette fosse du tissu cellulaire sous-jacent au muscle.

Le **diverticule antérieur** est beaucoup plus profond. Il se fait entre la face inférieure du releveur et la face supérieure de l'appareil de l'érection ou pour mieux dire de l'aponévrose de Carcassonne auquel cet appareil est appendu.

Ce diverticule a une forme de pyramide triangulaire. Son côté interne est formé par le releveur, son côté inférieur par l'aponévrose de Carcassonne, son côté externe par le pubis. Le sommet répond aux attaches antérieures du releveur au pubis. La base inférieure communique largement avec le reste du creux ischio-rectal.

II. — **LE CONTENU DE LA CAVITÉ PELVIENNE**

Il faut comprendre sous le nom de cavité pelvienne la partie du petit bassin qui est sus-jacente au plan des releveurs. Tout ce qui est au-dessous fait partie du périnée.

La cavité pelvienne est un cul-de-sac, véritable diverticule de la grande cavité abdominale avec laquelle elle se continue sans démarcation.

C'est là que vient se loger l'appareil génital en entier chez la femme, en partie chez l'homme. En avant de cet appareil se place le réservoir urinaire ou vessie; en arrière le réservoir intestinal ou rectum. Tous ces organes occupent la zone médiane.

Le péritoine s'enfonce dans la cavité pelvienne, mais non pas jusqu'à son fond formé par les releveurs. Il ne recouvre donc qu'incomplètement les divers organes qui y sont contenus. Des cloisons fibreuses, fixées au péritoine, complètent des loges fibreuses pour chacun de ces appareils. Entre ceux-ci et la paroi latérale de la cavité pelvienne, se trouve un espace sous-péritonéal important, espace pelvi-viscéral, occupé par les artère et veine hypogastriques, pédicule commun, d'où naîtront les pédicules particuliers à chacun de ces viscères.

Nous décrirons donc l'espace pelvi-viscéral d'abord, ensuite les diverses loges viscérales.

L'ESPACE PELVI-VISCÉRAL

Malgré l'ennui qu'il y a à modifier des noms consacrés par l'usage, il nous est cependant impossible de garder à la zone que nous allons décrire la désignation d'espace pelvi-rectal supérieur sous laquelle elle est connue depuis Richet. Ce nom laisserait à penser que cette zone n'existe qu'au voisinage du rectum, alors qu'en réalité elle s'étend d'arrière en avant depuis la partie postérieure ou sacrée jusqu'à la partie antérieure ou pubienne du pelvis.

Entre le rectum, les voies génitales et la vessie d'une part, la paroi latérale du petit bassin d'autre part, il existe un espace que limite en haut le péritoine passant de la paroi sur les viscères. Cet espace est bien réellement *pelvi-viscéral* et pas seulement pelvi-rectal. Il est rempli d'un tissu cellulo-graisseux extrêmement lâche qui facilite les déplacements et les changements constants de volume de ces organes creux. Mais en outre, il contient l'ensemble des vaisseaux artériels, veineux et lymphatiques en relation avec ces organes et enfin le système nerveux sympathique qui en assure le fonctionnement.

L'espace pelvi-viscéral présente une étendue différente suivant qu'on l'envisage à la partie postérieure, à la partie moyenne ou à la partie antérieure du pelvis.

En arrière, il est très haut et très large. Il se continue avec le tissu cellulaire de la région prévertébrale et de la fosse iliaque. En largeur, il mesure la distance qui sépare le rectum vide de la paroi latérale du pelvis. Il n'empiète pas sur la face postérieure de cet organe, car la cloison sacro-recto-génitale marque ici sa limite. De forme triangulaire sur les coupes, il offre la forme d'un coin enfoncé en dehors du rectum, dont la base répond au péritoine et dont l'arête dirigée en bas est formée par l'union du releveur anal au rectum.

C'est dans cette partie large de l'espace pelvi-viscéral, véritable espace pelvi-rectal, que viennent se loger le tronc de l'artère hypogastrique, ses veines collatérales et les principaux groupes lymphatiques.

A la *portion moyenne* du pelvis, l'espace pelvi-viscéral est, chez l'homme, réduit à une fente large et peu élevée, comprise entre les vésicules séminales et le releveur anal. Mais chez la femme, cette portion moyenne s'élargit plus encore et gagne de la hauteur. Elle répond au ligament large. En hauteur, elle va de la trompe au fond du pelvis, en largeur des bords de l'utérus à la paroi pelvienne.

En avant, l'espace pelvi-viscéral, chez l'homme comme chez la femme, se résume à une fente étroite, car l'espace qui sépare la vessie du releveur est si faible qu'il donne juste assez de place aux vaisseaux.

Il faut connaître par le détail cet espace latéro-viscéral ou pelvi-viscéral, car c'est là que s'accumulent toutes les difficultés opératoires.

L'ARTÈRE HYPOGASTRIQUE OU ILIAQUE INTERNE

Cette énorme artère, presque aussi volumineuse que l'artère iliaque externe malgré la différence de longueur, naît de la bifurcation de l'artère iliaque primitive au niveau du rebord supérieur du pelvis.

Les deux artères iliaques primitives, nées devant la quatrième vertèbre lombaire, descendent sur les flancs de la colonne lombaire, séparées l'une de l'autre par la largeur du corps vertébral. A la hauteur du détroit supérieur, sur les côtés du promontoire, l'artère iliaque primitive se bifurque en deux branches : l'iliaque externe et l'iliaque interne.

Quain, Quenu et Duval ont rectifié l'erreur courante encore dans certains livres classiques et qui fait naître l'artère iliaque interne ou hypogastrique au devant de l'articulation sacro-iliaque. La bifurcation de l'iliaque primitive se fait sur les côtés du promontoire et par conséquent sur la face antérieure de l'aileron sacré, à 4 ou 5 centimètres en dedans de l'articulation sacro-iliaque. Cette précision plus grande n'est cependant que d'un médiocre intérêt pour le chirurgien, car l'interligne sacro-iliaque n'est ni visible, ni palpable et ne saurait servir de point de repère dans la découverte de l'hypogastrique. Il est bien autrement important, on le devine sans peine, de préciser la situation de l'origine de cette artère sur les côtés du promontoire, à la fois visibles et palpables.

Dès sa naissance, l'artère hypogastrique se dirige vers la cavité pelvienne. Mais elle a, en dehors d'elle, la saillie considérable du psoas qui surplombe l'excavation. L'artère va la contourner avant de pouvoir s'appliquer à la paroi pelvienne. De ce fait, elle décrit donc une courbe à concavité regardant le psoas, c'est-à-dire en dehors. Puis la paroi pelvienne la reporte en dedans et la force à décrire une autre inflexion à concavité interne. En sorte que l'hypogastrique s'incurve deux fois en S dans son très court trajet.

Elle ne mesure guère en effet que 3 à 4 centimètres avant de se diviser. Un tronc plus court encore peut se voir, mais c'est exceptionnel.

Le tronc de l'hypogastrique, situé en dedans et en arrière de celui de l'iliaque externe, forme avec ce vaisseau un angle ouvert en bas. Or le chirurgien a besoin de bien connaître ce petit coin de l'anatomie. Il peut avoir besoin d'y agir.

L'angle des deux vaisseaux iliaques a des aspects variables d'un sujet à l'autre et chez le même sujet d'un côté à l'autre. On peut ramener ces différences à deux types.

Dans le premier type, l'artère hypogastrique se sépare de l'artère iliaque externe en faisant un angle aigu de 30 à 40 degrés environ et descend dans le pelvis. Dans le fond de cet angle, passe la grosse veine hypogastrique à droite ; à gauche, la veine iliaque externe. Dans ce cas, le chirurgien qui lie l'artère iliaque interne a de la place pour évoluer et passer son aiguille entre les deux vaisseaux (voir fig. 44).

Dans le second type, l'artère hypogastrique après sa naissance reste intimement accolée à l'iliaque externe sur une largeur de 1 ou 2 centimètres. Seulement alors, elle devient descendante et s'engage dans le pelvis. La veine hypogastrique à droite, la veine iliaque externe à gauche se trouvent placées en arrière de l'angle de bifurcation, mais ne sont plus visibles entre les vaisseaux puisqu'ils sont accolés. La ligature en est rendue plus difficile et plus délicate, car si l'on n'a pas soin de bien dégager l'hypogastrique, deux dangers sont à craindre : l'artère iliaque externe en dehors, la veine en arrière (voir fig. 45).

Mais là ne sont pas les seules difficultés de la découverte et de la ligature de cette artère. Il faut savoir encore éviter l'uretère et du côté gauche les artères sigmoïdes et le méso-côlon pelvien si gênant dans certains cas.

L'uretère descend dans le pelvis après avoir croisé le détroit supérieur et affecte avec l'hypogastrique des rapports importants. Il est classique de dire, depuis Luschka, que ces rapports sont différents à droite et à gauche.

A droite, en effet, l'uretère croise la bifurcation de l'artère iliaque primitive, puis suit le côté antérieur de l'artère iliaque interne sur toute sa longueur. A la vérité, le trajet de l'uretère est franchement rectiligne, il n'en est pas de même de l'artère. Celle-ci, toujours quelque peu sinueuse, s'incurve en S, comme nous avons dit, en sorte que sur le sujet fixé au formol, on voit généralement l'uretère

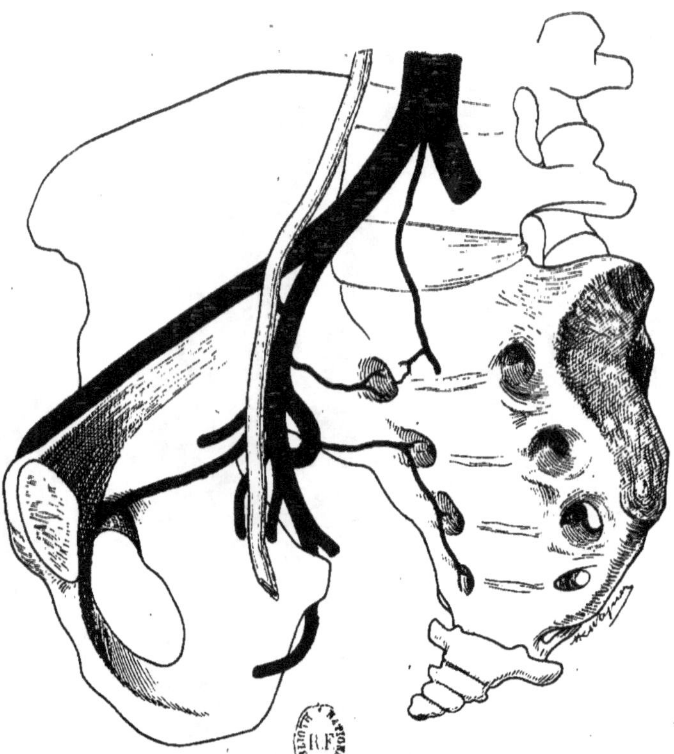

Fig. 44. — L'artère hypogastrique fait avec l'iliaque externe un angle de 30°.
L'uretère est en avant d'elle.

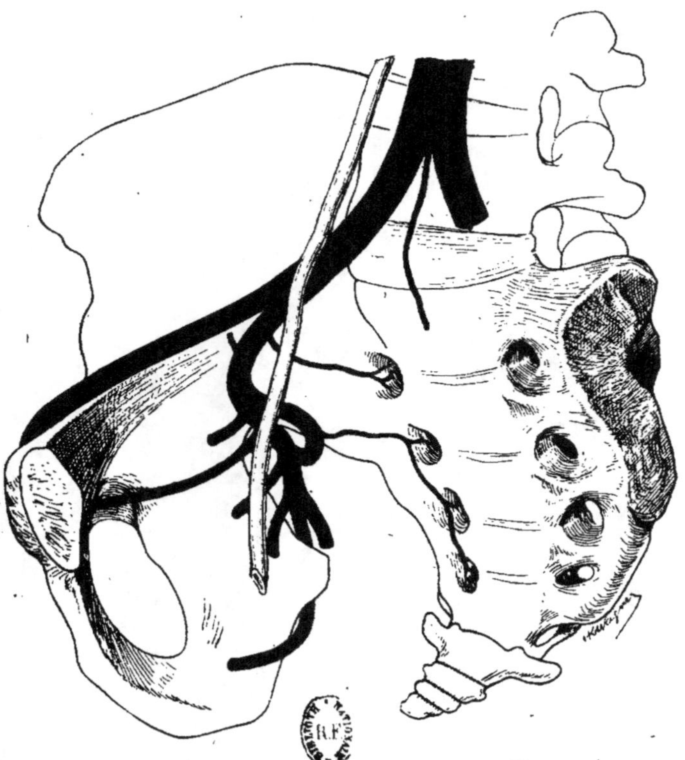

Fig. 45. — L'artère hypogastrique reste accolée à l'artère iliaque externe sur une certaine longueur. Elle est sinueuse et l'uretère croise son trajet.

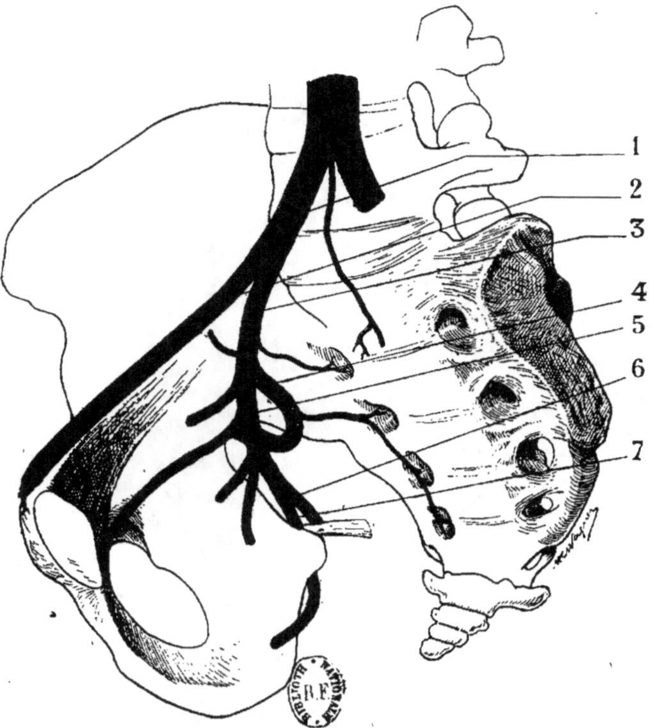

Fig. 46.— Type habituel de division de l'artère hypogastrique. L'artère se divise en fessière et tronc commun de l'ischiatique et de la honteuse interne. Elle donne l'ilio-lombaire et la sacrée latérale supérieure.

d'abord sur le côté antérieur de l'artère, puis celle-ci se porte en avant, l'uretère se trouve alors en contact avec la grosse veine hypogastrique qui monte en arrière de l'artère.

A gauche, l'uretère croise l'artère iliaque primitive un peu avant sa bifurcation de sorte qu'une fois arrivé dans le pelvis, il se trouve sur le côté postérieur de l'artère iliaque interne. Il est donc plus postérieur qu'à droite et de ce côté n'affecte aucune connexion avec l'artère iliaque externe.

Cette disposition schématique, exacte dans la grande majorité des cas, n'est cependant pas constante et le chirurgien ne peut l'ignorer. Proust et Maurer, qui ont repris par le détail ces rapports, ont constaté que la bifurcation de l'iliaque primitive ne se fait pas à un niveau constant, alors que le point où l'uretère croise le détroit supérieur est à peu près toujours le même. De ce fait, lorsque l'iliaque primitive se bifurque très bas, l'uretère n'atteint pas l'iliaque externe, même à droite. Lorsque l'iliaque primitive se bifurque très haut, l'uretère croise l'iliaque externe, même à gauche.

Si intimes que soient les rapports de l'uretère avec l'hypogastrique, ceux-ci sont rarement gênants dans la ligature de ce vaisseau. C'est qu'en effet l'uretère est collé à la face profonde du péritoine et se déplace avec lui. Quand donc, on a incisé la séreuse pour mettre à nu l'artère, l'uretère se trouve tout naturellement récliné en même temps que le péritoine. Il y a tout avantage à faire en bonne place cette incision de la séreuse. Si on la fait à la hauteur de la bifurcation artérielle, on risque de blesser l'uretère ou d'être gêné par lui. Mieux vaut, comme le disent Proust et Maurer, inciser le long de l'iliaque externe, en avant de la bifurcation, au niveau des vaisseaux utéro-ovariens que l'on lie. La sonde cannelée en remontant vers la bifurcation repousse l'uretère en dedans en même temps que la lèvre interne de l'incision du péritoine auquel il reste adhérent.

A droite, les anses intestinales qui glissent sur la séreuse ne sont pas gênantes dans la ligature du vaisseau ; mais à gauche la présence du côlon pelvien devient souvent une complication. Bien entendu, quand l'anse est longue et pourvue d'un méso qui la laisse mobile, la difficulté n'existe pas. Il suffit de la récliner. Mais quand le méso-côlon est court et le côlon pelvien fixé, l'artère hypogastrique se trouve cachée au-dessous de l'intestin et de son méso dans lequel courent les artères sigmoïdes, richement anastomosées entre elles. Malgré la gêne et le danger que cette disposition peut présenter, Quenu et Duval ont proposé de passer à travers le méso-côlon pelvien, entre les sigmoïdes, pour aller au-dessous découvrir et mettre à nu l'hypogastrique. N'est-il pas plus sûr et plus avantageux de suivre la technique que Proust et Maurer ont proposée ? Utilisant les préceptes de Pierre Duval sur le décollement du côlon descendant, ces auteurs montrèrent qu'on pouvait aisément décoller le côlon ilio-pelvien et une fois celui-ci relevé, découvrir et lier avec grande aisance l'artère hypogastrique que plus rien ne dissimule.

Dans l'un comme dans l'autre cas, les deux artères iliaques délimitent entre elles un angle dans lequel se déprime le revêtement péritonéal. Cette sorte de fossette, vide chez l'homme, reçoit fréquemment chez la femme l'extrémité de la trompe et l'ovaire.

Après 3 à 4 centimètres de course, le tronc de l'hypogastrique se divise en deux branches : la fessière en arrière, le tronc commun de la honteuse interne et de l'ischiatique en avant.

Dans ce court trajet, l'hypogastrique n'a donné qu'une branche : l'artère ilio-lombaire. Quelquefois la sacrée latérale supérieure s'en détache également (voir fig. 46).

L'artère ilio-lombaire naît de la partie moyenne du tronc et sur sa face externe. Dès son origine, ce vaisseau se porte en dehors et en haut pour remonter vers la fosse iliaque. Il décrit donc une courbe à concavité supérieure et embrasse dans sa courbure la veine iliaque externe, l'artère iliaque externe sus-jacente à sa veine, le psoas et le nerf obturateur qui, à ce niveau, est encore accolé au muscle psoas.

L'artère ilio-lombaire se divise juste devant l'interligne de l'articulation sacro-iliaque. Sa branche antérieure, iliaque, donne au muscle iliaque et aussi à l'os iliaque un rameau nourricier qui s'enfonce dans un trou toujours volumineux, situé un peu au-dessous de la ligne innominée.

La branche postérieure, lombaire, monte en avant de l'interligne sacro-iliaque vers la crête iliaque le long de laquelle elle se

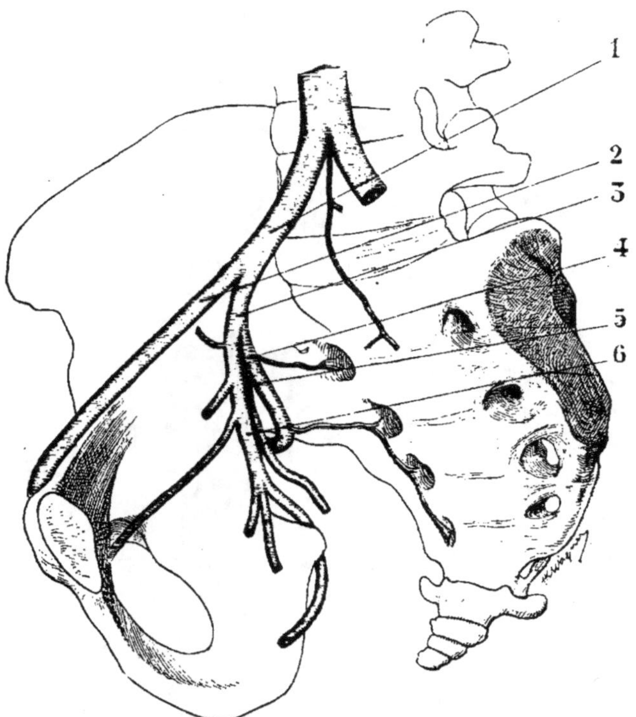

Fig. 47. — Type plus rare de division de l'artère hypogastrique. Le tronc commun de l'ischiatique et de la honteuse interne se divise très haut ; c'est le tronc de la honteuse qui donne la plupart des branches collatérales

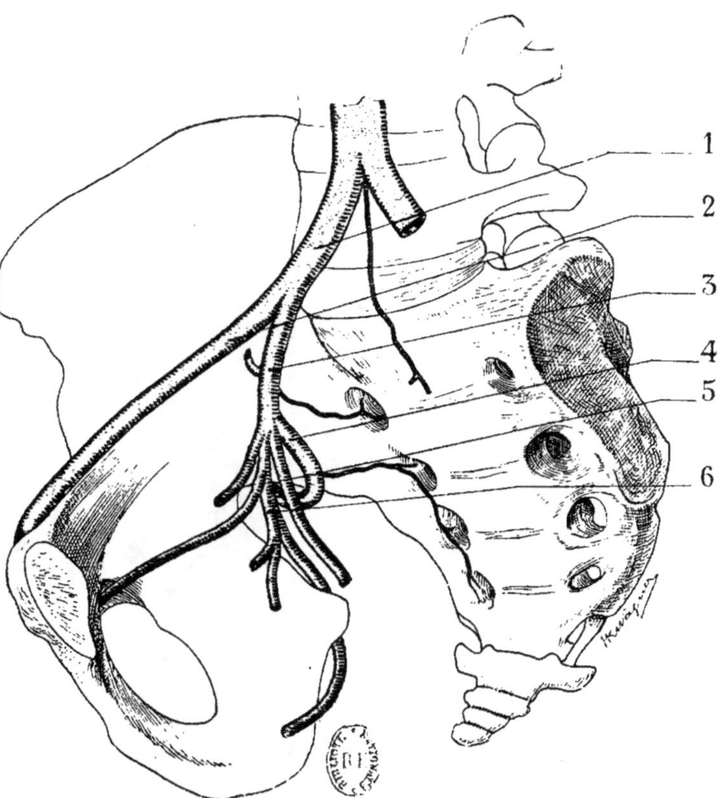

FIG. 48. — Type rare de division de l'artère hypogastrique.
Le tronc se divise en bouquet. Les branches collatérales naissent du tronc
de la honteuse interne.

recourbe après s'être anastomosée avec les artères lombaires et avant de s'anastomoser avec la circonflexe iliaque.

L'artère fessière est un tronc considérable. Son origine se fait à 1 centimètre au-dessus du bord supérieur de la grande échancrure sciatique. Il est d'abord descendant, puis bientôt, il se porte en dehors, contourne le bord supérieur de l'échancrure sciatique, contre l'os iliaque dans lequel elle marque son empreinte et sort du bassin pour pénétrer dans la fesse où nous la laisserons.

Dans sa portion pelvienne, l'artère fessière est profonde et difficile à voir. Elle est cachée par le tronc veineux collatéral antérieur de l'artère hypogastrique. En dedans, le tronc veineux collatéral postérieur de cette même artère la recouvre. Puis elle s'engage entre les troncs d'origine du plexus sacré, dans l'angle que fait le tronc lombo-sacré avec le premier nerf sacré. Le tronc lombo-sacré, large, plat, recouvre complètement l'artère fessière au moment où elle s'engage dans la grande échancrure sciatique (voir fig. 49).

Le tronc commun de la honteuse interne et de l'ischiatique continue la direction du tronc de l'hypogastrique, il est donc directement descendant. Il est difficile de préciser sa longueur, car elle varie considérablement.

Tantôt ce tronc est long, 3 à 4 centimètres. Ses deux branches terminales, honteuse interne et ischiatique, naissent très bas, tout près du bord inférieur de la grande échancrure sciatique (voir fig. 46).

Tantôt ce tronc est court, la bifurcation se faisant haut, devant les branches du plexus sacré (voir fig. 47).

Tantôt enfin, le tronc n'existe plus, car l'hypogastrique s'épanouit au bord supérieur de la grande échancrure en un bouquet de branches : fessière, honteuse interne, ischiatique (voir fig. 48).

Il semblerait, au premier abord, que dans l'hystérectomie élargie pour cancer, on eût tout intérêt à faire la ligature de l'hypogastrique au-dessous de l'origine de la fessière, ce qui conserverait au maximum les voies de retour du sang. La variabilité du tronc de division antérieure rend cette façon de faire incertaine, alors qu'elle est déjà plus difficile.

Quand ce tronc existe long, c'est toujours de sa face antérieure que se détachent ses branches collatérales : obturatrice, ombilico-vésicale, génitale et rectale. Quand il existe court, une partie des branches naissent de lui, l'autre partie de sa branche de division antérieure ou honteuse interne. Quand il est absent par division prématurée, c'est la branche de division antérieure ou honteuse interne qui donne toutes les branches collatérales. L'artère ischiatique, à destination extra-pelvienne, ne donne rien dans le bassin.

L'ischiatique est une artère importante par son calibre. Comme la fessière, elle est destinée à la fesse et son trajet intrapelvien est assez court. Elle descend devant les branches 2 et 3 du plexus sacré, en arrière du tronc veineux collatéral postérieur de la veine hypogastrique, puis elle s'insinue entre la troisième et quatrième racine du plexus sacré, s'applique au muscle pyramidal et contourne son bord inférieur pour émerger dans la fesse. Nous ne la suivrons pas plus loin.

La honteuse interne est la branche de division antérieure. Nous avons déjà vu que son origine se fait à des niveaux très variables suivant les individus et même suivant le côté chez le même individu. C'est un tronc volumineux. Encore faut-il savoir que son calibre est assez variable.

Quand le tronc commun de l'ischiatique et de la honteuse interne n'existe pas, en raison d'une division prématurée, nous avons vu que toutes les branches antérieures de l'hypogastrique naissaient du tronc de division antérieur, par conséquent de la honteuse interne. Dans ce cas son calibre peut devenir considérable du moins à l'origine, mais il se réduit bien vite à mesure qu'il fournit des branches. Au total quand l'artère sort de l'échancrure sciatique, elle mesure toujours 2 à 3 millimètres de diamètre.

Elle est longue, puisque elle s'étend de l'hypogastrique à l'appareil de l'érection où elle se termine.

Son trajet est complexe, car elle court d'abord sur la paroi pelvienne latérale, puis sort du pelvis par la grande échancrure sciatique, enfin s'engage dans le périnée en passant dans la petite

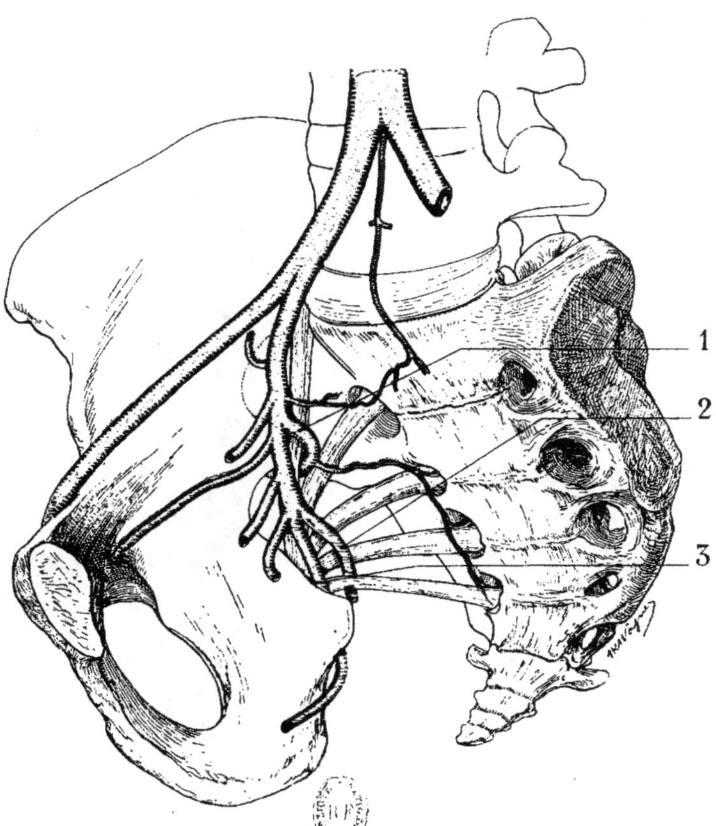

Fig. 49. — Rapports de l'artère hypogastrique et de ses branches avec les racines
du plexus sacré.

XIV. Page 156.

échancrure sciatique après avoir contourné l'épine sciatique. Elle occupe alors la paroi externe de la loge ischio-rectale et se termine enfin dans l'appareil de l'érection.

Dans le pelvis, l'artère honteuse interne descend presque verticale, au devant des racines 2, 3 et 4 du plexus sacré. Celles-ci la séparent du muscle pyramidal. Elle est flanquée en avant et en arrière par deux gros troncs veineux qui constituent ses veines collatérales. Ces veines, souvent très volumineuses, dissimulent en partie l'artère sur le vivant ou sur le cadavre quand elles sont injectées. En dedans, l'uretère, jusqu'ici descendant, décrit l'inflexion qui le porte en avant vers la vessie et croise la face interne de la honteuse interne avant qu'elle ne sorte de la cavité pelvienne. Le péritoine recouvre le tout.

La honteuse interne sort du pelvis dans la partie toute inférieure de la grande échancrure sciatique, entre son rebord inférieur et la quatrième racine du plexus sacré. Ce point de passage répond exactement à la pointe de l'épine sciatique et par conséquent à l'attache externe du petit ligament sacro-sciatique qui vient s'y fixer. Le nerf honteux, émané du bord inférieur du plexus sacré tout près de son sommet, naît juste contre son côté interne et le nerf de l'obturateur interne émerge du sommet du plexus sacré sur son côté externe. Ainsi flanquée de deux nerfs, l'artère honteuse interne va contourner l'épine sciatique ; elle est juste sur le sommet de l'épine, le nerf de l'obturateur interne sur la base, le nerf honteux interne sur le petit ligament sacro-sciatique.

A ce niveau, artère et nerfs se trouvent placés dans la petite échancrure sciatique, sorte de fente ou de boutonnière ostéo-fibreuse, oblique en bas et en dehors. Elle est formée en avant par l'épine et le petit ligament sacro-sciatique qui s'y insère ; en arrière par le grand ligament sacro-sciatique qui vient de s'écarter du petit ligament pour atteindre l'ischion. Le paquet vasculo-nerveux occupe le côté supérieur et interne de la fente, le muscle obturateur interne occupe le côté inférieur et externe. C'est dans ce passage que l'artère honteuse interne abandonne un rameau destiné aux faisceaux inférieurs du grand fessier. Cette artère, que quelques-uns appellent artère de Macalister, perfore le grand ligament sacro-sciatique avant de pénétrer dans le muscle.

10**

L'artère honteuse interne rentre alors dans le bassin, mais dans son étage inférieur ou périnéal, c'est-à-dire au-dessous du releveur. Le nerf de l'obturateur interne l'abandonne aussitôt et pénètre dans son muscle. Le nerf honteux interne la suit et se place au-dessous d'elle. Tous deux se trouvent appliqués contre l'aponévrose d'enveloppe du muscle obturateur interne. L'expansion interne du grand ligament sacro-sciatique s'étale en dedans d'eux en les recouvrant. Ce paquet vasculo-nerveux est donc pris entre deux toiles fibreuses : l'aponévrose du muscle en dehors, l'expansion du ligament en dedans. C'est à cette sorte de dédoublement fibreux qu'on donne le nom de canal d'Alcock. Artère et nerf honteux se trouvent à ce niveau sur la face interne de l'ischion dont le muscle obturateur interne les sépare. La courbe qu'ils décrivent est à 2 centimètres et demi environ au-dessus de la pointe de l'ischion. Le canal d'Alcock va les conduire jusqu'à l'appareil de l'érection où nous les avons déjà étudiés (voir page 136).

LES BRANCHES COLLATÉRALES PELVIENNES DE L'HYPOGASTRIQUE

L'hypogastrique donne un certain nombre de branches. Les unes se distribuent aux parois du pelvis et même hors du pelvis, les autres, beaucoup plus intéressantes au point de vue médico-chirurgical, se rendent aux viscères qui occupent la cavité pelvienne.

Branches pariétales. — Les branches pariétales sont les artères sacrées latérales et l'obturatrice.

Les sacrées latérales sont très souvent au nombre de deux et naissent, le plus ordinairement, du tronc de l'artère fessière avant qu'elle ne s'engage sous le tronc lombo-sacré. Parfois il n'existe qu'une seule sacrée latérale, née également de la fessière.

La sacrée latérale supérieure naît de la fessière au devant du nerf lombo-sacré et se porte en dedans et en bas dans la direction du trou sacré antérieur, d'où émerge le premier nerf sacré. Cette artère donne quelques rameaux au muscle pyramidal et dans le canal sacré une branche qui se distribue à la moelle et à ses enveloppes. Le tronc de la sacrée latérale supérieure descend jusqu'au deuxième trou sacré et se termine en pénétrant dans son intérieur.

La sacrée latérale inférieure naît tantôt de la fessière, tantôt du tronc commun de la honteuse et de l'ischiatique, elle gagne le troisième trou sacré et descend jusqu'au quatrième en donnant au pyramidal et dans l'intérieur du sacrum à la moelle et à ses enveloppes.

Quand il n'existe qu'une seule artère sacrée latérale, celle-ci descend le long des trous sacrés jusqu'au dernier. Sa distribution reste la même que dans le cas précédent.

L'obturatrice naît du tronc commun de la honteuse et de l'ischiatique ou encore de la honteuse interne elle-même, quand la division de l'artère se fait en bouquet. Cette branche d'un volume assez considérable se porte directement en avant dans la direction du trou sous-pubien par lequel elle sort du bassin. Parallèle et sous-jacente à l'énorme tronc de l'artère iliaque externe, elle repose sur les attaches supérieures du releveur anal. La corniche des vaisseaux iliaques externes repoussés en dedans par le psoas fait une saillie considérable au dedans et au-dessus de la paroi latérale du pubis, en sorte que l'artère obturatrice est extrêmement profonde et pour la mettre à nu sur le vivant ou le sujet injecté, il faut fouiller loin au-dessous de la saillie des vaisseaux iliaques. L'artère est dissimulée dans la graisse lâche qui double à ce niveau le péritoine. On s'en rend bien compte lorsqu'on évide le pelvis en enlevant, par exemple, un utérus cancéreux. Il n'est pas exceptionnel alors d'apercevoir l'artère au-dessous d'une chaîne de ganglions plus ou moins hypertrophiés et qui s'interposent entre la veine iliaque externe et le nerf obturateur.

Dans ce trajet, de son origine à la sortie du pelvis, l'artère obturatrice voyage seule, autrement dit, elle n'est accompagnée d'aucun organe. Le nerf obturateur, né du plexus lombaire, côtoie d'abord le bord interne du psoas, puis le quitte et gagne par un trajet oblique en bas et en avant le trou sous-pubien. Il ne rejoint l'artère obturatrice qu'au niveau de ce trou. La veine obturatrice, sortie du trou sous-pubien, souvent aussi d'un véritable plexus constitué autour de ce trou, se porte en bas et en arrière en s'écartant de plus en plus de l'artère. Nous avons vu souvent cependant, et L.-H. Farabeuf signale également le fait, une veine obturatrice plus petite que la précédente et intermédiaire à l'artère et au nerf.

Cette veine obturatrice supérieure, inconstante, est, quand elle existe, à peu près parallèle à l'artère dont elle suit à distance le bord supérieur.

Dans l'intérieur du bassin, l'artère obturatrice ne fournit que quelques très fins rameaux qui prennent cependant une certaine importance au point de vue médico-chirurgical, en raison de leur situation.

La première de ces branches est le **rameau anastomotique** avec l'artère épigastrique. Ce vaisseau, souvent très fin, acquiert dans certains cas un volume tel que l'artère obturatrice paraît naître directement de l'épigastrique. Or, ce vaisseau monte d'abord derrière le pubis, puis sur la face postérieure du ligament de Gimbernat qui limite en dedans l'orifice crural. Quand on intervient pour une hernie crurale étranglée, on voit bien le ligament de Gimbernat par sa face antérieure, mais on ne peut voir le vaisseau qui se dissimule sur sa face postérieure. Débrider à l'aveugle le côté interne, gimbernatique, de l'anneau expose au grave danger de couper sans le voir ce rameau artériel, très volumineux dans certains cas, comme nous venons de le dire.

La seconde branche est le **rameau rétro-pubien**. Cette artériole naît de l'obturateur au point où celle-ci s'engage dans le trou sous-pubien. Elle court sur la face postérieure de l'angle pubien et se dirige vers la symphyse. Mais bien avant de l'atteindre, cette artériole s'est divisée en un faisceau de fins rameaux qui continuent sa direction et viennent au niveau de la symphyse pubienne s'anastomoser avec ceux venus de l'artère opposée. Malgré ce qu'on a pu dire, il est difficile de croire que ces rameaux filiformes aient pu servir d'argument contre la symphyséotomie, qui aurait sûrement survécu s'il n'y avait pas eu d'autres reproches à lui faire.

Branches viscérales. — Les branches viscérales ont une disposition extrêmement variable, du moins dans leur origine. Leur terminaison reste cependant invariable : il y a un système artériel vésical, un système génital, un système rectal.

Les branches vésicales. — Nous avons déjà vu que l'artère honteuse interne envoie une artère ascendante qui monte sur la face antérieure de la vessie, nous verrons plus tard que l'artère hémorroïdale moyenne donne aussi très souvent un rameau à la vessie. Enfin la génitale, aussi bien chez la femme que chez l'homme, envoie un fort rameau au fond de la vessie.

A côté de toutes ces branches d'emprunt, la vessie reçoit une artère qui lui est propre, qui est le reliquat de l'énorme artère ombilicale accolée à l'allantoïde d'où dérive la vessie. Cette artère ombilico-vésicale, comme l'appelle Farabeuf, naît de l'hypogastrique au niveau du tronc commun de la honteuse interne et de l'ischiatique, immédiatement au-dessus de l'obturatrice et de l'artère génitale.

Elle est d'abord appliquée à la paroi de l'excavation, plus ou moins perdue dans la graisse. Après 2 ou 3 centimètres de trajet, elle se bifurque en deux branches : une branche ou plutôt un cordon fibreux blanc, dur, plein qui représente chez l'adulte l'artère ombilicale atrophiée, faute d'emploi et une branche artérielle qui se porte en haut et en dedans vers le dôme vésical. Mais avant cette division, l'ombilico-vésicale a déjà donné une assez grosse collatérale, dirigée aussi en haut et en dedans vers le dôme vésical. Quelquefois ces deux branches vésicales naissent d'un tronc commun. Quelquefois, il en naît trois de l'ombilico-vésicale.

Bref, l'artère hypogastrique donne généralement deux branches importantes à la vessie ; toutes deux, l'une antérieure, l'autre postérieure, arrivent au dôme sous-péritonéal de la vessie. Les autres branches dont nous parlions plus haut, nées de la honteuse et de l'hémorroïdale, aboutissent à la base de la vessie.

L'artère vésicale supérieure et antérieure est la plus petite des deux. Elle court d'abord contre le releveur anal, enveloppée dans un véritable méso fibreux, puis aborde la vessie sur son côté au point où réfléchit le péritoine. Elle monte sur le dôme de la vessie et se ramifie à ce niveau, non sans donner un filet antérieur qui s'anastomose avec la vésicale inférieure et antérieure, venue de la honteuse interne. Quelques fins rameaux descendent aussi sur la face latérale de l'organe.

L'artère vésicale supérieure et postérieure est beaucoup plus volumineuse. Elle suit aussi la face pelvienne du releveur anal, enveloppée dans le même méso fibreux que la précédente. Elle atteint la vessie au point de réflexion du péritoine qui la recouvre. Elle monte sur le dôme vésical et irradie sous la séreuse avant de pénétrer les tuniques de l'organe. Elle donne constamment une branche descendante qui va vers le fond de la vessie et s'anastomose avec l'artère vésicale inférieure et postérieure donnée par la génitale. Cette anastomose explique comment il se fait que cette artère se distribue parfois au dôme et au fond de la vessie, si, comme il arrive, elle prend de l'importance.

L'artère génitale. — L'artère hypogastrique donne un tronc artériel important destiné à l'appareil génital pelvien, c'est-à-dire chez l'homme aux vésicules séminales et à la prostate ; chez la femme à l'utérus et au vagin.

Sans doute, il y a une forte différence dans l'importance et la distribution de ces artères suivant le sexe. Nous allons voir cependant qu'il y a aussi des similitudes telles que l'étudiant ne peut que gagner à les voir décrire simultanément.

A. — La *génitale de l'homme* est destinée à la vésicule séminale, au canal déférent et à la prostate. Le voisinage de ces organes avec la vessie explique aisément qu'elle donne aussi à cet organe et à l'uretère.

Elle naît du tronc commun de la honteuse interne et de l'ischiatique ou de l'origine de la honteuse si la division est prématurée. Dès sa naissance, l'artère génitale croise le bord externe de l'uretère. Ces deux organes descendent côte à côte le long de la paroi pelvienne jusqu'à la hauteur du fond de la vessie. L'artère passe alors en avant et au-dessus de l'uretère (tout comme fera l'utérine chez la femme) et aborde aussitôt la vésicule.

Généralement l'artère génitale s'est divisée avant de croiser l'uretère. Elle a donné une branche basse, la prostatique, qui atteint le bord supérieur de la prostate. Ce rameau, long, contourne la glande et s'épuise vers sa face antérieure tout en donnant dans son trajet une série de ramuscules descendants qui pénètrent dans la glande. Il est très difficile de suivre ces branches, car elles sont fines et perdues au milieu des énormes veines latéro-prostatiques.

C'est de ce rameau prostatique que vient le plus ordinairement la *branche vésicale*. Ce vaisseau, parallèle au précédent, suit le côté externe du fond de la vessie jusque vers sa face antérieure. Il donne des rameaux qui s'anastomosent avec les branches descendantes des ombilico-vésicales et aussi avec la vésicale inférieure et antérieure venue de la honteuse interne (voir fig. 31).

Farabeuf donne à cette branche basse de la génitale le nom de **vésico-prostatique** qui synthétise sa distribution.

La branche vésiculaire, en croisant l'uretère, lui donne un petit rameau qui se divise en T contre le conduit, puis elle aborde la vésicule séminale. Très sineuuse, elle se contourne parmi les sillons qui séparent les bosselures de l'organe auquel elle se distribue.

Sa terminaison atteint le canal déférent. Elle s'applique à ce canal et se divise en T. Un petit rameau court descend vers la fin du canal, un autre long peut être suivi très loin, jusqu'au voisinage du trajet inguinal. Avec sa tendance habituelle à la concision, Farabeuf appelait cette branche la **vésiculo-déférentielle**.

B. — La *génitale de la femme* ou utérine est destinée à l'utérus et au vagin. Le voisinage de ces organes avec la vessie explique aisément qu'elle donne aussi à cet organe et à l'uretère.

Elle naît du tronc commun de la honteuse interne et de l'ischiatique ou de l'origine de la honteuse, si la division est prématurée.

Elle se termine à la hauteur du fond de l'utérus en se bifurquant.

Dans l'ensemble de son trajet, elle décrit donc une longue courbe qui commence à l'hypogastrique, descend dans le pied du ligament large et remonte enfin le long de l'utérus jusqu'à son fond.

Contrairement à la plupart des artères, le calibre de l'utérine est susceptible de variations considérables, suivant certaines périodes de la vie. En temps normal, elle ne mesure guère que 2 à 3 millimètres de diamètre et sa longueur n'est que d'une quinzaine de centimètres. Mais pendant la grossesse, l'utérine qui sera chargée, à peine aidée par l'utéro-ovarienne, d'apporter au placenta le sang nécessaire aux échanges du fœtus, l'utérine prend un calibre qui atteint 5 à 6 millimètres de diamètre. Sa longueur devient trois fois plus grande qu'auparavant. Cette hypertrophie n'est d'ailleurs que passagère, car l'artère retrouvera avec l'involution utérine son calibre et sa longueur primitives.

L'uretère croise le côté interne de l'origine de l'artère qui se trouve ici entre la paroi pelvienne et le conduit urinaire. Les deux organes descendent contre la paroi du bassin, d'abord parallèles entre eux, l'artère étant un peu en dehors et en avant de l'uretère. Ils restent dans cette même connexion jusqu'au niveau du pied du ligament large.

Arrivés à l'attache externe du ligament large, uretère et artère changent de direction et se portent en dedans. En même temps leurs rapports réciproques se modifient. L'artère utérine se place nettement au-dessus de l'uretère. Tandis que celui-ci continue son chemin en dedans et en avant vers le fond vésical, l'artère se porte franchement en dedans vers l'utérus et croise par conséquent l'uretère en passant au-dessus. Le plus souvent à ce niveau, l'artère est flexueuse et l'uretère se trouve pris dans l'anse d'une de ses sinuosités. Nous verrons plus tard, en étudiant le système veineux du pelvis (voir page 170) et le ligament large (voir page 232), l'ensemble des connexions de ces vaisseaux.

L'artère utérine va maintenant changer encore une fois de direction et monter le long de l'utérus. La courbe qu'elle décrit répond au fond du cul-de-sac latéral du vagin, aussi dans quelques cas peut-on sentir ses battements par le toucher vaginal. L'artère utérine s'applique tout contre le bord de l'utérus et reste dans cette situation jusqu'au niveau de l'émergence de la trompe. Cependant on lit, dans un certain nombre de publications, que l'artère est d'abord à distance de l'isthme et ne s'applique à l'organe qu'au niveau du corps. Il suffit d'avoir fait quelques hystérectomies pour constater l'inexactitude de cette affirmation. Elle tient, semble-t-il, à l'interprétation imparfaite d'une donnée exacte. Le long de l'utérus, l'artère est sinueuse et elle donne sur toute sa longueur une série de rameaux qui vont pénétrer dans le muscle utérin. Mais tandis que les uns ne disparaissent dans ce muscle qu'après avoir fait un certain trajet en dehors, les autres s'y engagent dès leur naissance. Lorsque la pièce est disséquée, on peut écarter les premiers, les seconds sont à peine visibles et l'artère se trouve ainsi fixée à l'utérus. C'est cet artifice de dissection qui a fait dire que l'artère utérine se tient à distance du col et de l'isthme.

De fait, il faut distinguer dans ces branches utérines les rameaux destinés au col, et les rameaux destinés au corps. Le niveau de l'orifice interne du col ou isthme marque la séparation.

Les rameaux du col ont, en dehors de l'utérus, une longueur de 10 à 12 millimètres de long. Ils sont disposés en deux rangées comme les dents d'un double peigne. Les unes vont à la face antérieure, les autres à la face postérieure du col. On concevrait mal que le col puisse se dilater ou qu'on puisse chirurgicalement le dilater sans dommage pour ses vaisseaux, s'ils pénétraient dès leur naissance dans le muscle utérin.

Une fois dans l'intérieur du col, les vaisseaux restent en surface, autrement dit, se disposent en une couche annulaire, à peine cachée par quelques faisceaux musculaires, c'est la **couche des vaisseaux du col**, comme dit Farabeuf. Les artères de l'un et l'autre côté s'anastomosent entre elles et complètent la virole artérielle. Aussi peut-on, sans crainte, creuser au bistouri le col, en faire l'amputation conoïde sans avoir à lier aucun vaisseau et sans avoir à redouter autre chose que le saignement sans danger de quelques vaisseaux insignifiants.

Les rameaux du corps ont une disposition toute différente. Dès leur origine, avons-nous dit, ils s'engagent à travers ce muscle. Ici encore leur naissance se fait en deux rangées, antérieure et postérieure. Mais il n'ont pas de trajet extra-utérin. Véritables vrilles artérielles, ces artères « hélicines » serpentent au milieu des faisceaux musculaires qui les enserrent et les comprimeront après l'accouchement. C'est dans la couche moyenne du muscle utérin que les anastomoses entre ces artères sont les plus abondantes et les plus riches, au point qu'une injection poussée dans une seule artère remplit toutes les autres. C'est de cette couche vasculaire que sont partis tous les ramuscules destinés aux couches superficielles de l'organe et aussi aux couches profondes jusqu'à la muqueuse.

Parmi ces artères, il en est une d'un calibre plus considérable et d'une situation constante, c'est la branche qui se rend au fond de la matrice, c'est-à-dire à la région où se fixe le plus souvent l'œuf et par conséquent le placenta. Cette **artère rétrograde du fond** est si volumineuse parfois qu'elle apparaît comme branche de bifurcation de l'utérine.

11.

Toutes les artères qui pénètrent le corps utérin s'anastomosent entre elles, avons-nous dit. Il y a des anastomoses dans le sens vertical, d'autres dans le sens transversal, c'est-à-dire d'un côté à l'autre. Néanmoins la région médiane est toujours la zone la moins vasculaire, même au cours de la grossesse. Les accoucheurs utilisent cette disposition anatomique, quand la nécessité les oblige à pratiquer l'opération césarienne.

L'artère utérine, arrivée au-dessous de l'émergence de la trompe, se bifurque en deux troncs, l'un se porte en dedans vers le fond de l'utérus, c'est l'artère rétrograde du fond, dont nous venons de parler, la dernière des branches destinées au corps utérin ; l'autre se porte en dehors dans le méso tubaire et va s'anastomoser à plein canal avec l'utéro-ovarienne, à ce point qu'il est impossible de dire où finit l'une et où commence l'autre.

Branches destinées aux organes voisins. — L'artère utérine donne un certain nombre de branches aux organes voisins de l'utérus.

Avant d'arriver aux viscères, l'utérine a donné quelques très frêles rameaux au tissu cellulo-graisseux du ligament large. Leur calibre est toujours de si faible dimension qu'ils sont pratiquement sans importance pour le chirurgien.

Les artères vaginales sont grêles, mais il faut les connaître, car elles sont susceptibles de donner une hémorragie fort gênante au cours de l'hystérectomie abdominale totale. Elles viennent soit du tronc même de l'utérine, soit plus souvent des premières branches cervicales. Fines et nombreuses, elles descendent les unes sur la face antérieure, les autres sur la face postérieure de la partie supérieure du vagin. Tous ces rameaux s'anastomosent largement entre eux. Sur les deux faces du vagin, en avant et en arrière, ces anastomoses forment une longue artériole simple ou double, dite **azygos du vagin,** qui établit une communication longitudinale depuis le fond du vagin jusqu'à la vulve.

Disons de suite que la partie inférieure du vagin va être vascularisée par une branche spéciale, venue de loin généralement, d'où son nom de **vaginale longue.** De fait, si elle vient parfois de l'utérine, cette vaginale inférieure vient plus souvent de l'hémorroïdale moyenne, ou même du tronc de l'hypogastrique. Elle donne à la moitié inférieure du vagin, après s'être divisée en une branche antérieure et une branche postérieure.

La branche urétérale naît de l'utérine au moment où l'artère croise le canal urinaire. C'est un vaisseau tout petit qui aborde le conduit soit par sa face antérieure, soit par sa face postérieure : il se divise aussitôt en deux branches : l'une est ascendante et monte s'anastomoser avec l'un des ramuscules que l'utéro-ovarienne a fournis à l'uretère; l'autre est descendante et peut être suivie jusqu'au point où le canal pénètre dans la musculature vésicale.

Les branches vésicales viennent très rarement du tronc de l'utérine même. Ils naissent soit des rameaux du col, soit des rameaux vaginaux. Ils se rendent au fond de la vessie dans l'épaisseur de laquelle ils pénètrent. L'importance chirurgicale de ces artérioles est médiocre. On peut sans crainte de saignement important séparer la vessie du col utérin et du vagin et il est exceptionnel que, dans cette manœuvre, on soit amené à placer des ligatures sur ces vaisseaux.

Au niveau de sa terminaison, l'artère utérine donne une série de fines artères au ligament rond, à la trompe et à l'ovaire.

L'artère du ligament rond naît soit de la bifurcation même de l'artère, soit aussi de sa branche interne de bifurcation. Elle est profonde dès son origine, c'est-à-dire placée au milieu même des faisceaux musculaires de ce soi-disant ligament. Tout de suite ce petit tronc se divise en un grand nombre de rameaux qui suivent la direction du ligament, de sorte que, sur une coupe, on peut voir, quand l'injection est réussie, un grand nombre de sections vasculaires. Comme ces ramuscules s'anastomosent au niveau du canal inguinal avec des rameaux venus de l'épigastrique, il est prudent de mettre une ligature sur la section du ligament rond, encore que l'hémorragie soit généralement insignifiante.

L'artère tubaire émerge généralement de la branche de bifurcation externe de l'utérine. Elle est donc, dès sa naissance, placée entre les deux feuillets du méso-salpinx et passe sur la face antérieure du ligament interne de l'ovaire avant d'atteindre la trompe. A quelques millimètres du bord inférieur ou adhérent de la trompe, la tubaire s'incurve et suit l'organe jusque vers son pavillon. A ce niveau, elle est souvent très petite et suppléée par une seconde tubaire, venue, celle-ci, de l'utéro-ovarienne et avec laquelle elle s'anastomose.

Le ou les rameaux ovariens, car ils sont souvent au nombre de deux ou trois, sont extrêmement petits. Ils naissent de l'utérine dans le voisinage de sa bifurcation et suivent la direction du ligament de l'ovaire. Arrivés à la glande, ils pénètrent le pôle interne de celle-ci et s'anastomosent, soit dans la glande, soit le long de son hile, avec les branches ovariques venues de l'utéro-ovarienne.

L'artère rectale. — La branche rectale de l'hypogastrique est certainement la moins importante de ses branches viscérales. Cependant on a fondé sur elle des espoirs probablement excessifs en ce qui touche la nutrition du rectum après la suppression accidentelle ou opératoire de l'hémorroïdale supérieure.

La branche rectale ou **hémorroïdale moyenne** vient du tronc de l'hypogastrique ou de sa division antérieure si la bifurcation est haute. Parfois elle n'est représentée que par une branche venue de la vésicale inférieure ou même de la sacrée latérale. Certains auteurs (Murray, Jonnesco) ont signalé son absence. Enfin il n'est pas exceptionnel de constater que le territoire rectal de cette artère se trouve considérablement réduit, tandis que les ramuscules qu'elle donne accessoirement au vagin et à la vessie chez la femme, à la vessie et aux vésicules séminales chez l'homme, prennent des proportions telles que cette artère devient bien plus vésico-génitale que rectale. C'est déjà dire assez le peu de cas qu'on en doit faire au point de vue chirurgical dans le rétablissement de la circulation artérielle de l'ampoule rectale.

L'artère hémorroïdale moyenne, à son origine, est croisée par l'uretère qui passe en dedans d'elle, puis l'artère s'insinue au-dessous de l'uretère pour se porter en dedans vers l'ampoule rectale qu'elle aborde à 3 ou 4 centimètres au-dessus du releveur. Elle est en effet d'abord logée entre la face pelvienne du releveur anal et la face externe de la loge fibreuse du rectum dans une atmosphère cellulo-graisseuse qui lui forme une gaine. Celle-ci se confond en dedans avec la gaine fibreuse du rectum et forme une sorte de petit aileron latéral au rectum. C'est là qu'on la coupe généralement lorsque l'on sectionne le releveur anal par voie périnéale. Elle paraît appliquée sur la face supérieure du muscle dont on peut cependant la détacher facilement.

Une fois arrivée sur la face externe de la gaine fibreuse du rectum, l'artère donne des rameaux à l'ampoule, mais ceux-ci sont grêles et peu nombreux : deux ou trois généralement. Ce sont ces branches qui s'appliquent à la face externe de l'intestin et, au dire de certains auteurs, s'anastomosent avec des branches de l'hémorroïdale supérieure d'une part, de l'hémorroïdale inférieure d'autre part. Quénu a constaté l'existence d'une série d'anastomoses latéro-rectales grâce auxquelles la nutrition de l'organe pourrait être assurée, si l'hémorroïdale supérieure s'est trouvée oblitérée ou liée. Il est certain que ces voies de retour du sang existent souvent. A vrai dire, nous avons eu beaucoup de difficulté pour les mettre en évidence. Peut-être des injections extrêmement pénétrantes arriveraient-elles à les pénétrer toujours. En tous cas, il nous paraît difficile d'admettre avec Quénu « qu'une injection de suif poussée par la mésentérique inférieure passe facilement dans la fémorale et se retrouve jusque dans l'aorte ».

Ces anastomoses doivent être bien insuffisantes à assurer la vitalité d'un organe à contenu aussi septique que l'ampoule rectale. D'ailleurs, lorsqu'on a lié l'hémorroïdale supérieure et qu'on enlève par voie abdomino-périnéale l'intestin terminal, il est bien rare qu'on ait à se soucier de l'hémorroïdale moyenne, tant qu'on reste en dedans de la gaine fibreuse du rectum.

C'est qu'en effet, cette artère est située en dehors de la gaine fibreuse qu'elle suit jusqu'au niveau des organes génito-urinaires. Chez la femme, elle se termine au niveau de la face postérieure du vagin. C'est très souvent elle qui fournit la *vaginale longue*. Chez l'homme elle atteint la prostate et le fond de la vessie. Elle ne donne au rectum que des vaisseaux de seconde importance. Elle est beaucoup plus génitale que rectale et le chirurgien doit savoir qu'il n'a guère à compter sur elle dans le rétablissement de la circulation intestinale.

LES VEINES DU PELVIS

A cette importante circulation artérielle du petit bassin, correspond une circulation veineuse beaucoup plus importante, du moins quant au volume. Le chirurgien qui s'aventure dans le fond du pelvis doit connaître la disposition de ces veines dont la blessure involontaire peut devenir la source d'hémorragies des plus graves.

De même que toutes les artères du pelvis ont leur source dans les angles postéro-latéraux du pelvis, siège des hypogastriques, toutes les veines viennent confluer vers cette même région et donneront naissance aux volumineuses veines iliaques internes. Ces deux régions latérales au promontoire représentent donc le véritable hile vasculaire du pelvis.

Les veines qui vont s'y réunir sont, comme les artères, les unes pariétales, les autres viscérales.

Veines pariétales. — Les veines pariétales nous arrêteront peu, il est rare que le chirurgien ait beaucoup à s'en préoccuper au cours d'une intervention et puis leur trajet est assez régulièrement superposé à celui de leur artère collatérale.

La veine ilio-lombaire suit exactement le trajet de l'artère du même nom jusqu'au voisinage des gros vaisseaux, mais à ce niveau, il n'est pas constant de la voir se jeter dans la veine hypogastrique. Nous l'avons vue confluent de l'iliaque primitive ou de la veine obturatrice supérieure. Elle est du reste de médiocre intérêt.

La veine fessière est toujours d'un calibre considérable à son arrivée dans le bassin. Jusqu'au niveau de la grande échancrure sciatique, l'artère fessière est accompagnée de deux veines collatérales volumineuses. Ces deux veines sont réunies par une série d'anastomoses en échelle, lesquelles se trouvent si nombreuses et si serrées au niveau de l'échancrure sciatique que l'artère paraît enveloppée dans un véritable plexus. Dès ce point, les veines fessières se résument en un seul tronc très volumineux qui suit le trajet de l'artère, passe avec elle entre le tronc lombo-sacré et la première racine sacrée, après avoir croisé le bord supérieur du muscle pyramidal, arrive au tronc de la veine hypogastrique dans lequel elle se jette.

Les veines sacrées latérales, généralement au nombre de deux, comme les artères, après être sorties des trous sacrés antérieurs, contractent des anastomoses plus ou moins nombreuses avec les branches de la veine sacrée moyenne en avant du sacrum. Tantôt réunies en un seul tronc, tantôt isolées, elles se jettent dans la veine hypogastrique.

Les veines obturatrices, contrairement aux autres veines pariétales, ne suivent pas le trajet de l'artère. En outre il existe deux veines obturatrices de direction tout à fait différente. Enfin les énormes anastomoses que ces veines contractent, en font des voies importantes de retour du sang en cas d'oblitération de la veine fémorale ou de l'iliaque externe.

On voit émerger du trou sous-pubien deux volumineux troncs veineux, l'un au-dessus, l'autre au-dessous de l'artère obturatrice. Le tronc supérieur abandonne aussitôt son artère et se porte en haut et en arrière, le long de la paroi pelvienne, vers le confluent des veines iliaque externe et iliaque interne. C'est généralement là qu'il se termine. Souvent aussi, on le voit se jeter dans le tronc même de la veine iliaque externe. Le nerf obturateur, qui est à peu près parallèle à cette veine, lui est aussi sous-jacent. C'est là la veine obturatrice supérieure.

La veine obturatrice inférieure émerge du trou sous-pubien au-dessous de l'artère et de suite se porte en bas et en arrière et va rejoindre le tronc de la veine hypogastrique dans le fond du pelvis. Quelquefois même elle se jette dans le tronc de la veine honteuse interne à son entrée dans le bassin (voir fig. 54).

Ainsi les deux veines obturatrices forment un angle ouvert en arrière et l'artère obturatrice située dans leur intervalle dessine, assez irrégulièrement d'ailleurs, la bissectrice de cet angle.

C'est dans le triangle formé par ces deux veines et le tronc de la veine hypogastrique que se trouvent placés les ganglions lymphatiques dits de la bifurcation de l'hypogastrique.

Les veines obturatrices au niveau du trou sous-pubien envoient une forte anastomose, en arrière du pubis, vers la circulation de la veine iliaque externe. Cette anastomose se jette soit dans la veine iliaque externe, soit dans la veine épigastrique. Elle est donc parallèle à cette anastomose artérielle que nous avons vue exister entre ces deux circulations en arrière du ligament de Gimbernat.

Enfin, par leurs origines, les veines obturatrices contractent de fortes anastomoses avec les veines circonflexes de la fémorale et par conséquent avec la fémorale elle-même. Il se forme ainsi, autour de la branche horizontale du pubis, un important cercle veineux, constitué par la fémorale, les veines circonflexes, les veines obturatrices et l'anastomose de celles-ci avec l'épigastrique ou l'iliaque externe. Braune a donné à ce circuit le nom de circulus obturatorius.

La veine ischiatique n'a, dans le pelvis, qu'un trajet extrêmement court. Accolée à son artère, elle pénètre dans le bassin en traversant le plexus sacré et se réunit presque aussitôt au tronc de la veine honteuse interne, en avant des racines nerveuses.

Les veines honteuses internes, doubles dans le périnée, contournent comme l'artère de même nom l'épine sciatique et arrivent dans le pelvis en avant de la dernière branche du plexus sacré. A ce niveau, les deux veines honteuses se réunissent généralement en une seule et ce tronc très court s'unit presque aussitôt à celui de l'ischiatique et de la dernière sacrée latérale. Ainsi ce tronc forme l'origine de la veine hypogastrique. Mais, assez souvent, les deux veines honteuses restent isolées : l'un des troncs monte le long du bord postérieur de l'artère hypogastrique, l'autre le long de son bord antérieur. Il y aura ainsi, comme nous le verrons plus loin, deux veines hypogastriques, collatérales à l'artère.

Veines viscérales. — Tandis que les veines pariétales du bassin suivent à peu de chose près la disposition des artères, nous allons voir que les veines viscérales, tout en étant calquées sur les artères, comme l'a fort bien montré L.-H. Farabeuf, présentent une telle abondance et une telle complexité que la similitude n'apparaît pas au premier coup d'œil. Le chirurgien doit cependant les connaître, soit pour les lier, soit pour les éviter, car les hémorragies qu'elles donnent peuvent être des plus graves.

Il existe en effet, dans le fond du pelvis, deux courants veineux d'une richesse considérable, qui prennent naissance en arrière de la symphyse dans le plexus de Santorini. De là ils divergent en

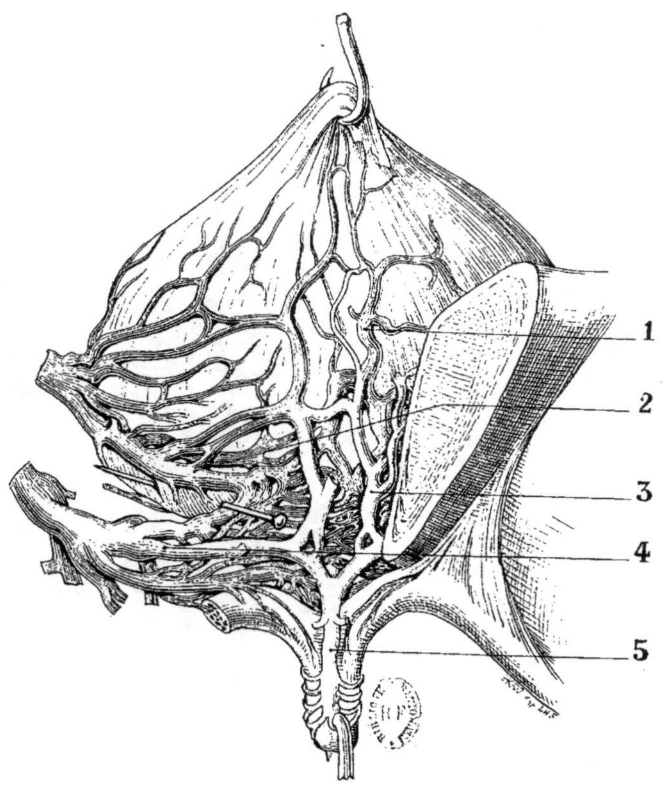

Fig. 50. — Le plexus de Santorini (d'après L. H. Farabeuf).

Cet abondant confluent de veines diverses est formé par (1) des veines vésicales, (3) des veines graisseuses et rétrosymphysaires, (5) la veine dorsale de la verge ou du clitoris et des anastomoses entre ces veines.

(2) représente l'origine des deux courants veineux du pelvis. Une épingle piquée dans la vessie sépare ce courant de (4), celui de la veine honteuse interne.

côtoyant la base de la vessie et les voies génitales et se portent en arrière vers les veines hypogastriques.

Les veines vésicales, les veines génitales et même les veines rectales sont des affluents de ce torrent veineux pelvien qu'elles constituent en partie.

Le **plexus de Santorini** est un rendez-vous veineux formé, en grande partie, par la veine dorsale profonde de la verge et les veines qui courent sur la face antérieure de la vessie. Mais il y arrive encore des veinules en nombre indéfini, qui émergent, chez l'homme, soit au-dessus, soit au-dessous de la prostate et viennent du plexus sous-muqueux de l'urètre ; chez la femme, des veines vaginales antérieures viennent aussi à ce plexus. Il y parvient enfin de fins rameaux des veines pubiennes et graisseuses (voir fig. 50).

Ce rendez-vous de veines, largement anastomosées, occupe une petite loge à paroi fibreuse et peu extensible. La face postérieure de la symphyse constitue cette loge en avant, l'aponévrose préprostatique chez l'homme et la lame préurétrale chez la femme la limitent en arrière. De chaque côté, dans les deux sexes, l'aponévrose des releveurs ferme la loge, comme les ligaments pubo-vésicaux la ferment en haut et l'aponévrose périnéale moyenne en bas.

C'est de ce riche plexus que partiront les deux courants veineux pelviens qui nous occupent. Mais il possède aussi de nombreuses autres voies de décharge. En bas, il se déverse dans les veines honteuses internes, placées au-dessous du releveur contre la paroi externe de la fosse ischio-rectale. En haut, il se déverse par une grosse anastomose qui traverse les faisceaux antérieurs du releveur dans le confluent des veines obturatrices.

Les deux courants veineux du fond du pelvis qui naissent des angles postéro-externes du plexus de Santorini sont formés de veines considérables et disposées en deux étages.

L'étage supérieur est formé par les nombreuses veines venues des faces latérales et postérieures de la vessie. De fait, les artères vésicales, nées de l'ombilico-vésicale, n'ont pas de veines collatérales. Leur origine embryologique permet de le comprendre. Toutes les veines de la vessie sont descendantes et viennent se réunir sur les côtés de sa base en un ou deux gros troncs qui se portent en arrière. A ce courant, viennent encore aboutir les veines vésiculo-déférentielles et urétérales chez l'homme et chez la femme les veines urétérales, les veines vaginales antérieures et une partie des veines utérines.

L'étage inférieur est formé par les nombreuses veines venues de la prostate chez l'homme et chez la femme de toutes les veines vaginales postérieures et de la plus grande partie des veines utérines (voir fig. 51).

Une mince toile fibreuse sépare ces deux étages. Cette toile fibreuse est surtout bien visible chez l'homme. On la voit se porter de l'aponévrose du releveur à la base de la prostate. En sorte que, sur une coupe transversale et verticale du bassin, les plexus latéro-prostatiques sont nettement séparés des plexus latéro-vésicaux.

Ces deux étages du courant veineux pelvien vont se réunir et former un ou deux gros troncs un peu avant de se jeter dans l'hypogastrique qu'ils contribuent à former. Cette réunion ne se fait cependant qu'en arrière de l'uretère, de sorte que ce conduit, avant d'arriver à la vessie, se trouve croisé en avant et en arrière par deux gros paquets veineux : l'antérieur représentant l'étage supérieur du courant veineux pelvien, le postérieur représentant l'étage inférieur. Des anastomoses plus ou moins volumineuses réunissent du reste ces deux paquets veineux en avant et en arrière de l'uretère.

La quantité de sang qu'ils donnent est considérable et il suffit pour s'en rendre compte d'avoir omis de les lier au cours de l'hystérectomie abdominale totale pour connaître à quel point l'écoulement lent et continu qu'ils produisent peut être préjudiciable.

Les veines hémorroïdales moyennes, assez petites en général, viennent se jeter tout à fait en arrière dans le confluent des hypogastriques soit en abordant les veines dont nous venons de parler, soit en s'unissant aux sacrées latérales ou à la terminaison des honteuses.

La veine hypogastrique. — Les veines pariétales et les veines viscérales confluent et s'unissent pour constituer la volumineuse veine hypogastrique.

Il est à peu près impossible de donner de cette veine une description schématique qui réponde à tous les cas. De fait, elle se présente

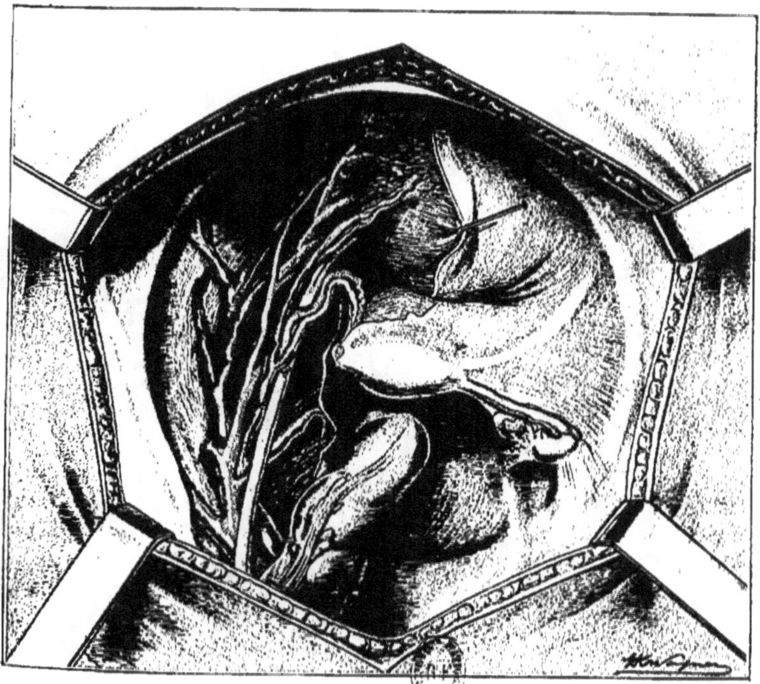

Fig. 51. — Les deux courants veineux du fond du pelvis.

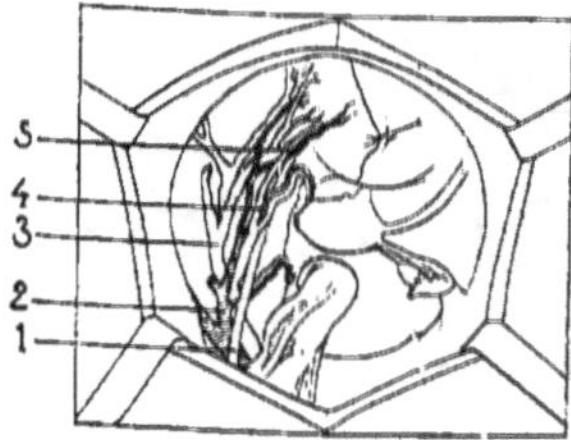

1, l'uretère; 2, l'artère hypogastrique; 3, le courant veineux profond; 4, les vaisseaux utérins passant au-dessus de l'uretère; 5, les veines latéro-vésicales recevant les veines émergeant du plexus de Santorini.

XV. Page 174.

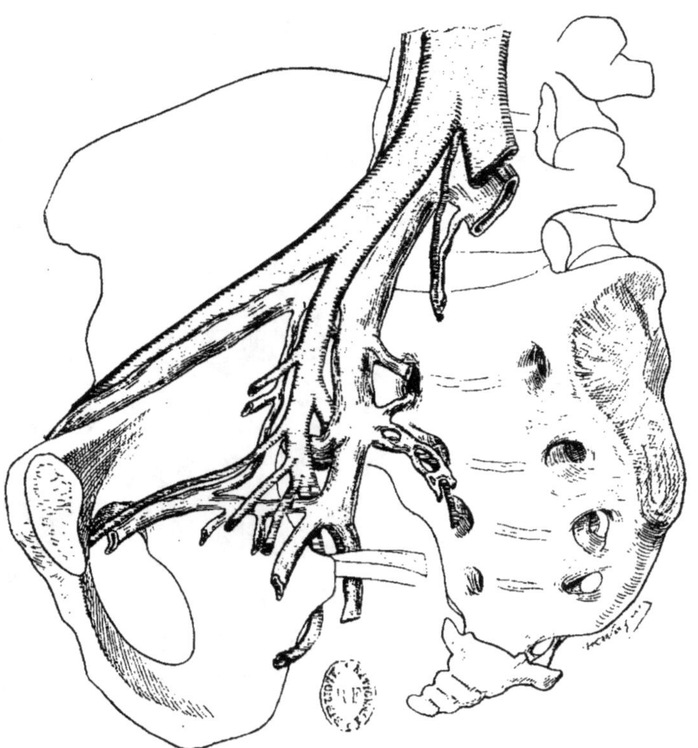

Fig. 52. — La veine hypogastrique dans le type unique.

sous des aspects variables qui peuvent se résumer en deux types :
La veine hypogastrique peut être unique. La veine hypogastrique
est souvent double.

Dans le type unique, la veine présente un volume considérable
et son diamètre est de 12 à 15 millimètres. Ce tronc assez court,
puisqu'il ne mesure guère plus de 4 à 5 centimètres, occupe, à côté
de l'artère du même nom, une situation un peu différente à droite
et à gauche. A droite, elle est nettement postérieure à l'artère qui
la cache même lorsqu'elle est vide. A gauche, la veine est située
en arrière, mais aussi fortement en dedans de l'artère.

L'angle de réunion de la veine iliaque interne avec l'externe ne
correspond pas à la bifurcation de l'artère, comme il est dit dans
certains ouvrages. Il est toujours situé en arrière de l'artère hypogastrique. L'écartement ou l'ouverture de l'angle formé par les
deux artères iliaques est donc toujours occupé par la veine iliaque
externe aussi bien à droite qu'à gauche.

Le tronc de la veine hypogastrique repose sur l'aileron sacré et
côtoie en dedans le promontoire. En raison de la ligne recourbée en
arrière que dessine l'interligne de l'articulation sacro-iliaque, la
veine répond à cet interligne seulement à sa partie basse, c'est-
à-dire à son origine, toutefois elle en est séparée par le pyramidal
et les racines du plexus sacré.

L'uretère du côté gauche suit la face interne de ce vaisseau. A
droite, au contraire, l'artère sépare les deux organes.

A la vérité, le type unique est plus une apparence qu'une réalité. En effet, comme le montre le schéma ci-joint (voir fig. 52), il
existe toujours dans ces cas, en avant de l'artère, une veinule
ascendante qui va se jeter dans la veine iliaque externe et qui
représente la veine antérieure du type double, mais réduite
de volume.

Dans le type double, il existe deux veines hypogastriques. Ce
type peut se rencontrer d'un seul côté ou des deux, chez le même
sujet. On trouve, dans ces cas, une veine postérieure et une veine
antérieure à l'artère hypogastrique (voir fig. 53).

Le tronc postérieur reçoit généralement les veines sacrées latérales, fessière, ischiatique et l'une des deux veines collatérales à
l'artère honteuse interne. Il monte en arrière de l'artère hypo-

gastrique, dans la situation qu'occupe normalement la veine hypogastrique unique.

Le tronc antérieur, moins important en volume, monte devant l'artère, dans l'angle de bifurcation, et se jette généralement dans le tronc de la veine iliaque externe. Ce tronc reçoit d'habitude le sang d'une des deux veines honteuses, des veines viscérales et de la veine obturatrice inférieure, la supérieure se jetant souvent directement dans l'iliaque externe.

Il arrive le plus ordinairement que ces deux veines hypogastriques s'anastomosent entre elles par de grosses branches qui passent soit en avant, soit en arrière de l'artère, ce qui a fait décrire à certains anatomistes un type plexiforme de la veine hypogastrique (voir fig. 54).

On comprend facilement combien devient difficile et dangereux, dans ces cas, d'aller lier l'artère hypogastrique dans le fond du petit bassin. La ligature n'est possible qu'au niveau de l'origine.

La couverture cellulo-fibreuse des vaisseaux pelviens. — Au point de vue médico-chirurgical l'étude des vaisseaux pelviens ne peut être détachée de celle de leur couverture cellulo-fibreuse ou aponévrose cache-vaisseaux.

De fait, le tissu conjonctif sous-péritonéal, plus ou moins tassé suivant les points, ici véritable aponévrose, là toile d'araignée, applique les branches de l'hypogastrique contre la paroi du pelvis. De la sorte, les branches pariétales, comme les sacrées latérales, comme l'obturatrice, se trouvent sur toute leur longueur plaquées contre la paroi. Mais les branches viscérales, d'abord collées, se détachent plus bas pour gagner l'organe auquel elles se distribuent.

Or, ces organes sont creux et de ce fait susceptibles de changement de volume. Ils se distendent ou se contractent suivant les moments et entraînent par conséquent avec eux leurs vaisseaux. La toile fibro-conjonctive qui le recouvre sera donc soulevée comme le drap tendu sur la corde où il sèche. Cette disposition va se retrouver pour chaque viscère pelvien et le soulèvement de la lame fibroconjonctive sera d'autant plus grand que le vaisseau qui la soustend sera plus élevé par rapport au fond du pelvis. Ainsi, l'artère hémorroïdale moyenne, placée presque dans le plan du releveur,

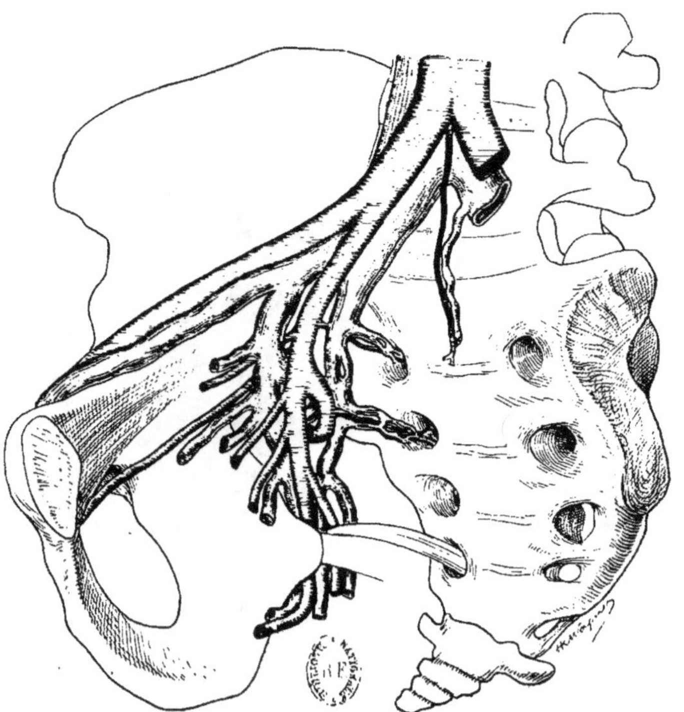

Fig. 53. — La veine hypogastrique dans le type double.

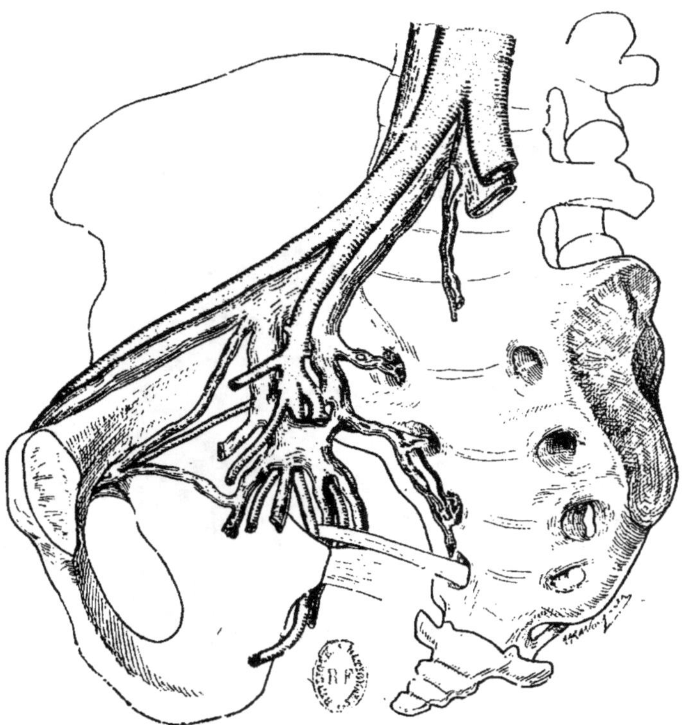

Fig. 54. — La veine hypogastrique dans le type dit plexiforme.

soulèvera une petite toile conjonctive entre la paroi pelvienne et le rectum. L'artère génitale fera très peu saillie chez l'homme, mais chez la femme elle soulèvera une tente assez haute entre la paroi pelvienne et l'utérus. Enfin l'artère vésicale, ombilico-vésicale, très haut placée par rapport au fond du pelvis, soulèvera une tente très élevée entre la paroi et la vessie. Ainsi les trois réservoirs, intestinal, génital et vésical, reliés à la région de l'hypogastrique par leurs vaisseaux propres, sont munis de sortes d'ailerons conjonctifs soulevés par ces vaisseaux : aileron du rectum, aileron de l'utérus ou étage fibreux du ligament large, aileron de la vessie ou tente ombilico-vésicale.

Nous aurons l'occasion de retrouver plus tard ces notions en étudiant les loges viscérales ou cloisonnement du pelvis.

Les lymphatiques du pelvis.

La situation des ganglions lymphatiques du pelvis a pris, en pathologie, une telle importance que le chirurgien qui s'aventure dans cette région ne peut en ignorer les particularités. Non seulement il lui faut connaître les territoires ganglionnaires qui répondent à tel ou tel organe, mais encore il peut y avoir intérêt, dans certains cas, à savoir le trajet des vaisseaux lymphatiques qui s'y rendent.

Or, tous les organes du petit bassin sont tributaires, dans des proportions variables pour chacun, de trois groupements ganglionnaires. Le plus important de ces groupes est le groupe iliaque externe. Les deux autres sont désignés sous le nom de groupe hypogastrique et groupe du promontoire.

Le groupe iliaque externe est le plus important, parce que c'est à lui que se propagent d'abord les affections inflammatoires ou néoplasiques de la vessie, de la prostate et tout spécialement de l'utérus qui est si fréquemment le siège d'inflammation et de cancer.

Le groupe iliaque externe occupe la paroi externe du pelvis en dedans et au-dessous de la veine iliaque externe. Il se trouve compris dans une sorte de quadrilatère formé en haut par la veine iliaque externe, en bas par l'artère obturatrice, en avant

par la veine obturatrice supérieure, en arrière enfin par le tronc
de la veine hypogastrique. Le fond de ce quadrilatère est
coupé en diagonale par le nerf obturateur collé à la paroi pelvienne.
Les rapports de ces ganglions avec ce nerf sont si intimes que l'inflammation des uns doit sûrement irriter l'autre et qu'il ne me
paraît pas déraisonnable d'émettre l'hypothèse que les douleurs
irradiées à la face interne des cuisses au cours des inflammations
utéro-annexielles peuvent bien s'expliquer par ce mécanisme.

Lorsque l'on a incisé le revêtement péritonéal au-dessous de la
saillie des vaisseaux iliaques, on ne voit pas immédiatement les
ganglions. Ils sont cachés en effet par une toile celluleuse qui n'est
autre que la gaine hypogastrique. Elle les dissimule au premier
coup d'œil. Quand on a effondré cette aponévrose le long des
vaisseaux iliaques externes, l'artère ombilico-vésicale peut être
repoussée en dedans et l'on met à nu le paquet ganglionnaire.

Ce paquet est constitué par trois ganglions. Les deux premiers
recouvrent la face interne et le bord inférieur de la veine iliaque
externe ; l'un occupe la partie moyenne de la veine, l'autre le voisinage de la bifurcation. Le troisième est situé au-dessous de ceux-
ci, le long du nerf obturateur, qu'il recouvre plus ou moins.

De ces ganglions, l'inférieur est toujours de beaucoup le plus
volumineux. Leveuf et Godard, qui ont repris récemment cette
étude, ont noté que c'est toujours à ce ganglion qu'aboutissent
directement les lymphatiques de l'utérus. C'est le premier relai de
ce qu'ils appellent la voie principale. Ces recherches complètent
heureusement les descriptions si remarquables de Cunéo et Marcille. Elles présentent d'autre part un intérêt pratique qui saute
aux yeux. De fait, on peut être tenté, quand on pratique l'exérèse des ganglions iliaques externes, de s'en tenir à l'ablation de
ceux qui confinent à la veine iliaque externe et l'on risque
d'abandonner ce ganglion principal parce qu'il faut aller profondément le chercher le long du nerf obturateur, bien au-dessous de
la saillie des vaisseaux iliaques externes (voir fig. 55).

Les ganglions qui reçoivent les lymphatiques viscéraux pelviens
sont en relation avec les autres ganglions de la chaîne iliaque externe, et sont reliés par des lymphatiques avec les chaînes latéro-
aortique et latéro-cave.

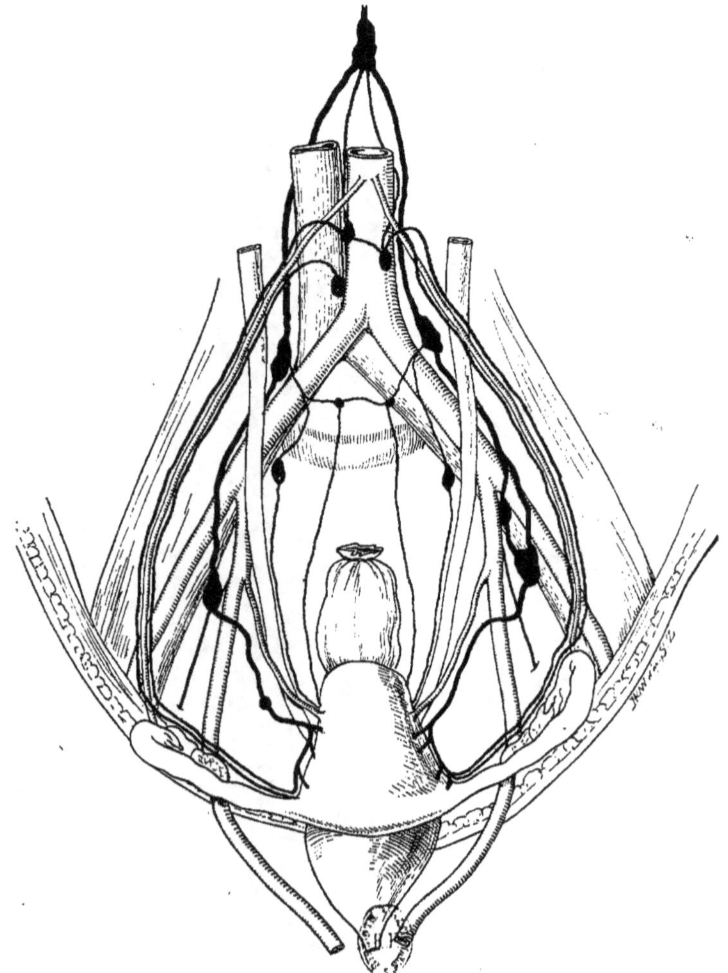

Fig. 55. — Les lymphatiques de l'utérus (d'après Leveuf et Godart).
La voie principale est indiquée au gros trait noir. La voie accessoire est indiquée au trait fin. La première suit la base du ligament large et gagne les ganglions iliaques externes. La seconde suit d'une part le fond du bassin et remonte vers le promontoire, d'autre part le bord supérieur du ligament large et remonte vers les ganglions lombaires.

Le groupe hypogastrique s'étage le long de l'artère du même nom. Il est constitué par huit ou dix ganglions, en général de petit volume. Nous ne saurions mieux faire que d'emprunter à Cunéo et Marcille l'excellente description qu'ils ont donnée de ce groupement.

Le plus antérieur de ces ganglions, disent-ils, est logé entre l'ombilicale et l'artère sous-jacente qui est ordinairement l'obturatrice. Le plus postérieur est appliqué sur le tronc de la fessière. Les autres sont intermédiaires aux précédents. Ils sont généralement disposés de la façon suivante. Le premier d'entre eux est placé au voisinage de l'origine de l'utérine ou de la prostatique ; un deuxième, plus postérieur, repose sur le tronc commun de l'ischiatique et de la honteuse ; un troisième placé à l'écart des précédents, est situé sur le trajet de l'hémorroïdale moyenne. Enfin un dernier groupe est formé de deux ou trois ganglions que l'on rencontre en dedans du deuxième et troisième trou sacré, sur le trajet de l'artère sacrée latérale.

En somme, on peut dire que ce groupement, assez dispersé, est formé d'autant de ganglions qu'il y a de branches artérielles à l'hypogastrique, chacune d'elle ayant sur son trajet un ou deux ganglions accolés.

Tous ces ganglions sont, comme les autres, situés au-dessous de la toile cache-vaisseau, excepté cependant les ganglions qui accompagnent l'artère sacrée latérale. Ceux-ci en effet sont placés en dedans de la gaine hypogastrique dans la loge rétro-rectale.

En arrière de cet ensemble passe le plexus sacré qui en est séparé par une mince toile cellulo-fibreuse. Aussi lorsqu'un néoplasme s'est propagé à ces ganglions, le plexus sacré se trouve rapidement envahi et comprimé. C'est à cette compression qu'il faut rapporter les douleurs irradiées le long des sciatiques, témoignage à la fois de l'envahissement ganglionnaire étendu et de l'inopérabilité du néoplasme.

A lire la description que nous venons de donner de ce groupement hypogastrique, on devine que l'ablation de tous ces ganglions dans une région si profonde et si vasculaire soit une entreprise bien téméraire et l'on pourrait penser que l'ablation des néoplasmes pelviens et des premiers relais ganglionnaires soit une tentative sans espoir. Il n'en est cependant rien et je trouve particulièrement suggestive la différenciation que Leveuf et Godart font des ganglions pelviens.

Les injections et probablement aussi les infections et les néoplasmes envahissent toujours et d'abord le groupement iliaque externe : c'est le groupe principal. Les injections ne passent que secondairement ou accessoirement dans les groupements de l'hypogastrique et du promontoire : ce sont les groupes accessoires.

La clinique vient heureusement confirmer ces constatations anatomiques. Lorsqu'on opère un néoplasme pelvien, de l'utérus par exemple, à l'époque où les propagations à distance sont encore modérées, il est fréquent de trouver les ganglions iliaques externes durs et gros, alors qu'on ne voit ni ne sent encore les ganglions de l'hypogastrique et du promontoire.

Ces constatations ont permis de substituer aux grands et périleux évidements pelviens, des opérations élargies, mais moins mutilantes, où l'on s'en tient à l'ablation des ganglions du groupe iliaque externe.

Le *groupe du promontoire* occupe la ligne médiane dans la bifurcation des deux veines iliaques primitives, en avant du corps de la cinquième vertèbre lombaire et du disque qui la réunit au sacrum. Ce groupe impair est formé de deux ou trois ganglions placés soit au devant de la veine iliaque gauche, soit au-dessous d'elle. Comme le groupement précédent, celui-ci fait partie du groupe accessoire, en ce sens que le courant lymphatique principal ne passe pas par lui.

Les vaisseaux lymphatiques qui vont se rendre à ces trois groupements ganglionnaires viennent des organes génito-urinaires et en très petite partie de la portion toute inférieure du rectum.

De fait, si nous nous reportons aux descriptions que donnent Cunéo et Marcille, nous voyons que les lymphatiques de la vessie, chez l'homme comme chez la femme, se rendent à chacun de ces trois groupes ganglionnaires : ceux qui vont au groupe iliaque externe enjambent le tronc de l'artère ombilico-vésicale ; ceux qui vont au

groupe hypogastrique suivent le fond du pelvis et les plexus veineux ; ceux qui vont au groupe du promontoire suivent le fond du
pelvis, puis la concavité sacrée et atteignent les ganglions en décri-
vant une longue courbe à concavité antérieure.

Nous pourrions répéter les mêmes phrases pour ce qui con-
cerne les lymphatiques de la prostate et des vésicules séminales.

Mais c'est tout spécialement à propos de l'utérus et du vagin
que les chirurgiens se sont efforcés de préciser le trajet de ces lymphatiques parce qu'ils y trouvaient des renseignements immédiatement applicables à leurs opérations. Nous pouvons dire, dès
l'instant, que le grand nombre de lymphatiques de cet organe vont
aux trois groupes iliaque, hypogastrique et du promontoire et,
comme le font observer Leveuf et Godart, la voie lymphatique
principale passe par les ganglions iliaques, la voie collatérale et
accessoire par les deux autres groupes. Nous reviendrons plus tard
sur l'intérêt technique de ces dispositions.

Le plexus hypogastrique.

Cet important plexus complète avec les vaisseaux les ganglions et le tissu conjonctivo-fibreux qui les couvre le contenu
de l'espace pelvi-viscéral.

Il est remarquable de voir combien, jusqu'à ces dernières années,
l'étendue et l'importance de ce plexus avaient peu préoccupé les
chirurgiens qui cependant intervenaient constamment dans ses
environs. On a étudié les moyens de suspension des organes pelviens et les moyens de remédier à leur chute. On a décrit des cloisons sacro-recto-génitales chargées de ce rôle de suspension et il est
surprenant de voir que ceux qui les ont fait connaître avec le plus
de détails ont paru ignorer que le plexus hypogastrique formait
presque exclusivement ces cloisons et que, par conséquent, les
organes pelviens ne pouvaient pas davantage y être suspendus
que ne l'est, par exemple, le poumon au plexus pulmonaire.

La situation profonde du plexus hypogastrique, la finesse des
rameaux qui le constituent, l'abondance du tissu conjonctif qui
l'entoure rendent sa dissection assez pénible. Peut-être toutes ces

raisons expliquent-elles les différences considérables qui existent entre les descriptions qui en ont été données.

Un grand nombre d'anatomistes avec Hirschfeld, Luschka, Remak, Sappey ne voient dans ce système sympathique pelvien qu'une infinité de rameaux anastomosés en plexus. D'autres, comme Lee, Frankenhaüser, Walter, Latarjet et Rochet, constatent l'existence d'un vaste ganglion étalé d'avant en arrière. Encore ne s'entendent-ils pas sur le siège exact de ce ganglion.

Mais un fait persiste incontesté : sur les côtés des organes pelviens, entre eux et les vaisseaux accolés à la paroi du petit bassin, existe un système nerveux sympathique important d'où partiront tous les filets qui se rendent aux viscères (voir fig. 72).

Ce système sympathique se dispose en deux lames, droite et gauche, à droite et à gauche des viscères pelviens et plus exactement à droite et à gauche du rectum. Plexus ou ganglion étalé, peu importe, ce système se dispose verticalement et dans le sens antéro-postérieur depuis la région des trous sacrés jusqu'à la vessie.

Il se présente comme un feutrage grisâtre, plus ou moins feutré, qui s'étend en hauteur du péritoine à la face supérieure du releveur. La gaine conjonctive, qui recouvre en dedans les vaisseaux hypogastriques, se fusionne à la face externe de ce système sympathique lamellaire, en sorte que c'est très artificiellement que le scalpel arrive à les séparer l'un de l'autre. Comme le montrent fort bien les coupes histologiques de Latarjet et Rochet, les ligaments utéro-sacrés sont constitués en grande partie d'éléments nerveux sympathiques de ce système que recouvre en dedans le péritoine, du tissu conjonctif et quelques fibres musculaires.

En arrière, la lame sympathique reçoit le nerf hypogastrique, venu du plexus périaortique. Ce nerf, descendu de l'aorte, devant le promontoire, se divise en deux à la hauteur de la cinquième lombaire. Ces deux branches, droite et gauche, vont gagner l'angle postéro-supérieur du plexus hypogastrique. Le bord postérieur de ce même système reçoit encore un nombre mal défini de filets nerveux venus de branches du plexus sacré et du tronc lombo-sacré.

En avant, enfin, la lame sympathique émet des filets qui se portent vers l'urètre, la vessie, la prostate et les vésicules séminales chez l'homme. Chez la femme, ces filets antérieurs se distribuent

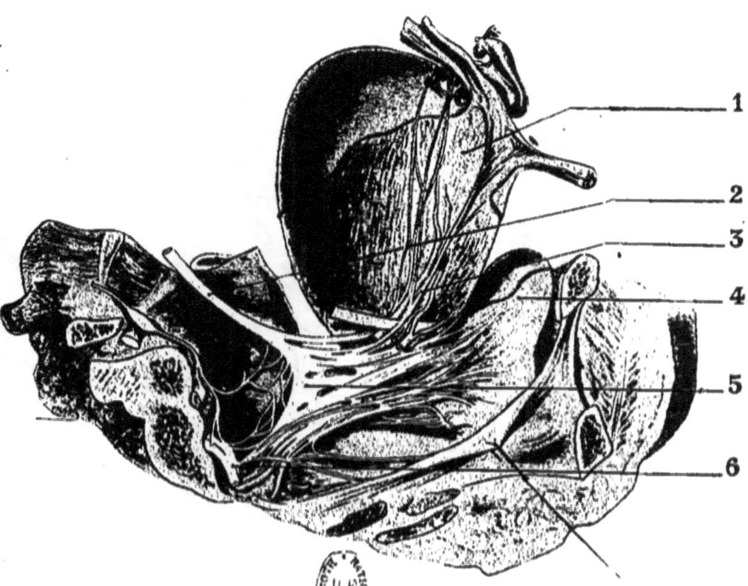

Fig. 56. — Plexus hypogastrique (d'après Latarjet).
1. L'utérus. — 2. Le nerf hypogastrique. — 3. Les nerfs utérins. — 4. La vessie recevant les rameaux antérieurs du plexus hypogastrique. — 5. Le plexus hypogastrique formant ici un large ganglion étalé et plexiforme, véritable cloison sacro-recto-génito-vésicale, verticale et antéro-postérieure. — 6. Les nerfs sacrés antérieurs et les rameaux qu'ils donnent au plexus hypogastrique.

aussi à l'urètre et à la vessie, mais une plus grande quantité est réservée à l'utérus et au vagin. Ces nerfs, très abondants, forment, disent Latarjet et Rochet, lorsqu'on tire fortement l'utérus en avant et en haut, deux lames qui amarrent l'isthme utérin par sa face postérieure et ses bords latéraux et opposent une grande résistance aux mouvements de traction. Ce sont ces lames nerveuses qui, accolées intimement à la face externe des ligaments utéro-sacrés, forment leur charpente résistante et limitent l'orifice supérieur du cul-de-sac de Douglas.

Ces nerfs sont donc intimement unis aux ligaments utéro-sacrés qu'ils forment en partie ; ils passent en dedans de l'uretère et aussi de l'artère utérine.

D'autres filets moins nombreux, dits nerfs secondaires de l'utérus, vont à la partie inférieure de l'isthme. L'un d'eux, appelé nerf latéral de l'utérus, monte jusqu'à la trompe et s'anastomose avec les filets venus du plexus mésentérique et destinés à l'ovaire.

A lire cette description des nerfs de l'utérus, on est frappé de la similitude qui existe avec les descriptions des moyens de suspension de l'utérus ou lames sacro-recto-génitales. Comme nous le verrons plus loin, ces lames sont, à la vérité, formées de deux éléments : l'un est conjonctif et on lui donnerait trop d'importance si l'on négligeait l'autre ; cet autre est nerveux et constitue la portion essentielle.

Ces considérations ne sont pas sans intérêt pour le médecin et le chirurgien. Les phénomènes de douleur, de dépression qui accompagnent les prolapsus génitaux sont, sans doute, explicables par les tiraillements dont sont l'objet les lames sympathiques. Il est probable aussi que les paralysies ou les rétentions vésicales temporaires qui suivent les opérations sur le pelvis et le rectum, sont le résultat du traumatisme opératoire qu'a subi ce système nerveux. Les inflammations des organes pelviens s'accompagnent souvent de névralgies rebelles qui reconnaissent la même origine et l'on sait fort bien aujourd'hui que la résection chirurgicale des lames latéro-rectales peut, comme l'a montré Hallopeau, guérir certaines de ces douleurs. Il y a là une voie toute nouvelle et qui mérite l'attention.

LES VISCÈRES PELVIENS

Le petit bassin, diverticule de la grande cavité abdominale, est occupé essentiellement par les réservoirs. C'est là, en effet, que viennent se loger la vessie, le rectum, et entre les deux les vésicules séminales chez l'homme et, chez la femme, l'utérus et aussi ses annexes, ovaires et trompes.

Vessie, voies génitales et rectum sont disposés d'avant en arrière, les unes devant les autres. Plus exactement, sur le sujet en position debout, tous ces organes se superposent d'avant en arrière en ce sens que les voies génitales sont en arrière et au-dessus de la vessie et le rectum en arrière et au-dessus des voies génitales.

Ces organes, quand ils ne sont pas distendus, sont profondément enfoncés dans l'intervalle des os qui constituent la ceinture pelvienne. Aussi sont-ils difficilement explorables et ne peuvent-ils être atteints qu'en passant par des voies détournées, soit par l'orifice supérieur, soit par l'orifice inférieur de la ceinture pelvienne.

Cette situation profonde les protège contre la plupart des traumatismes, à moins qu'ils ne soient assez violents pour rompre les os, dont les fragments deviennent indirectement des agents vulnérants.

ASPECT DU PELVIS VU PAR L'ABDOMEN OUVERT

Les réservoirs ne remplissent pas tout le pelvis. Celui-ci est encore normalement occupé par la terminaison des côlons et par les dernières anses de l'intestin grêle.

Le côlon terminal n'est cependant pas constamment pelvien. Quand il est long et mobile, l'anse qu'il forme devient verticale et remonte plus ou moins haut dans l'abdomen, au devant des anses grêles, mais c'est là une disposition relativement rare. Le plus souvent, l'anse est pelvienne, d'où le nom que l'on lui donne habituellement de côlon pelvien. Tantôt, elle est démunie de méso et reste appliquée à la paroi pelvienne gauche, tantôt son méso est de faible dimension et l'anse retombe comme un couvercle sur le rectum et l'appareil génito-urinaire. On comprend ainsi l'adhérence si fréquente des néoplasmes de cette anse à l'utérus, ou plus ordinairement à la vessie, dans la cavité de laquelle il lui arrive même de s'ouvrir.

Les dernières anses grêles, c'est-à-dire une grande partie de l'iléon (voir t. II, page 91) viennent occuper les intervalles laissés entre les divers organes pelviens. Elles sont sus-jacentes à l'anse pelvienne du côlon qu'elles appliquent sur la vessie et l'utérus. Du fait même de la présence de cette anse côlique de côté gauche, les anses grêles s'enfoncent plus bas du côté droit du pelvis.

L'épiploon, lorsqu'il est long, descend au devant du paquet intestinal et parfois jusqu'au-dessus des organes pelviens. Aussi le trouve-t-on dans quelques cas adhérent à la vessie ou plus souvent aux organes génitaux chez la femme.

Mais quand les réservoirs pelviens se distendent, ils soulèvent et repoussent dans le ventre les organes qui reposent sur eux et lorsque leur développement s'accentue, ils débordent la cavité pelvienne trop étroite pour les contenir et envahissent l'abdomen.

Ouvre-t-on le ventre dans ces conditions, l'organe distendu peut apparaître aussitôt, mais ordinairement quand on opère, les viscères pelviens sont vides et dissimulés au regard par les anses intestinales qui les recouvrent.

Ces anses furent longtemps une grande gêne pour les chirurgiens, jusqu'au jour où Trendelenburg, utilisant la mobilité de l'intestin, eut l'idée de renverser les opérés de telle sorte que, l'action de la pesanteur entraînant l'intestin, le fond du pelvis apparut aux regards.

L'aspect du pelvis, vu d'en haut, est assez différent chez l'homme et chez la femme, en raison de la proéminence chez cette dernière de l'appareil génital.

Chez l'homme, on est frappé, dès l'abord, par l'étroitesse relative du petit bassin. La couverture péritonéale qui passe au-dessus des organes est à peine soulevée en avant, davantage en arrière où le rectum dessine sa saillie cylindrique.

Lorsque la vessie est complètement vide, la couverture séreuse passe sans ressaut de la paroi abdominale antérieure dans le fond du petit bassin. Elle paraît lâche et flottante et peut être aisément pincée. Normalement même, on trouve un pli transversal marqué sur la vessie. Ce pli, dit de Waldeyer, ne peut cependant être tiré très loin, car le péritoine, pour si lâche qu'il soit, tient intimement à la vessie.

Dans la distension du réservoir urinaire, la couverture séreuse prend un autre aspect ; elle se tend et ses plis disparaissent. Elle contourne la vessie et dessine entre elle et la paroi abdominale un cul-de-sac que l'ouraque soulève sur la ligne médiane. Un cul-de-sac semblable apparaît à droite et à gauche, limité en dehors par la saillie des vaisseaux iliaques, en dedans par le dôme saillant de la vessie. L'ovoïde plus ou moins volumineux que dessine cet organe, surplombe le rectum dont le sépare le cul-de-sac vésico-rectal. Dans ces conditions, rien n'est plus difficile que l'exploration du pelvis et l'on peut dire qu'une opération serait impossible tant que la vessie n'aura pas été vidée.

En arrière, le rectum, assez mal nommé, puisqu'il est curviligne, descend devant le sacrum et soulève la séreuse par sa face antérieure et ses faces latérales. Il existe donc deux gouttières latérales au rectum, d'autant plus profondes que le rectum est distendu davantage. D'ailleurs, on ne voit dans le petit bassin qu'une partie du rectum, à peu près sa moitié supérieure ; tout le reste est sous-péritonéal.

Entre cet organe et la vessie, la séreuse s'enfonce en un profond cul-de-sac vésico-rectal.

Véritable entonnoir, il est plus large en haut qu'au fond. Parfois, ce fond est soulevé par un étroit bourrelet transversal dans lequel la palpation permet de sentir le relief des vésicules séminales. Il arrive encore qu'un peu au-dessus du fond, ce cul-de-sac est rétréci par deux plis latéraux, étendus de la vessie vers les côtés du rectum où ils se perdent. Cette disposition du péritoine, assez rare chez l'homme, est au contraire constante chez la femme.

Lorsque la vessie et le rectum se trouvent remplis, le cul-de-sac vésico-rectal devient une simple fente, car les deux organes viennent au contact l'un de l'autre.

Enfin sur les côtés et latéralement au rectum, on aperçoit par transparence quand le sujet est maigre, on devine à peine quand il est gras, la saillie des vaisseaux hypogastriques et celle de l'uretère, cordon blanchâtre qui descend vers la vessie en dedans du psoas et des vaisseaux.

Plus en avant, on voit un autre cordon blanchâtre, un peu moins large, qui croise également la saillie des vaisseaux iliaques et descend d'avant en arrière. C'est le canal déférent qui gagne la face postérieure de la vessie.

Uretère et canal déférent, en se rejoignant, dessinent les deux côtés d'un angle ouvert en haut que la saillie des vaisseaux iliaques externes transforme en triangle.

Chez la femme, l'aspect du pelvis vu d'en haut est très différent, du moins dans sa partie moyenne.

On est tout d'abord frappé par la largeur beaucoup plus considérable du pelvis où le chirurgien a bien l'impression qu'il agira plus à l'aise. Par cette même raison, le bassin paraît moins profond, ce qui, en réalité, n'est qu'une apparence.

La vessie vide forme une cupule plus vaste et l'on retrouve au-dessus d'elle le même pli transversal du péritoine.

En arrière, le rectum soulève la séreuse qui se déprime latéralement en deux gouttières, sous le versant externe desquelles on aperçoit la saillie des vaisseaux hypogastriques et celle de l'uretère si le sujet n'est pas trop infiltré de graisse.

Mais entre la vessie et le rectum vient faire saillie l'appareil génital avec ses prolongements latéraux gagnant le pourtour du bassin comme pour s'y suspendre.

On ne voit, par l'orifice supérieur du bassin, que le corps de l'utérus, la séreuse, du moins en avant, ne descendant pas sur l'isthme.

Le bourrelet globuleux que fait le corps utérin se prolonge de chaque côté par un cordon qui soulève la séreuse et monte vers la région inguinale. Ces ligaments ronds font une saillie prononcée qui circonscrit avec le pourtour antérieur du bassin une fosse dans laquelle se loge la vessie vide. Mais lorsque celle-ci est pleine, elle repousse en arrière la paroi postérieure de sa fosse d'où elle émerge et un profond cul-de-sac vésico-utérin se creuse. Dans ces conditions, toute intervention sur l'utérus se trouve très gênée, sinon impossible. Lorsque le chirurgien opère, la vessie étant vidée, il n'y a pas de cul-de-sac vésico-utérin, mais une vaste fosse utéro-pubienne, dont la vessie constitue le fond.

Le bourrelet utérin est encore prolongé latéralement par un autre cordon qui monte en arrière du ligament rond. Ce cordon se prolonge sous le péritoine par une saillie qui croise le psoas et remonte vers les lombes. L'ovaire y est appendu et pend dans le pelvis, au-dessous de la saillie des vaisseaux iliaques externes.

Entre le cordon du ligament rond et le cordon de l'ovaire, la trompe flotte et retombe ordinairement sur l'ovaire.

Ce cordon postérieur, auquel tient l'ovaire, soulève considérablement le péritoine, de sorte qu'entre l'appareil génital et le pourtour postérieur du pelvis se creuse une seconde fosse très profonde, dont la paroi postérieure est soulevée par le rectum. Ce cul-de-sac utéro-rectal ou cul-de-sac de Douglas est le point le plus bas de la cavité du ventre et présente au point de vue médico-chirurgical une importance toute spéciale en raison des affections nombreuses dont il est le siège. Sa profondeur, qui l'amène au voisinage du périnée, permet son exploration clinique par la voie vaginale et rectale. Elle favorise l'accès chirurgical du pelvis par l'orifice inférieur du petit bassin.

Lorsque, après laparotomie, les anses grêles ont été refoulées vers l'ombilic, que l'utérus a été attiré en avant, on constate que le Douglas forme un entonnoir ouvert en haut. La paroi postérieure en est soulevée par la saillie cylindrique du rectum, la paroi antérieure par le corps de l'utérus, son isthme et le cul-de-sac postérieur du vagin. La paroi latérale présente un ressaut à la hauteur de l'isthme utérin.

Ce repli, étendu de l'isthme de l'utérus à la paroi postérieure, est saillant comme une véritable bride. Ce ligament utéro-sacré sur lequel se réfléchit le péritoine délimite entre le rectum et l'appareil génital l'orifice d'une sorte de gousset : c'est le fond très étroit du cul-de-sac de Douglas où les anses intestinales ne pénètrent pas faute d'espace. C'est ce fond que l'on explore par le toucher vaginal, c'est lui que l'on ouvre dans la colpotomie.

Au-dessus du repli utéro-sacré, la paroi latérale de l'entonnoir monte en pente douce vers le détroit supérieur. Le péritoine est soulevé par le cordon blanchâtre de l'uretère, en dehors duquel on voit ou plutôt on sent les battements de l'artère hypogastrique et de ses branches. L'ovaire répond à la dépression située au-dessus de l'uretère, les anses grêles à droite, le côlon pelvien à gauche descendent dans la dépression située au-dessous de l'uretère.

Données anatomiques fournies par l'exploration clinique du pelvis. — Il était nécessaire de connaître cette disposition d'ensemble du pelvis avant d'essayer de saisir les données d'anatomie normale que l'exploration clinique peut fournir.

Nous avons déjà vu que la palpation à travers la paroi abdominale ne peut guère donner de renseignements. Les os du bassin s'y opposent. Les muscles du ventre ne sont pas suffisamment dépressibles pour que la main puisse percevoir le contenu du pelvis, à moins que les viscères ne soient distendus ou hypertrophiés par la maladie.

L'exploration digitale à travers la paroi rectale ou chez la femme à travers celle du vagin donne déjà des renseignements plus importants. Mais en combinant les deux procédés, c'est-à-dire en déprimant la paroi abdominale au devant du doigt-rectal ou vaginal, on peut acquérir sur l'aspect normal du pelvis et de son contenu des renseignements importants.

Et d'abord, le doigt qui explore le pelvis à travers le rectum remonte beaucoup moins haut qu'on ne pourrait le croire au premier abord. Si loin qu'il soit poussé, c'est à peine s'il pénètre dans la portion péritonisée du rectum, c'est-à-dire qu'il dépasse tout juste le fond du cul-de-sac de Douglas.

Le bout du doigt incliné en arrière sent le coccyx et la face antérieure du sacrum, mais ne peut arriver plus haut que le niveau des deuxièmes trous sacrés antérieurs. Latéralement, il rencontre la grande échancrure sciatique et le ligament sacro-sciatique qui la sépare de la petite, mais la résistance de ces plans fibreux ne permet pas de distinguer l'épine sciatique du ligament qui s'y fixe. Au-dessus de la grande échancrure sciatique, le doigt atteint tout juste la partie inférieure de l'articulation sacro-iliaque.

Jamais le doigt ne peut atteindre la région de la ligne innominée de l'os iliaque. Il arrive toutefois parfaitement sur la surface quadrilatère de cet os et peut, par conséquent, fort bien palper la face profonde de l'articulation coxo-fémorale.

Enfin le doigt qui explore à travers le rectum ne peut rien connaître du pourtour antérieur du bassin et de la symphyse pubienne, aussi bien chez l'homme que chez la femme, en raison de la superposition des organes qui le séparent de ces régions.

La présence de la cavité vaginale chez la femme permet une exploration plus complète du pelvis du moins pour son pourtour antérieur. Le ou les doigts introduits dans le vagin sentent parfaitement le bourrelet vertical de la symphyse pubienne, les trous sous-pubiens, la surface innominée. Mais c'est, encore ici, au toucher rectal qu'il faudra demander de définir ce que l'on peut sentir du pourtour postérieur du pelvis.

L'exploration bimanuelle est indispensable pour acquérir les notions d'anatomie clinique nécessaires à l'examen des viscères. Ceux-ci ont tendance à fuir devant le doigt, si la main placée sur la paroi abdominale ne les immobilise pas momentanément.

Chez l'homme, cependant, les organes sous-péritonéaux sont suffisamment fixés pour que le doigt qui explore à travers la paroi rectale puisse les sentir.

Directement au-dessus du sphincter anal, il arrive en avant sur l'urètre membraneux qui donne la sensation d'un demi-cylindre du volume d'un crayon et d'un centimètre et demi de longueur environ.

Immédiatement au-dessus, il rencontre la prostate. Celle-ci donne une sensation très différente suivant l'âge du sujet. A peine perceptible chez l'enfant, elle donne chez l'adulte l'impression d'une masse résistante qui rappelle assez bien la forme d'une châtaigne dont la pointe serait dirigée en bas. Le doigt ne peut avoir de notion que sur la forme et les dimensions de sa face postérieure que l'on sent nettement délimitée et de consistance uniforme. Chez le vieillard, la prostate apparaît toujours plus volumineuse, mais sa forme et sa consistance n'ont pas varié à moins qu'une affection ne soit venue les modifier. La pointe de la prostate est sentie dès qu'on a introduit une phalange et demie de l'index, la base est à deux phalanges et demie de profondeur chez l'adulte, plus haut encore chez le vieillard.

Il est donc nécessaire d'introduire tout le doigt pour arriver sur les vésicules séminales d'un adulte et l'on comprend pourquoi il est parfois impossible chez le vieillard de les atteindre. L'augmentation du volume de la prostate les a fait remonter à 10 ou 12 centimètres au-dessus du périnée. La consistance molle des vésicules vides se confond avec celle des parties voisines et dans ces conditions, on les distingue très difficilement. Quand elles sont pleines, au contraire, on sent, au-dessus de la prostate, deux bourrelets souples qui montent en divergeant, mais le doigt n'arrive jamais à sentir leur extrémité supérieure.

L'extrémité du doigt introduit complètement dans le rectum atteint et même dépasse un peu le fond du cul-de-sac de Douglas. On peut aisément constater le fait quand, au cours d'une laparotomie, un aide pratique le toucher rectal. On peut donc dire approximativement que le fond du Douglas est à 8 ou 10 centimètres du périnée et cette donnée un peu schématique est suffisante en clinique pour apprécier le siège d'une tumeur rectale, par exemple, relativement au fond du cul-de-sac péritonéal.

C'est à peu près les seuls renseignements anatomiques que l'on peut obtenir des moyens de la clinique quand on explore le bassin par en bas. Les uretères normaux ne sont pas perceptibles, la vessie même, lorsqu'elle est vide, ne donne que des sensations très imprécises. Il faut qu'elle soit fortement remplie pour qu'on puisse percevoir son globe souple et régulier. Une réplétion légère, un corps étranger, une tumeur de dimension moyenne ne peuvent être sentis par le doigt rectal, ni même par le palper bimanuel.

Chez la femme, l'examen anatomique du pelvis peut se faire par voie rectale ou par voie vaginale.

L'exploration par le rectum montre, tout de suite au-dessus du sphincter anal, la paroi souple du vagin. Arrivé à deux phalanges environ de profondeur, c'est-à-dire à 5 ou 6 centimètres du périnée, il rencontre un corps globuleux régulier, mobile, que la plupart des débutants prennent pour une tumeur et qui n'est cependant que le col utérin perçu à travers la paroi recto-vaginale.

Le cul-de-sac de Douglas descend notablement plus bas chez la femme que chez l'homme. En raison de l'obliquité du vagin par rapport au périnée, on peut dire sans erreur que le fond du Douglas de la femme est à 4 à 5 centimètres tout au plus de la marge de l'anus. On comprend dès lors que l'existence d'une collection dans sa profondeur soit aisément perçue par le toucher rectal.

Le doigt introduit par le vagin a en arrière le rectum ; en avant, il sent l'urètre et au-dessus la vessie. Cependant, malgré la minceur relative de sa paroi, la vessie vide se laisse très mal explorer par cette voie et on ne sent que rarement une tumeur ou un corps étranger de dimension moyenne, placés dans sa cavité.

Au fond du vagin, le doigt peut parfaitement analyser la forme, le volume du col utérin et l'aspect de son orifice. Il en peut faire le tour et sentir même quelquefois dans le fond des culs-de-sac latéraux les battements de l'artère utérine. Malgré le voisinage immédiat de l'uretère, on ne peut percevoir son relief quand il est normal. Il n'en est pas de même quand il est infiltré par la tuberculose ou s'il contient un calcul dans ses derniers centimètres.

Le corps utérin et ses annexes ne peuvent être appréciés que par le palper bimanuel. Pendant que les doigs vaginaux immobilisent l'utérus, la main abdominale, en déprimant la paroi vers le pelvis, appréciera le siège, la forme, l'inclination du fond de l'organe.

Il donne la sensation d'un globe régulier et lisse. L'utérus d'une multipare est généralement plus volumineux que celui d'une vierge. Il faut toujours tenir compte dans l'appréciation de ce volume de l'épaisseur de la couche adipeuse de la paroi. Lorsque la graisse est abondante, on a toujours l'impression que le corps utérin est plus volumineux qu'il ne l'est en réalité.

Les annexes sont généralement senties en dehors et un peu en arrière de l'utérus. Chez certaines femmes à tissus mous et relâchés, on les trouve directement en arrière dans le cul-de-sac de Douglas. A la vérité, sur un sujet sain, on ne perçoit vraiment que l'ovaire ; la trompe, petite et souple, échappe à l'examen. L'ovaire normal donne la sensation d'une petite masse assez ferme, du volume d'une grosse amande, toujours douloureuse à la pression et facilement mobilisable entre les doigts. On arrive assez facilement à sentir les annexes gauches; à droite il se peut que les anses intestinales ou le cæcum, descendus dans le pelvis, donnent la sensation d'une tumeur élastique et globuleuse qui dissimule les annexes. Il suffit de mettre le bassin en position renversée pour faire disparaître cet obstacle.

Ces notions d'anatomie cliniques sont si banales pour le praticien qu'il les applique journellement sans même s'en rendre compte. Elles ne seront peut-être pas superflues pour le débutant et nous aurons maintes fois l'occasion de les rappeler dans les applications de l'anatomie à la technique chirurgicale.

ÉTUDE DES ORGANES PELVIENS PRIS ISOLÉMENT

L'anatomie descriptive exige que l'on étudie dans deux chapitres parfaitement séparés les organes du pelvis de l'homme et ceux du pelvis de la femme. Il me semble que cette étude envisagée du point de vue médico-chirurgical gagne à être faite comparativement, c'est-à-dire que le médecin et le chirurgien doivent pouvoir, dans la représentation qu'ils se font de ces organes, passer instantanément du bassin de l'homme à celui de la femme. La technique opératoire, les affections pathologiques, à part ce qui touche aux organes génitaux, ne présentent que des différences minimes.

C'est pour ces raisons d'application pratique que nous étudierons la vessie chez l'homme et chez la femme, le rectum chez l'homme et chez la femme, enfin les voies génitales de l'homme et les voies génitales de la femme.

LA VESSIE

Au point de vue médico-chirurgical, la vessie, aussi bien chez l'homme que chez la femme, présente un certain nombre de caractères anatomiques très particuliers. Sa situation pelvienne, ses relations avec l'extérieur par l'intermédiaire de l'urètre, les explorations qu'on peut y faire, les affections dont elle est le siège, ont engagé les médecins et les chirurgiens à préciser, sur le vivant, certains points d'anatomie qui seraient tout à fait secondaires pour d'autres organes

La vessie est un réservoir destiné à recueillir l'urine que les deux reins secrètent sans arrêt. Sa structure musculaire lui permet de rejeter ce contenu à des intervalles que le sphincter volontaire règle jusqu'à un certain point.

Cette poche est placée comme une soufflure sur le carrefour de l'urètre et des deux uretères, déformé par sa présence. Elle est logée dans la partie antérieure du pelvis, en arrière de la symphyse et du pubis, un peu au-dessus du plancher des releveurs. L'appareil génital et le rectum se placent en arrière d'elle.

Forme. — Il est bien évident que la forme de la vessie ne sera pas la même à l'état de vacuité et à l'état de réplétion. Il est nécessaire de connaître en clinique les aspects différents qu'elle peut revêtir.

La vessie vide est généralement une poche à parois flasques et affaissée sur elle-même. Quelquefois, elle revêt la forme globuleuse. Elle est alors dure et comme érigée dans le fond du pelvis.

La vessie flasque est l'aspect le plus habituel. C'est ainsi qu'on la trouve sur le cadavre, sur le vivant au cours d'une laparotomie ou d'une exploration par les voies naturelles. Sa paroi est souple ; elle peut être attirée au moyen d'une pince ou repoussée devant une sonde ou un explorateur. Comme un ballon dégonflé, sa moitié supérieure retombe sur sa moitié inférieure et sa cavité se réduit à une fente. Aussi l'exploration de cette cavité devient-elle impossible dans cette condition, car l'instrument s'encapuchonne et se perd dans la paroi.

Quand on l'examine après ouverture du ventre, on voit que la vessie, vide et flasque, ne fait aucune saillie. À peine ses bords dessinent-ils sous le péritoine un léger relief. Elle forme une sorte de triangle à bords courbes. Le sommet répondant à l'ouraque est par conséquent dirigé en avant. La base concave, tournée en arrière, répond au rectum. Les bords latéraux suivent la paroi latérale du bassin. L'aire de ce triangle se déprime, car la paroi vésicale se creuse en cupule.

Cette conformation en cupule de la vessie vide se voit beaucoup mieux sur des coupes antéro-postérieures de cadavre. On constate alors que la paroi inférieure de la vessie, chez l'homme comme chez la femme, prend une forme à peu près concave. La portion située en avant de l'urètre se dirige en bas et en arrière, la portion postérieure à ce conduit se dirige en haut et en arrière. Le col vésical répond au point le plus déclive de la courbe. La paroi supérieure retombe comme un couvercle concave sur la paroi inférieure. Aussi la coupe de la cavité de la vessie, réduite ici à une fente, et celle de l'urètre qui en part, forment-elles un Y très ouvert, dont l'urètre représenterait la tige verticale.

La vessie globuleuse ne se rencontre pas souvent. Il est très rare de lui trouver cette forme sur le cadavre. On admet alors que la vessie a été saisie et fixée par la mort dans un moment de contraction. Dans les rares cas où l'on a l'occasion de trouver cette forme à la vessie vivante, il existe toujours des lésions inflammatoires et parfois même des proliférations fibro-adipeuses périvésicales qui permettent de penser que la forme globuleuse de la vessie est, comme le pense Paul Delbet, un aspect pathologique et par conséquent anormal.

La vessie est alors dure et épaisse. Sa paroi ne peut être ni pincée, ni attirée. Elle est petite, ratatinée et donne assez bien la forme et la sensation d'une figue plantée par sa pointe dans le plancher pelvien. Dans un cas que j'ai eu l'occasion d'observer au cours d'une intervention, cette vessie à capacité très réduite et très douloureuse à la distension avait une paroi extrêmement épaissie et contenait un caillou piriforme assez volumineux.

La vessie pleine prend la forme d'un ovoïde et son volume augmente avec son contenu. Mais, avant que la quantité de liquide soit suffisante pour mettre la vessie en tension, celle-ci peut cependant contenir une certaine quantité d'urine et, comme on a souvent l'occasion de le constater au cours de laparotomies, la vessie ne présente pas alors la forme ovoïde. Sa paroi reste flasque et se déforme suivant l'action de la pesanteur. Dans cette forme intermédiaire, la paroi supérieure seule paraît modifiée par le liquide contenu. Primitivement creusée en cupule, cette paroi se soulève. Dans la position de Trendelenburg, elle forme un bourrelet plus ou moins saillant qui cache les autres organes pelviens.

Lorsque la quantité de liquide augmente, la paroi entre en tension et la vessie devient ovoïde. Guyon faisait souvent remarquer que c'est le diamètre transverse qui augmente le premier, en sorte qu'à peine tendue, la vessie prend, suivant la comparaison de ce savant urologue, une forme en portefeuille, c'est-à-dire peu profonde dans le sens antéro-postérieur, déjà très large transversalement. C'est sans doute pour cette raison que les corps étrangers longs, comme les crayons ou porte-plume que l'on rencontre si souvent, se placent transversalement dans la vessie; c'est aussi pour cette même raison que le lithotriteur retrouve toujours les calculs ou leurs débris dans ce diamètre transversal et d'ordinaire à ses deux extrémités, car le rectum soulève quelque peu sa partie moyenne.

Lorsque la réplétion de la vessie devient suffisante pour développer au maximum ses parois, celle-ci apparaît dure, tendue et fait sous le péritoine une saillie prononcée qui remplit le bassin et même déborde dans l'abdomen. Sa forme globuleuse, sa résistance élastique l'ont fait prendre bien souvent pour un kyste, que la sonde fait disparaître incontinent.

On peut aisément constater que le développement de la vessie ne se fait pas également aux dépens de toute sa surface. C'est surtout sa paroi supérieure qui se distend, de telle façon que, sur l'organe gonflé au maximum, l'insertion de l'ouraque qui en représentait primitivement le sommet, occupe maintenant la face antérieure. L'existence de feuillets fibreux qui doublent le pourtour de la vessie explique probablement ces différences. Nous verrons bientôt les applications pratiques qui en résultent, relativement à la disposition du péritoine vésical.

La sensibilité de la vessie vivante est en rapports immédiats avec son volume et sa capacité. De fait, la vessie n'est sensible qu'à la distension et à la chaleur. Sa sensibilité au contact est des plus vagues tant que sa muqueuse est normale. Un explorateur en gomme ou métallique peut, sans provoquer de sensation précise, toucher ou déprimer sa paroi. Le pincement est même très mal perçu et cela fait comprendre que certains lithotomistes malhabiles aient écrasé la paroi vésicale entre les mors de l'instrument sans que le sujet ait paru en beaucoup souffrir. La vessie perçoit parfaitement le chaud et plus encore le froid sous l'influence duquel elle réagit violemment en se contractant. Cela est si vrai qu'il est impossible, chez beaucoup de sujets, de remplir la vessie à l'eau froide.

Mais l'excitateur par excellence de la sensibilité vésicale est la distension. La réaction de la paroi est d'autant plus rapide que la distension a été faite plus rapidement. La même vessie qui admettra sans réagir 300 ou 350 grammes de liquide s'ils sont introduits très lentement, deviendra sensible pour 150 ou 200 grammes introduits brusquement. La sensibilité augmente avec le degré de la distension. Chacun connaît les souffrances atroces de la rétention aiguë d'urine : « Il faut pisser ou mourir », disait Heister. Toute infection de la muqueuse vésicale augmente cette sensibilité, au

Fig. 57. — Aspects radiologiques différents de la vessie.
En haut et à gauche : vessie de femme contenant 30 grammes de liquide opaque.
En haut et à droite : la même vessie remplie de 300 grammes de liquide opaque.
L'injection a été poussée lentement, la vessie ne se contracte pas.
En bas : la même vessie au moment où apparaît le besoin d'uriner. Remarquer son changement de forme (Clichés du Dr Darbois).

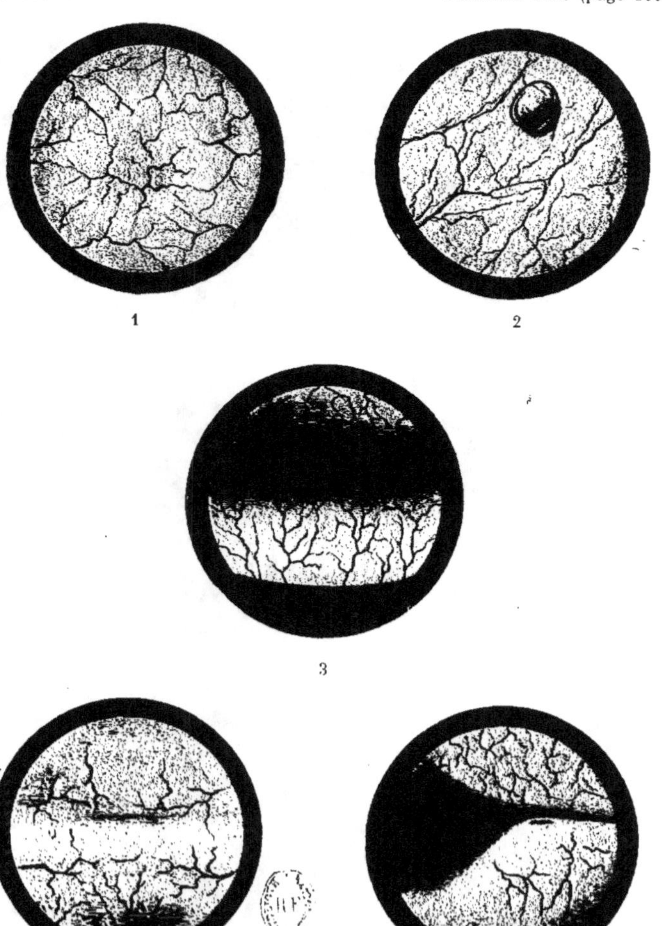

Fig. 58. — Aspect intérieur de la vessie vue au cystoscope.

1. Paroi latérale de la vessie.
2. Sommet de la vessie avec la bulle d'air.
3. Face antérieure de la vessie, présentant, de haut en bas, le recessus suspubien, la saillie pubienne et le col.
4. Ligament inter-urétéral surplombant le bas-fond.
5. Orifice urétéral et corne latérale de la vessie (côté droit).

(D'après G. Marion et M. Heitz-Boyer).

XVIII. Page 198.

point que certaines vessies infectées ne tolèrent plus la moindre quantité de liquide.

La **capacité** vésicale est représentée par la quantité de liquide que l'on peut introduire sans exciter cette sensibilité spéciale à la distension. On ne peut donc parler que de la capacité de la vessie vivante. Non seulement la connaissance de la capacité de la vessie de cadavre n'offre aucun intérêt pratique, mais encore les variations sont tellement considérables qu'elles perdent toute valeur. En effet, d'après Delbet, Krause évalue la capacité de la vessie de cadavre à 200 grammes, Sappey à 500, Hoffmann à 735 et Barkow à 1.350.

La capacité physiologique, c'est-à-dire celle du vivant, est assez variable suivant les individus et aussi suivant les moments pour chaque individu. La capacité vésicale est essentiellement instable. On peut dire néanmoins que, dans des conditions identiques, la capacité vésicale est de 300 à 350 grammes de liquide tiède. Il est possible qu'elle soit un peu plus grande chez la femme que chez l'homme, non pas en raison des conditions sociales qui, comme on l'a dit, lui rendent la miction plus difficile, mais parce que, le bassin étant chez elle un peu plus large, la vessie est un peu plus grande.

La forme et les dimensions de la vessie vue à l'écran fluorescent. — Tout ce que nous venons de dire sur la forme, la contractilité et la capacité physiologique de la vessie vivante peut être aujourd'hui aisément contrôlé par l'examen sous écran après que l'on a rendu opaque la cavité de l'organe. Blum, Eister et Hryntschak ont étudié les divers aspects que présente la vessie du vivant suivant la quantité de liquide introduite dans son intérieur.

Comme nous l'avait montré l'inspection directe de cet organe, on peut constater sous écran que la vessie présente deux états très différents : l'un de repos ou de relâchement, véritable diastole vésicale, l'autre d'activité ou de contraction, véritable systole vésicale. La forme change d'un état à l'autre (voir fig. 57).

A l'état de repos, l'introduction de 2 ou 3 centimètres cubes de liquide opaque montre que l'ombre vésicale vue d'avant en arrière apparaît comme une ligne horizontale un peu concave en haut, et dont le milieu répond à la symphyse pubienne.

Vient-on à introduire 20 centimètres cubes de liquide, par exemple, on voit la paroi supérieure se déplisser, ce qui donne à l'organe la forme d'un ovale aplati et couché horizontalement. Vue transversalement, la vessie prend l'apparence d'une coupe basse. Son bord antérieur correspond à l'insertion de l'ouraque.

L'introduction de quantités de liquide beaucoup plus considérables, 200 à 300 grammes de liquide, change encore la forme. La vessie devient une ellipse. La paroi supérieure remonte très haut, les parois latérales se développent également. Il semble au contraire que la base vésicale soit restée immuable ou se soit tout au moins distendue dans des proportions infimes par rapport au reste des parois.

Enfin il est rare que la vessie ainsi distendue ait un contour symétrique et régulier. Presque toujours la moitié gauche paraît plus développée que la moitié droite. Il est probable que cette asymétrie est causée par la dépression que fait en arrière l'ampoule rectale. Vue obliquement, la vessie fortement remplie montre une forme d'ovoïde irrégulier. Son extrémité antérieure est de plus petit rayon que l'extrémité postérieure, sans doute du fait de l'attache de l'ouraque et sa paroi antérieure est toujours plus ou moins déprimée par la symphyse qui y marque un méplat.

A l'état de contraction, les formes que nous venons de décrire changent complètement. Si l'on examine sous écran la vessie pleine au moment où l'envie d'uriner se produit, on voit l'ellipse aplatie et irrégulière, que nous décrivions il y a un instant, changer rapidement. Des ondulations péristaltiques se produisent sur le pourtour de l'ombre et un disque opaque absolument régulier se forme. La vessie entre en tension. Si le sujet résiste au besoin, cette forme ronde disparaît au bout d'un moment et la vessie reprend son aspect premier d'ellipse aplatie. Vue obliquement, la forme de la vessie contractée est un peu différente, elle dessine un ovale régulier dont les deux extrémités sont symétriques et qui vient largement en contact avec la paroi abdominale.

La vessie gardera cette forme pendant toute la durée de la miction, l'ombre pendant ce temps diminuera de plus en plus jusqu'à disparaître après l'émission des dernières gouttes.

Ces constatations radiologiques viennent corroborer parfaitement ce que l'observation montre chaque jour de la forme de la vessie à l'état de relâchement ou de contraction.

L'aspect intérieur de la vessie présente des particularités anatomiques qui sont d'un réel intérêt et que le médecin et le chirurgien ne peuvent ignorer aujourd'hui que l'on va si aisément explorer et inspecter sa cavité.

Sous le contact de l'explorateur métallique, le seul vraiment utilisable pour cette recherche, la paroi vésicale donne une sensation variable suivant les cas. Chez l'individu jeune, la paroi paraît régulière et lisse. Le fond de la vessie est peu déprimé à cet âge et le bec de l'explorateur fait difficilement un tour complet. Chez les plus âgés, au contraire et chez l'homme en particulier, la paroi vésicale paraît souvent raboteuse, on a la sensation d'une série de saillies mousses et juxtaposées. Cela tient à ce que la musculature s'est hypertrophiée et fait des saillies en colonnes au-dessous de la muqueuse qu'elles soulèvent. D'autre part, le fond de la vessie s'est creusé et le bec de l'instrument peut aisément faire le tour complet sans être arrêté. A la suite de distension pathologique, ces particularités se marquent encore davantage.

Au cystoscope, la vessie normale du vivant offre des caractères anatomiques qui ont pris une importance de premier ordre depuis que le perfectionnement des moyens cliniques ont permis de pratiquer journellement l'examen de la cavité de la vessie. Il est indispensable, au point de vue médico-chirurgical, de connaître l'aspect intérieur de cet organe normal pour pouvoir juger des modifications que peut y apporter l'état pathologique. L'excellent ouvrage de Marion et Heitz-Boyer nous donne à ce sujet des précisions auxquelles nous ferons de nombreux emprunts.

La vessie normale, vue au cystoscope, présente une coloration jaune d'or susceptible de varier quelque peu d'intensité suivant le degré d'éclairage. Sur ce fond jaune et brillant, on voit le réseau rouge et très ténu des vaisseaux de la muqueuse. Ceux-ci sont extrêmement fins, comme dessinés à la pointe d'une aiguille; et leur nombre est restreint. Leur disposition est assez irrégulière pour échapper à toute description. Seuls les vaisseaux qui entourent le col vésical semblent se disposer de préférence en rayons partant du pourtour de ce col (voir fig. 58).

La surface jaune d'or de la vessie, parcourue par ce fin réseau, est parfaitement unie et aucune sécrétion ne s'y constate en temps normal.

Des saillies qui existent à l'intérieur de la vessie modifient quelque peu l'état de cette surface en certains endroits. Celles-ci apparaissent particulièrement claires et brillantes, alors que les dépressions qu'elles bordent se montrent plus rouges et plus sombres.

Ainsi sur la paroi antérieure de la vessie, on constate une bande claire, large de 1 centimètre environ. Elle répond à la dépression légère que fait dans cette cavité la face postérieure de la symphyse pubienne. Au-dessus de cette bande, la paroi vésicale, très vascularisée ici, est plus sombre et couleur pourpre : cette portion répond à la partie haute de cette paroi, moins éclairée parce que vue obliquement.

Le pourtour du col dessine un croissant franchement rouge dans la partie inférieure du champ visuel.

Sur la paroi inférieure de la vessie, le cystoscope découvre une autre bande claire et brillante, étendue transversalement à 2 ou 3 centimètres en arrière du col vésical. Cette bande, qui mesure de 3 à 4 centimètres de longueur, se termine en s'estompant à la hauteur des orifices urétéraux. Elle est formée par la saillie intra-vésicàle du muscle inter-urétéral.

Aux deux extrémités de cette bande, la coloration devient rouge sombre, car la paroi de l'organe se déprime fortement aux deux extrémités du diamètre transverse. On donne à cette zone le nom de cornes vésicales.

Le sommet de la vessie présente au cystoscope une coloration uniformément claire. Mais il présente une particularité dont il faut être prévenu. Au cours du remplissage, la petite quantité d'air que contient la sonde a été repoussée et est venue se collecter à ce sommet en formant une bulle d'air, parfois plusieurs bulles d'air qui, pour un observateur inexpérimenté, pourraient passer pour une lésion pathologique. La bulle d'air se distingue par sa translucidité qui permet de percevoir les vaisseaux sous-jacents, par l'ombre qu'elle projette sur la paroi vésicale, enfin par sa mobilité, quand une main abdominale déprime le sommet de la vessie.

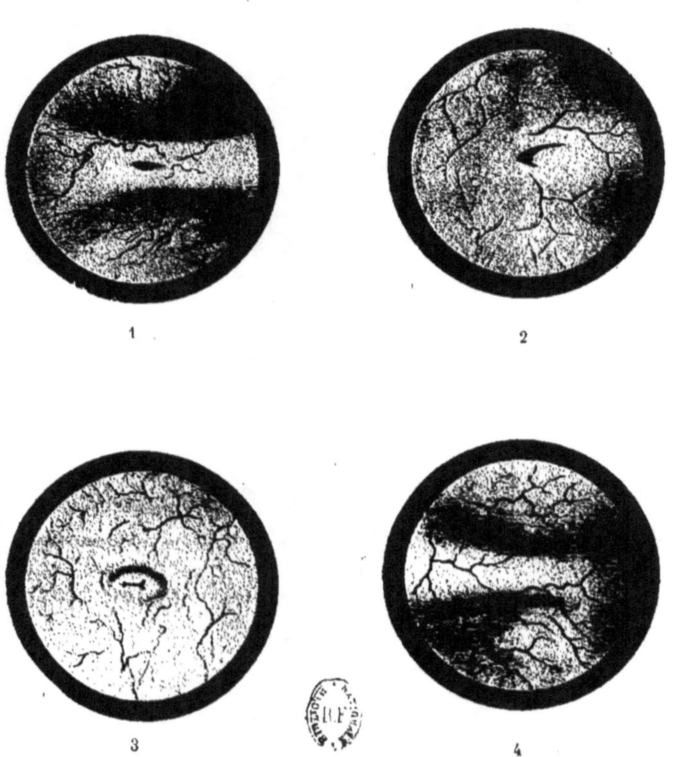

FIG. 59. — Aspect des orifices urétéraux vus au cystoscope.
1. Orifice en fente étroite, sur un bourrelet nettement visible.
2. Orifice en forme de valvule.
3. Orifice situé sur une saillie conique ; absence de bourrelet inter-urétéral.
4. Orifice urétéral situé sur un des versants du bourrelet inter-urétéral.
(D'après G. Marion et M. Heitz-Boyer).

XVIII. Page 201.

Les orifices urétéraux normaux sont dans cette étude d'un intérêt capital et le médecin ou le chirurgien ne peuvent plus aujourd'hui en ignorer les aspects différents. De fait, leur forme et leur situation sont loin d'être constantes.

Ils se présentent sous des formes très variées. Tantôt ils apparaissent comme une simple fente rouge. C'est l'aspect le plus habituel. Tantôt, ils sont arciformes et ne peuvent être mieux comparés qu'à l'empreinte dans la terre du sabot de l'âne. Tantôt enfin ils sont punctiformes et dans ces cas il faut une grande habitude pour les reconnaître (voir fig. 59).

Leur situation par rapport à la bande claire du muscle inter-urétéral et par rapport au col vésical mérite d'être précisée. Ils siègent généralement à l'extrémité de la saillie inter-urétérale, mais parfois ils occupent soit le versant antérieur, soit le versant postérieur de cette saillie. Parfois enfin, la saillie inter-urétérale n'est pas visible et l'orifice urétéral s'ouvre sur le champ clair et lisse de la muqueuse. Il serait difficile de le retrouver si, très souvent dans ce cas, l'orifice n'occupait le sommet d'une sorte de petit monticule dont il forme le cratère.

Par rapport au col vésical, les orifices urétéraux se trouvent symétriquement placés, de sorte que ces trois orifices représentent les sommets des trois angles d'un triangle équilatéral ou trigone de Lieutaud. Mais l'aire de ce triangle est variable. Elle est soit petite, soit grande et les côtés du triangle sont tantôt courts, de 2 centimètres et demi à 3 centimètres, tantôt longs de 3 centimètres et demi à 4 centimètres. Les deux orifices urétéraux sont donc, suivant les cas, plus ou moins éloignés de la ligne médiane.

Ces notions sur le repérage des orifices sont indispensables à connaître pour quiconque pratique un examen de la cavité vésicale.

Moyens de fixité de la vessie. — De même que le ballon, amarré au sol avant le « lâchez tout », peut osciller dans tous les sens, la vessie attachée au fond du petit bassin peut se développer, et jusqu'à un certain point osciller sur sa base.

Le filet du ballon est représenté ici par une gaine conjonctive assez lâche, gaine urinaire (Paturet) ou gaine allantoïdienne (Paul Delbet), qui l'enveloppe et l'amarre au plancher pelvien.

13*

Le fond de la vessie est fixé au plancher pelvien par l'urètre qui s'engage dans les éléments du périnée.

Chez l'homme, cette fixité est devenue plus considérable en raison du développement de la prostate qui entoure le canal et qui, par sa base, contracte avec la vessie des moyens d'union très solides.

En avant, le fond de la vessie est uni à la région du pubis par les ligaments pubo-vésicaux. En arrière, il est solidement uni aux organes génitaux.

Les *ligaments pubo-vésicaux* se détachent de la vessie à l'union du fond et de la face antérieure, juste au-dessus de la base de la prostate. Ils sont au nombre de deux, un droit et un gauche, et séparés l'un de l'autre par un espace d'un centimètre environ que comble, du reste, une lame fibreuse. Ils se portent en avant et un peu en bas et viennent se fixer sur la face postérieure de la symphyse pubienne à l'union de son quart inférieur avec ses trois quarts supérieurs. Le nom de ligament donné à cette formation n'est d'ailleurs pas rigoureusement exact, car plusieurs éléments différents entrent dans sa constitution. Les ligaments pubo-vésicaux sont en effet formés par des faisceaux musculaires qui viennent de la couche superficielle de la vessie et se portent vers le pubis, par des éléments fibreux, issus de la gaine conjonctive périvésicale, enfin ses faisceaux les plus externes se confondent avec l'aponévrose superficielle du releveur dont il est difficile de les séparer sans artifice.

En arrière, le fond de la vessie est, avons-nous dit, uni aux organes génitaux, c'est-à-dire aux vésicules séminales. Il existe en effet, entre ces organes, un feutrage de tissu fibro-conjonctif extrêmement dense qui amarre solidement la vessie en arrière. On s'en rend parfaitement compte, pendant la dissection sur le cadavre, plus encore sur le vivant quand on tente la cystectomie totale.

Enfin latéralement, le fond de la vessie de l'homme est encore solidement fixé par ses connexions avec les lames latéro-vésico-prostatiques. Ces cloisons sagittales, parties de la région des trous sacrés antérieurs, se portent d'arrière en avant, d'abord sur les côtés du rectum, puis de la prostate et de la vessie et vont enfin se fixer au pubis immédiatement en dehors des ligaments pubo-vésicaux. Nous avons déjà dit que ces cloisons sacro-recto-génito-pubiennes ne sont pas exclusivement fibreuses, comme il le semblerait d'après certaines descriptions. Elles sont sans doute formées de tissu conjonctif dense, mais celui-ci se trouve tassé et condensé autour des éléments vasculaires et sympathiques qui se rendent aux divers organes pelviens.

Quoi qu'il en soit, ces lames se fixent aux parties latérales du fond vésical et complètent avec l'adhérence postérieure et les ligaments pubo-vésicaux une zone d'adhérences, qui fixent fortement la vessie et rendent tout spécialement difficile son extirpation totale.

Malgré cela, le fond de la vessie et par conséquent son col ne sont pas, quoi qu'on ait dit, immobilisés sur le plancher pelvien. Ils participent de la mobilité de celui-ci. Ainsi quand on déprime le périnée, le col vésical remonte légèrement. Petersen s'est servi de cette propriété pour faciliter l'accès sur la vessie par voie sus-pubienne. Le ballon qu'il avait imaginé et qui porte son nom, refoule lorsqu'on le gonfle la paroi antérieure du rectum et avec elle le col de la vessie dont l'ascension peut atteindre jusqu'à 3 centimètres, ce qui peut, à l'occasion, faciliter grandement les manœuvres chirurgicales.

Chez la femme, les moyens de fixité du fond de la vessie restent, malgré les apparences, aussi solides. Par l'intermédiaire de l'urètre, la vessie de la femme est solidarisée aux éléments du périnée.

En avant, elle se trouve attachée à la face postérieure du pubis par les ligaments pubo-vésicaux dont la disposition est la même dans les deux sexes.

En arrière, le fond de la vessie adhère aux organes génitaux, c'est-à-dire ici à l'utérus et au vagin. La partie haute de la face antérieure du vagin et la face antérieure de l'isthme utérin sont unis à la vessie par un tissu cellulaire assez résistant, mais bien moins dense que celui qui unit la vessie de l'homme aux vésicules séminales. Ce tissu cellulaire se laisse même assez facilement dissocier et l'on peut sans trop de peine décoller la vessie des organes génitaux. Néanmoins, si le chirurgien peut aisément séparer la vessie du vagin et de l'utérus, celle-ci est assez intimement fixée à ceux-là pour en suivre tous les déplacements ; aussi voit-on dans les prolapsus génitaux le fond de la vessie s'abaisser aussi et faire hernie ou cystocèle à travers l'orifice vulvaire.

Enfin latéralement, le fond de la vessie de la femme est fixé aux lames sacro-recto-génito-pubiennes dont la constitution n'est pas ici différente de chez l'homme, bien qu'elles soient plus résistantes. Aussi offrent-elles à la vessie un solide moyen de fixité, à moins toutefois que les accouchements répétés n'en aient distendu les faisceaux.

Le corps de la vessie est, avons-nous dit, enveloppé d'une gaine conjonctive qui contribue encore à la fixer tout en lui permettant une certaine mobilité. Elle représente, chez l'adulte, l'enveloppe de tissu mésodermique que le processus allantoïdien a entraîné avec lui jusqu'à l'orifice ombilical. Aussi n'est-il pas surprenant que la vessie et l'ouraque, restes de l'allantoïde et aussi les artères ombilicales qui accompagnaient l'allantoïde, soient pris dans cette même enveloppe. Très justement Farabeuf et Paul Delbet lui avaient donné le nom de gaine allantoïdienne.

C'est donc une sorte de cône conjonctif, véritable bonnet de coton, dont le sommet répond à l'ombilic et la base au plancher pelvien. Dans ce cône se trouvent contenus la vessie, l'ouraque et les deux artères ombilicales, devenues cordons fibreux chez l'adulte. Ce cône qui épouse dans sa partie inférieure, large, les formes variables de la vessie, s'aplatit au contraire dans sa partie supérieure ouraquale et les parois s'accolent l'une à l'autre.

Le sommet se termine plus ou moins près de l'ombilic et suit en cela les variations de la terminaison de l'ouraque et des artères ombilicales (voir tome II, p. 45).

La base enfin se fixe, comme nous le verrons plus loin, sur les formations qui assurent la fixité même du fond de la vessie. Mais, en outre, les artères ombilicales ou mieux ombilico-vésicales, venues de l'hypogastrique et s'engageant sous ce cône, en soulèvent le bord inférieur et le tirent en dehors et en arrière en deux ailerons latéraux de la vessie.

Les parois de ce cône conjonctivo-fibreux n'ont pas la même épaisseur en tous les points. Sa paroi antérieure est de beaucoup la plus dense et la plus résistante. Sa paroi postérieure est au contraire la plus mince et la plus difficile à mettre en évidence.

La *paroi antérieure*, descendue de l'ombilic, passe au devant de l'ouraque et des artères ombilicales sur les côtes desquelles elle se continue avec la paroi postérieure. Elle est, au-dessus de la vessie, intimement accolée à la paroi postérieure et, comme celle-ci, adhère au péritoine. Ces trois feuillets se trouvent ici solidaires les uns des autres.

Au niveau de la vessie, la paroi antérieure du cône conjonctif se sépare de la postérieure et du péritoine. Elle descend sur la face antérieure de la vessie et recouvre en même temps les grosses veines prévésicales qui courent à ce niveau. Elle apparaît, lorsqu'un coup de doigt l'a séparée du tissu cellulaire de la cavité de Retzius, comme une lame lisse, brillante et assez transparente pour laisser voir la vessie et les vaisseaux. Généralement on l'effondre sans difficulté; cependant il arrive qu'à la suite d'inflammation de la vessie, elle devienne plus dense et plus résistante et qu'il faille la pointe de la sonde cannelée ou même le bistouri pour la récliner.

Au niveau de la base de la vessie, cette lame se réfléchit sur le fond du pelvis. Sur la ligne médiane, elle se confond avec les ligaments pubo-vésicaux. Latéralement, elle se réfléchit sur l'aponévrose du releveur et adhère aux cloisons verticales sacro-recto-génito-pubiennes qui s'attachent au fond de ce pli de réflexion.

Puisque cette paroi antérieure se continue avec la postérieure au niveau des cordons des artères ombilicales, on comprend que relativement étroite en haut, dans la portion ouraquale, elle devient très large en bas au niveau du fond de la vessie et recouvre alors non seulement la face antérieure, mais aussi les faces latérales de la vessie.

Cette paroi antérieure fibreuse est par conséquent peu ou pas extensible. Elle est fixée d'une part à l'ombilic, d'autre part au fond du pelvis. Donc lorsque la vessie se distend, elle ne se laissera guère étirer et comme dans toute la zone ouraquale, le péritoine, la paroi postérieure du cône fibreux et cette paroi antérieure adhèrent les uns aux autres, elle ne permettra pas à ce péritoine soulevé par la vessie de se séparer d'elle. Il se formera un cul-de-sac péritonéal *vésico-pariétal* entre la vessie et la paroi abdominale dont la distance par rapport à la symphyse pubienne sera fixe. Or, lorsque le chirurgien veut pénétrer dans la vessie à travers sa paroi antérieure, il est obligé de refouler le péritoine et doit, par conséquent, effondrer d'abord cette paroi antérieure de la gaine urinaire pour pouvoir éviter et remonter vers l'ombilic le cul-de-sac péritonéal vésico-pariétal.

La *paroi postérieure* commence, comme la précédente, au niveau de l'ombilic ; elle descend en arrière de l'ouraque et des cordons des artères ombilicales, collée dans leur intervalle à la paroi antérieure. En arrière d'elle, descend le péritoine qui de pariétal va devenir viscéral. La fusion est assez complète entre ces trois lames et il est difficile, sans artifice de préparation, de décoller des deux autres la lame séreuse.

A mesure qu'elle descend, cette lame fibreuse postérieure de la gaine urinaire devient de plus en plus mince. Lorsqu'elle passe sur la face dorsale de la vessie, elle est extrêmement réduite. En bas, cette lame se perd en se confondant avec le tissu fibreux qui sépare la vessie des organes génitaux. Sur les côtés, elle se continue avec la lame antérieure au niveau du bord externe des cordons des artères ombilicales.

En temps normal, ce cône ou gaine fibreuse urinaire est assez résistant pour maintenir la vessie tout en lui permettant une certaine mobilité sur sa base. Mais lorsqu'une inflammation chronique a irrité son tissu, il se fait dans l'épaisseur de ses mailles des productions fibro-lipomateuses rigides qui enserrent la vessie, empêchent son expansion et la rendent incontenante. C'est ce que l'on voit se produire au cours de certaines variétés de cystites rebelles.

Rapports de la vessie. — La vessie, placée en arrière de la paroi de l'abdomen et du pelvis et en avant des organes génitaux profonds, aura forcément des connexions différentes chez l'homme et chez la femme, du moins par ce qui a trait à sa face postérieure et à sa base, car en avant et sur les côtés, les rapports de la vessie sont à bien peu de chose près les mêmes dans les deux sexes.

Il convient d'envisager les connexions de la vessie dans les conditions où l'on est appelé, d'habitude, à agir sur elle, c'est-à-dire distendue par 250 à 300 grammes de liquide.

Sa face antérieure est alors en contact avec la paroi antérieure du pelvis et comme elle remonte au-dessus de la ceinture pelvienne, elle vient en contact avec la partie basse de la paroi antérieure de l'abdomen. Cependant ces changements constants de volume ont développé en avant de la vessie un tissu cellulaire lâche mêlé de graisse qui facilite ses développements. Ce tissu est tellement friable que le moindre coup de doigt l'effondre et que l'on pourrait croire qu'un espace libre existe à ce niveau. Cette apparence a du reste été consacrée par le nom déplorable de cavité de Retzius. C'est donc par l'intermédiaire de cette couche cellulaire que la vessie est en connexion avec la paroi antérieure.

Elle est immédiatement derrière la symphyse pubienne dont le bourrelet vertical déprime d'ailleurs sa région moyenne. De chaque côté, elle touche la face postérieure des surfaces triangulaires des pubis. L'artère rétrosymphysaire venue de l'obturatrice étale à ce niveau son réseau de fins rameaux, jusque vers la ligne médiane, de même que l'artère sus-symphysaire, branche de l'épigastrique, suit le bord supérieur de la ceinture osseuse. Ces rameaux sont sans intérêt pratique, mais en cas de fracture du pubis, ils peuvent donner lieu à un écoulement sanguin assez abondant pour former en avant de la vessie un hématome parfois considérable. Si, jusqu'à un certain point, la ceinture pelvienne protège la vessie contre les traumatismes, les fragments osseux produits par une fracture sont parfois vulnérants pour la face antérieure de la vessie et le fragment externe du pubis, taillé en biseau, vient comme une pointe de tranchet traverser sa paroi.

Au-dessus de la ceinture pelvienne, la vessie se met en contact avec la musculature de l'abdomen. Sur la ligne médiane, la ligne blanche et son adminiculum séparent l'un de l'autre les deux muscles droits. En arrière de ceux-ci, descend le fascia transversalis. Mais comme ces muscles se fixent sur le versant antérieur du pubis et que le fascia transversalis descend en arrière du pubis, il se produit un espace triangulaire à base pubienne, cavum suprapubicum, entre les muscles et le fascia. En dehors des droits, la vessie répond à la partie interne du canal inguinal, c'est-à-dire au point faible et dans certains cas, la vessie se trouve entraînée dans les hernies qui se font à travers l'orifice externe du canal inguinal.

La cavité de Retzius. — Nous avons déjà dit qu'entre la lame antérieure de la gaine urinaire et le fascia transversalis de la paroi abdominale se trouvait un tissu cellulaire très lâche, véritable organe de glissement. Il faut très peu de chose pour effondrer ce tissu et donner à cet espace l'aspect factice d'une cavité, dite de Retzius. Il se produit réellement une cavité, quand une suppuration se développe à ce niveau, car ce tissu peu nourri résiste mal et se laisse largement envahir.

Cet espace décollable, appelé cavité de Retzius, s'étend sur toute la hauteur de la face antérieure de la gaine urinaire, c'est-à-dire devant la vessie, sur ses faces latérales et devant la portion ouraquale de la gaine.

En fait, le fascia transversalis, facilement décollable en avant de l'ouraque et des cordons de l'artère ombilicale, adhère plus ou moins au péritoine en dehors de ces cordons. La partie supérieure de l'espace décollable ou cavité de Retzius se prolonge donc en haut en forme de pointe.

Le fascia transversalis descend en arrière du pubis jusqu'aux ligaments pubo-vésicaux et se confond avec l'aponévrose du releveur anal. La lame antérieure de la gaine urinaire se confond au niveau du plancher pelvien avec l'aponévrose du releveur : fascia transversalis et gaine urinaire se rejoignent ainsi dans le fond du pelvis.

Latéralement, la lame antérieure de la gaine urinaire suit la saillie des artères ombilicales jusqu'au niveau de leur origine sur le tronc de l'hypogastrique. L'espace décollable se prolonge donc très fortement en arrière et en dehors jusqu'aux hypogastriques. Ainsi pointu en haut, l'espace dit cavité de Retzius devient si large en bas qu'il s'étale sur la face antérieure et les faces latérales de la vessie jusqu'aux hypogastriques. Ces limites anatomiques dessinent assez bien l'étendue que peuvent prendre certains phlegmons de la cavité de Retzius.

Le tissu cellulaire qui remplit l'espace que nous venons de décrire n'a pas partout le même aspect. Dans la portion ouraquale, il est peu abondant et lâche. Dans la portion vésicale et surtout au voisinage du fond du pelvis, le tissu cellulaire de la cavité de Retzius se charge d'une graisse d'autant plus abondante que le sujet est plus gras. Cette graisse est molle et fluide comme dans toutes les régions où elle sert au glissement des organes. Elle est parcourue par quelques vaisseaux : les artères graisseuses venues de la hon-

teuse interne à travers les ligaments pubo-vésicaux et les veines
graisseuses qui vont se jeter dans le plexus de Santorini ou rejoindre
l'une des veines de la face antérieure de la vessie.

Les faces latérales de la vessie sont entièrement sous-périto-
néales. Sur la vessie distendue, il se développe une apparence de
faces latérales, en saillie dans la cavité péritonéale. En réalité
c'est la face postéro-supérieure de la vessie soulevée et arrondie,
dont les versants donnent l'impression de faces latérales.

Les faces latérales de la vessie, ainsi comprises, sont donc sous-
séreuses et en contact immédiat avec le fond du pelvis et ses parois.
Elles reposent sur le releveur anal. Même sur les sujets très adipeux,
la graisse est en minime abondance et lorsque la vessie est réclinée,
on aperçoit de suite le nerf obturateur, l'artère obturatrice, ses
veines collatérales divergeant de l'orifice profond du canal sous-
pubien. Chez l'homme, le canal déférent, après avoir croisé la
saillie des vaisseaux iliaques externes, descend entre la vessie et la
paroi pelvienne. Il se dirige en arrière et en dedans vers sa terminaison.

Du cordon de l'artère ombilico-vésicale se détachent sur les
côtés de la vessie les deux ou parfois trois artères destinées à cette
face et intimement accolées à elle.

La face supérieure de la vessie, plane sur la vessie vide, devient arrondie et bombée sur la vessie pleine. On peut alors lui
décrire deux versants latéraux, un sommet qui ne répond plus à
l'attache de l'ouraque et enfin un versant antérieur. C'est bien à
tort que l'on rattache quelquefois ce versant antérieur à la face
antérieure de la vessie. Celle-ci, comme les faces latérales, est
extrapéritonéale et s'arrête à l'attache de l'ouraque, autrement
dit à la réflexion du péritoine sur la face supérieure de la vessie.

Or, au point de vue pratique, c'est-à-dire médico-chirurgical, cette
façon de concevoir les choses n'est pas sans intérêt. Quand un obstacle canaliculaire empêche l'émission de l'urine et que la vessie
est en rétention aiguë, le versant antérieur de la face supérieure
s'accentue en même temps que la vessie se distend. Il arrive alors
que devant l'impossibilité d'évacuer la vessie par les voies natu-

relles, on est contraint de la ponctionner en pénétrant au moyen
d'un trocart à travers sa face antérieure qui est sous-péritonéale,
comme nous avons vu. Il serait regrettable de confondre le versant
antérieur de la face supérieure avec la face antérieure sous-péritonéale, car le contenu vésical qui peut être infecté risquerait de
contaminer la cavité séreuse. On ne peut donc indifféremment
ponctionner ce qui, de la vessie, est senti à travers la paroi abdominale.

Nous avons vu que la face antérieure, doublée de l'épaisse lame
antérieure de la gaine urinaire ou aponévrose ombilico-prévésicale,
se laisse peu distendre. D'autre part, au niveau de l'attache de
l'ouraque, péritoine et gaine urinaire sont adhérents et quand la
vessie se remplit, le péritoine fixé fait un cul-de-sac entre le versant
antérieur de la face supérieure de la vessie et la paroi abdominale.
Le trocart doit donc, sous peine d'accident grave, passer au-dessous
du point de réflexion de ce cul-de-sac péritonéal. Celui-ci dépasse à
peine de plus de 2 centimètres le bord supérieur de la symphyse.
Au dessous de ce point, c'est la face antérieure de la vessie, celle
qu'il faut ponctionner ; au-dessus, c'est la face supérieure, distendue et sous-péritonéale, celle qu'il faut éviter. Le trocart devra
donc pénétrer en suivant le bord supérieur du pubis.

La vessie charge sur son dos les anses pelviennes de l'intestin
grêle et l'anse pelvienne du côlon. Quand elle est vide, ces anses
pénètrent profondément dans le petit bassin. Quand elle se distend, elle repousse vers l'abdomen ces mêmes anses intestinales
qui glissent quelque peu en arrière. Le contact est permanent :
aussi quand un néoplasme se développe sur l'anse pelvienne du
côlon, celui-ci adhère précocement à la face supérieure de la vessie,
l'envahit, la détruit et finalement une fistule colo-vésicale s'établit
avec toutes ses conséquences.

La face postérieure de la vessie de l'homme se met en contact immédiat avec les vésicules séminales et la terminaison du
canal déférent. Les connexions sont intimes entre ces organes.
L'appareil génital profond suit fidèlement les changements de
forme de la vessie. Il se porte en arrière, quand elle se distend et
revient en avant, quand elle se vide. L'appareil génital profond

est d'ailleurs englobé dans un dédoublement fibro-musculaire ou aponévrose de Denonvilliers dont le feuillet antérieur adhère à la vessie. Cette union est rendue plus intime encore par les nombreux rameaux artériels et veineux que les vaisseaux des vésicules envoient à la partie postérieure de la vessie.

L'uretère s'insinue entre la face antérieure de la vésicule séminale et la face postérieure de la vessie. Il est accompagné par l'artère vésiculo-déférentielle, qui, après avoir suivi son bord supérieur, passe au-dessus de lui, puis en arrière pour se terminer enfin dans la vésicule et le déférent.

La base de la vessie repose sur la prostate qui forme comme un manchon autour du col de la vessie et du commencement de l'urètre. Aussi quand la prostate s'hypertrophie, elle remonte la base de la vessie. De même en soulevant la prostate par le doigt intrarectal ou le ballon de Petersen, on peut remonter de 3 ou 4 centimètres la base de la vessie. La technique chirurgicale utilise constamment ces données de l'anatomie normale.

Cette base de la vessie répond à un plan horizontal passant par l'union du tiers inférieur avec les deux tiers supérieurs de la symphyse pubienne (Sappey). Il nous a paru que sur le sujet fixé au formol, la base de la vessie est un peu plus haute par rapport à la symphyse et répond à un plan horizontal passant par sa partie moyenne. C'est, du reste, ce qu'avait déjà constaté Paul Delbet sur le cadavre frais.

La face postérieure de la vessie de la femme s'adosse à l'appareil génital qu'elle déborde de chaque côté. En effet, la partie médiane de cette face se trouve en contact immédiat avec l'isthme utérin et plus bas avec la paroi antérieure du vagin. Un tissu cellulaire assez serré unit ces deux organes. Néanmoins, quand aucune poussée inflammatoire n'est venue le scléroser, il est assez facile de le décoller, ce que les chirurgiens font couramment quand ils pratiquent l'hystérectomie. En raison de l'intimité de contact entre l'utérus et la vessie, il est fréquent de voir dans le cancer utérin, par exemple, des phénomènes d'œdème se produire du côté du bas-fond vésical. Son envahissement néoplasique conduit parfois à la fistule vésico-utérine.

Mais c'est beaucoup plus fréquemment au niveau de la partie en contact avec le vagin que se font les fistulisations de la vessie, soit accidentellement, soit plus souvent à la suite d'opération ou d'accouchement. Or, l'uretère s'insinue entre la paroi vaginale et la face postérieure de la vessie avant de pénétrer dans l'épaisseur de sa musculature. Il arrive, de ce fait, qu'assez fréquemment la perte de substance vésico-vaginale atteint l'uretère ou se fait si près de l'orifice urétéral que la crainte d'obturer ce conduit complique singulièrement la cure de ces fistules vésico-vaginales.

Il est courant de lire dans les ouvrages classiques que le trigone vésical de Lieutaud répond sur la paroi vaginale antérieure à un autre triangle dit de Pawlick. J'avoue avoir souvent cherché sur le cadavre et sur le vivant ce fameux triangle et ne l'avoir jamais trouvé.

Le corps même de l'utérus n'est pas en contact immédiat avec la vessie; il en est séparé par le péritoine qui se réfléchit en un cul-de-sac vésico-utérin de la face supérieure de la vessie sur la face antérieure de l'utérus. Aussi les néoplasmes du corps utérin ont-ils beaucoup moins de tendance à gagner la vessie.

Latéralement la face postérieure du réservoir urinaire déborde les voies génitales et vient en contact avec les éléments vasculaires qui occupent le pied du ligament large. On s'en rend bien compte quand on fait une hystérectomie totale. L'artère utérine, au moment où elle se relève pour monter sur le bord utérin après avoir croisé l'uretère, est à peu de distance de la face postérieure de la vessie et le gros paquet veineux qui suit son bord inférieur et passe sous l'uretère, reçoit toujours à ce niveau le confluent important des veines vésicales inférieures. Ce sont ces veines qui saignent sournoisement après l'hystérectomie totale, si l'on n'a pas pris soin de les lier.

Pour si voisins que soient les rapports de la vessie et du vagin, la clinique n'en a guère tiré de moyens d'exploration et il est quelque peu surprenant de constater qu'une tumeur, qu'un calcul même volumineux ne peuvent être perçus par le toucher vaginal. Tout au plus, la pression de la paroi vésico-vaginale réveille-t-elle la douleur d'une vessie enflammée.

Lorsque la vessie de la femme se distend, elle remplit tout l'espace compris entre la ceinture pelvienne et l'appareil génital, qu'elle repousse fortement en arrière et couche sur le rectum. Les ligaments ronds se trouvent alors tendus et brident en arrière et sur les côtés l'ovoïde vésical. Lorsqu'au contraire, c'est l'utérus qui se développe, soit du fait de la gravidité, soit du fait d'une néoplasie, c'est la vessie qui se trouve repoussée en avant. Aussi faute d'espace, son développement est-il gêné et la fréquence des mictions se trouve augmentée.

Quand la grossesse atteint l'époque où la tête fœtale s'engage dans l'excavation pelvienne, la vessie est repoussée en bas et son développement doit forcément se faire latéralement, on est même surpris qu'elle puisse encore, à cette époque, garder une capacité normale.

Au moment de l'accouchement, la tête fœtale comprime fortement la paroi vésicale contre le pubis, ceci n'a pas de conséquence dans l'accouchement normal, mais si la progression du fœtus s'arrête et que la compression se prolonge, on peut voir dans la suite du sphacèle de la paroi vésico-vaginale et même une fistule s'établir consécutivement.

Vascularisation de la vessie. — Nous ne reviendrons pas ici sur la disposition et le trajet des artères, des veines et des lymphatiques qui se rendent à la vessie ou en partent. Nous renvoyons aux pages 159 et suivantes de cet ouvrage.

Il est nécessaire cependant de rappeler au médecin et au chirurgien que la disposition des veines n'est pas superposable ici à celle des artères et cela tient à l'origine première, allantoïdienne de la vessie, dont les veines allantoïdiennes ou ombilicales ont subi une évolution très particulière.

Les artères vésicales viennent en grande partie du tronc ombilico-vésical et tombent sur le dôme vésical pour gagner ses faces latérales. Quelques vaisseaux d'emprunt lui viennent encore de la honteuse et parfois de l'obturatrice : artères vésicales antérieures ; ou encore de l'hémorroïdale moyenne et de la vésico-prostatique : artères vésicales postérieures.

Les veines au contraire se réunissent toutes à la base de la vessie vers laquelle elles descendent pour finalement aboutir au plexus de Santorini et aux deux courants veineux du fond du pelvis.

Les lymphatiques de la vessie paraissent prendre naissance dans la sous-muqueuse et la musculaire. Les recherches d'Albarran, de Gérota, de Pasteau ont établi qu'il n'existe pas de réseau muqueux et c'est sans doute une des raisons de l'imperméabilité de la vessie et de sa résistance à l'absorption.

Les troncs qui émergent de cet organe se rendent aux ganglions iliaques externes et quelques-uns à un ou deux petits ganglions situés sur le trajet de l'artère ombilico-vésicale (Pasteau). Enfin Gérota a décrit des ganglions au nombre de un ou deux sur la face antérieure de la vessie, le long de l'artère vésicale antérieure et qui reçoivent des lymphatiques de la paroi antérieure de l'organe.

Les nerfs viennent du plexus hypogastrique.

L'APPAREIL GÉNITAL

La partie moyenne du pelvis est occupée, chez l'homme comme chez la femme, par l'appareil génital. Celui-ci se trouve par conséquent placé entre la vessie en avant et le rectum en arrière. Chez l'homme il est à peu près entièrement sous-péritonéal et soulève peu ou pas la séreuse. Chez la femme, il est en partie sous-péritonéal, en partie intra-séreux et largement proéminent dans la cavité pelvienne qu'il divise nettement en deux loges, l'antérieure ou vésicale, la postérieure ou rectale.

L'ensemble de cet appareil génital est compris, aussi bien chez l'homme que chez la femme, dans un dédoublement fibro-séreux, formé par le soulèvement des éléments fibro-conjonctifs du pelvis et recouvert par le péritoine. On désigne ce dédoublement sous le nom de ligament large. Commun aux deux sexes, il est facilement individualisé chez la femme, plus difficile à retrouver chez l'homme.

L'APPAREIL GÉNITAL PROFOND CHEZ LA FEMME

Il faut comprendre sous ce nom l'utérus et ses annexes en communication avec l'extérieur par l'intermédiaire de la cavité vaginale. De fait, l'ouverture du canal tubaire dans la cavité péritonéale d'une part, dans la cavité utéro-vaginale d'autre part, fait que le péritoine de la femme se trouve en communication directe avec l'extérieur. C'est bien de cette disposition anatomique dangereuse que naissent quantité d'affections qui atteignent les organes génitaux et le péritoine pelvien de la femme.

Au point de vue médico-chirurgical, cet appareil prend une importance considérable, tant par les modifications physiologiques dont il est le siège que par les affections qui peuvent s'y développer et les manœuvres auxquelles on est conduit pour y porter remède.

LE VAGIN

Conduit musculaire et muqueux, le vagin ou colpos est un cul-de-sac qui s'ouvre en bas à la vulve et dont l'hymen, tant qu'il existe, marque la limite inférieure. En haut, il se fixe au pourtour du col utérin qui fait saillie dans sa cavité.

A l'état normal, c'est une simple fente, car sa paroi antérieure s'accole exactement à sa paroi postérieure. La cavité est donc virtuelle ; mais l'extrême dilatabilité de ces parois permet une extension considérable et il suffit de connaître la quantité considérable de compresses que l'on y peut tasser dans un tamponnement du vagin pour avoir une idée des dimensions qu'il peut atteindre. Sous l'influence de la grossesse, le vagin, comme tout le pelvis, subit une évolution telle que la tête fœtale peut, sans déchirure, franchir ce défilé.

Sa profondeur est de 7 à 8 centimètres en moyenne, encore faut-il savoir que, suivant les dispositions individuelles, elle peut être plus ou moins grande. En tous cas, la paroi antérieure est toujours plus courte que la postérieure et mesure 2 à 3 centimètres de moins. C'est, qu'en effet, l'utérus est comme implanté dans cette paroi antérieure et cela se voit parfaitement sur la figure 63 qui a été dessinée d'après nature sur un sujet durci au formol. Aussi dit-on généralement que le cul-de-sac postérieur est plus profond que le cul-de-sac antérieur, ce qui est parfaitement exact.

En effet, le vagin s'attache au pourtour du col utérin et des culs-de-sacs antérieur, postérieur et latéraux se produisent ainsi. En réalité le col utérin ne s'implante pas dans le fond du vagin, mais dans la paroi antérieure. Le véritable fond du vagin est le cul-de-sac postérieur. C'est ainsi que les choses se présentent sur le sujet durci et non déformé par la préparation. Au contraire, quand des valves dilatent le vagin, le col paraît nettement s'implanter dans le fond de la cavité vaginale.

L'attache du vagin sur le col se fait suivant une ligne circulaire aussi haute en avant qu'en arrière, quoi qu'on en dise. Mais le cul-de-sac postérieur est plus profond, parce qu'il se réfléchit en avant pour s'attacher au col, alors que le cul-de-sac antérieur s'y fixe directement.

Les culs-de-sac latéraux sont en réalité formés par les angles latéraux du vagin. La paroi postérieure, en se continuant avec la paroi antérieure, se fixe à ce niveau sur les parties latérales du col.

Du fait de cette implantation de l'utérus dans la paroi antérieure du vagin, l'utérus fait avec celui-ci un angle ouvert en avant.

La direction du vagin est un peu variable suivant l'état de vacuité ou de réplétion des organes qui se trouvent en arrière et en avant de lui. Néanmoins, on peut dire que le vagin est parallèle à l'axe du pelvis. Il est donc oblique en haut et en arrière sur le sujet debout et sur ce même sujet couché, le vagin se dirige en arrière et en bas : de telle sorte que son extrémité profonde est sur un niveau inférieur à son orifice. Dans cette situation, le cul-de-sac postérieur est, en effet, à 2 centimètres au-dessous de la fourchette. C'est assez pour comprendre que le drainage par voie vaginale, qui serait parfait sur le sujet debout, ne se fait pas au point déclive sur le sujet couché.

La fixité du vagin n'est réellement bien assurée qu'à ses deux extrémités. Dans tout le reste de sa longueur il ne contracte avec les organes voisins que des connexions de voisinage et de peu de consistance.

Par son extrémité inférieure, le vagin contracte de solides adhérences avec les plans fibro-musculaires du périnée. En effet l'aponévrose périnéale moyenne, appareil de suspension des bulbes de la vulve, envoie au-dessus de ceux-ci des expansions fibreuses qui viennent s'attacher sur les faces latérales du vagin.

En avant, ce conduit adhère d'une façon intime à la paroi de l'urètre. Il se fait entre ces deux organes un échange de fibres tellement serré qu'il est à peu près impossible de les séparer sans couper artificiellement dans la musculature de l'un ou de l'autre. Il est impossible de découvrir un plan de clivage.

Enfin, en arrière, le vagin adhère au nœud fibreux périnéal. Mais en outre, à ce niveau, la musculature du périnée, le transverse superficiel, le constricteur de la vulve, les bulbo-caverneux forment une doublure puissante et contractile qui maintient fortement la région de la fourchette tant que les accidents de l'accouchement ne les ont pas mis à mal.

Par son extrémité supérieure, le vagin se fixe à l'utérus et participe de ses moyens de fixité. Comme nous le verrons plus tard, les mêmes formations fibro-musculaires qui soutiennent le col utérin en s'y insérant, s'insèrent également au dôme du vagin et le fixent directement. De fait, les feuillets fibreux des ligaments larges, les ligaments pubo-utérins, les sacro-utérins envoient des fibres au fond du vagin.

Par ses faces, le vagin ne contracte que de faibles adhérences avec les tissus et organes du voisinage.

Latéralement, il est croisé par les releveurs anaux. Ceux-ci passent obliquement en bas et en arrière, à l'union du quart inférieur avec les trois quarts supérieurs de la face latérale. Mais il ne fait que passer sans contracter aucun échange de fibres. Le bord du muscle est même enveloppé dans son aponévrose, de sorte que lorsqu'on en pratique la découverte pour suturer les releveurs, ceux-ci apparaissent comme deux bourrelets obliquement descendants et sans aucune adhérence avec le vagin.

Au-dessus des releveurs, les faces latérales du vagin confinent au tissu cellulo-fibreux de la base des ligaments larges et au gros plexus veineux qui ne sont en rien des moyens de fixité.

En avant, le vagin contracte des adhérences avec la face postérieure de la vessie. Toutefois un tissu cellulaire assez lâche réunit les deux organes, ce qui permet de les décoller assez facilement l'un de l'autre. Les adhérences ne deviennent résistantes qu'à la partie toute inférieure, c'est-à-dire au niveau de la paroi urétrale où nous avons déjà vu que l'adhérence vaginale devient intime.

En arrière, le vagin n'adhère que lâchement au rectum, et encore sa partie haute n'est-elle en connexion qu'avec le fond du cul-de-sac péritonéal de Douglas. Un tissu cellulaire assez lâche unit les deux parois du vagin et du rectum qui restent mobiles l'une sur l'autre. Ce n'est donc pas là encore un moyen de fixité bien efficace. Il n'en est pas de même, comme nous l'avons vu, au niveau de la partie basse où le nœud fibreux du triangle ano-vaginal et sa musculature fixent fortement l'extrémité inférieure du vagin.

Cette médiocre fixation des faces du vagin fait comprendre qu'elles puissent aisément être attirées et réséquées dans la colporraphie antérieure et postérieure. Cela explique aussi que les accouchements répétés puissent diminuer encore cette fixité relative et permettre la chute à la vulve des parois antérieure et postérieure du vagin, souvent accompagnées de la vessie et du rectum. Cette cystocèle et cette rectocèle sont parfois le temps initial du prolapsus utérin. Le vagin descend le premier, tire en bas l'utérus dont les moyens de fixité relâchés par les mêmes causes ne l'attachent plus suffisamment. Il suivra plus tard le vagin prolabé.

L'ASPECT INTÉRIEUR de la cavité vaginale est assez particulier. Les parois sont parcourues de stries épaisses dont le rôle a donné lieu à de nombreuses controverses. Dans leur moitié inférieure, les parois antérieure et postérieure présentent un épaississement longitudinal qui fait sur le reste de la paroi une saillie de 5 à 6 millimètres. On les désigne sous le nom de colonne antérieure et postérieure du vagin.

La colonne antérieure est généralement la plus marquée. Elle commence à la vulve même, directement au-dessous du méat urinaire. A l'époque où les convenances exigeaient que l'on pratiquât le cathétérisme de la vessie sous les draps, la saillie vulvaire de la colonne antérieure, encore appelée tubercule vaginal, était un repère précieux pour trouver et cathétériser l'urètre féminin.

A l'union de la moitié inférieure avec la moitié supérieure de la paroi, la colonne antérieure se termine en s'estompant jusqu'à s'effacer.

La colonne postérieure est moins prononcée. Assez souvent, elle est doublée ou creusée en rigole où se place la colonne antérieure. Il arrive aussi que ces deux colonnes se juxtaposent sans qu'une règle précise mette à droite l'une plutôt que l'autre.

De ces colonnes partent des crêtes ou rides qui se dirigent obliquement en dehors et en haut. Elles sont d'autant plus hautes qu'elles sont plus inférieures. Souvent elles se hérissent de tubercules à la façon du palais du chien, comme disait Ambroise Paré.

Les crêtes de la paroi antérieure s'arrêtent à l'union du tiers supérieur et du tiers moyen. Ainsi la région profonde de cette paroi antérieure est lisse. Les deux dernières crêtes, droite et gauche, et le fond du cul-de-sac antérieur dessineraient donc une surface triangulaire, dite triangle de Pawlik. Ce triangle répond, dit-on, exactement au triangle intravésical de Lieutaud. On a voulu, à une époque, s'en servir pour arriver à cathétériser les orifices urétéraux. J'ai bien souvent tenté de retrouver ce classique triangle sans arriver à rien voir de précis.

L'UTÉRUS

L'utérus, muscle lisse creux, constitue par sa cavité un véritable carrefour où viendront se rencontrer le spermatozoïde, venu par le vagin, et l'ovule venu par la trompe où l'ovaire l'aura déposé. C'est là encore que se fixera et se développera l'œuf jusqu'à l'époque de son éclosion.

Comme les autres organes du fond du pelvis, l'utérus est en partie saillant dans la cavité péritonéale, en partie situé dans le tissu cellulaire sous-péritonéal. Mais, de plus, en raison de ses connexions avec le vagin, son extrémité inférieure vient apparaître au fond de ce cul-de-sac.

Il s'interpose au rectum et à la vessie dont les changements de volume auront, comme nous le verrons bientôt, une influence marquée sur sa situation.

Les multiples lésions dont il peut être atteint en font un des organes sur lequel l'action chirurgicale s'exerce le plus fréquemment. Fort heureusement ses connexions sont simples. L. Picqué aimait à répéter, avec quelque exagération sans doute, que c'est un des rares organes dont on peut tenter l'extirpation sans connaître l'anatomie. Cela est peut être vrai pour sa portion péritonéale, ce ne l'est plus pour son segment sous-séreux.

Il faut distinguer en effet dans l'utérus deux portions : le corps, saillant dans le péritoine, le col en partie sous-séreux, en partie proéminent dans le vagin.

L'ensemble de ces deux parties fait un organe conique dont le sommet tronqué est dirigé en bas. Le comparer à une figue ou à une gourde n'en donne qu'une bien médiocre idée.

La gestation étant la raison de son existence, l'utérus n'acquiert son plein développement que chez la femme pare. Il reste infantile jusqu'à l'adolescence, prend du volume à la puberté et régresse après la période génitale. Aussi la forme et le volume de ses divers segments vont-ils varier suivant ces époques successives. N'a-t-on pas prétendu que la fréquence du fibrome chez la vierge et la nullipare était due à ce potentiel resté sans emploi ?

Le corps utérin, chez la vierge, est triangulaire et assez aplati d'avant en arrière. La face antérieure est généralement plus saillante que la face opposée. Les bords sont à peu près rectilignes et cela se voit surtout bien pour le bord supérieur ou fond qui se trouve sur le même niveau que l'insertion des trompes.

Chez la femme pare, le corps utérin devient plus globuleux et la saillie de sa face antérieure s'accentue davantage. Les bords deviennent convexes et le bord supérieur ou fond, devenu courbe, déborde de 1 centimètre environ le niveau de l'insertion des trompes.

Le col utérin est à peu près cylindrique chez la vierge et la nullipare, il est long de 2 centimètres à 2 centimètres et demi.

Au contraire, lorsque l'utérus a été gravide, ses dimensions se modifient. Il devient plus large, mais aussi moins long et ne mesure plus que 2 centimètres de hauteur environ (voir fig. 60 et 61).

Il existe, entre le corps et le col, une sorte de rétrécissement qu'on désigne sous le nom d'isthme utérin. Il arrive souvent en clinique que l'on prenne la partie pour le tout et que l'on donne le nom d'isthme à tout le segment du col intermédiaire au corps et au museau de tanche. Il faut réserver le nom d'isthme au rétrécissement qui sépare le corps du col ; le segment supérieur du col répond à la portion qui est au-dessus du vagin et le nom de col proprement dit ou museau de tanche devrait désigner le segment intravaginal. Mais il est bien difficile de changer les habitudes, même quand elles risquent d'entraîner la confusion.

Le museau de tanche ou col utérin des cliniciens est ce segment

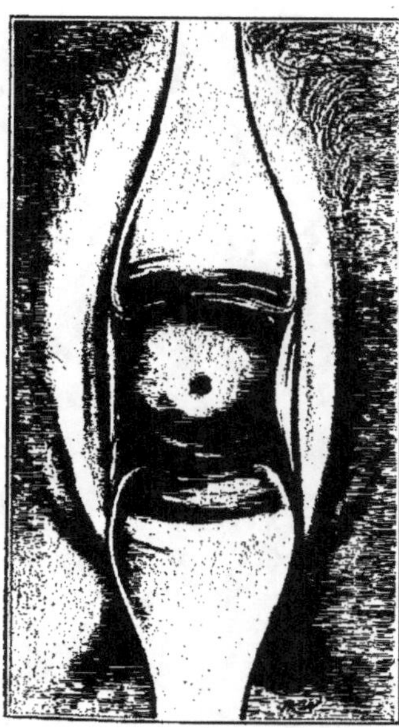

Fig. 60.

Col utérin d'une nullipare.

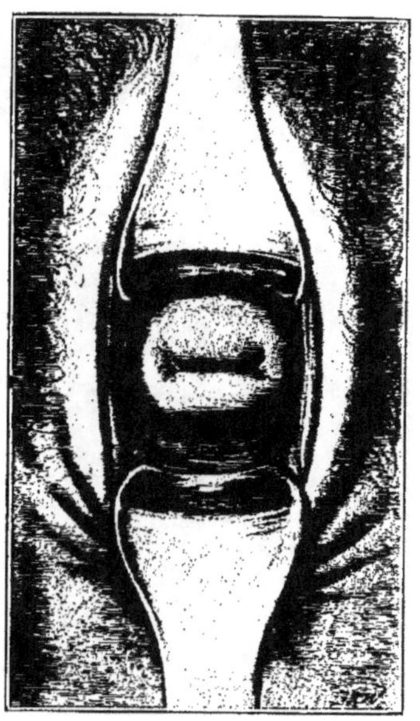

Fig. 61.

Col utérin d'une multipare.

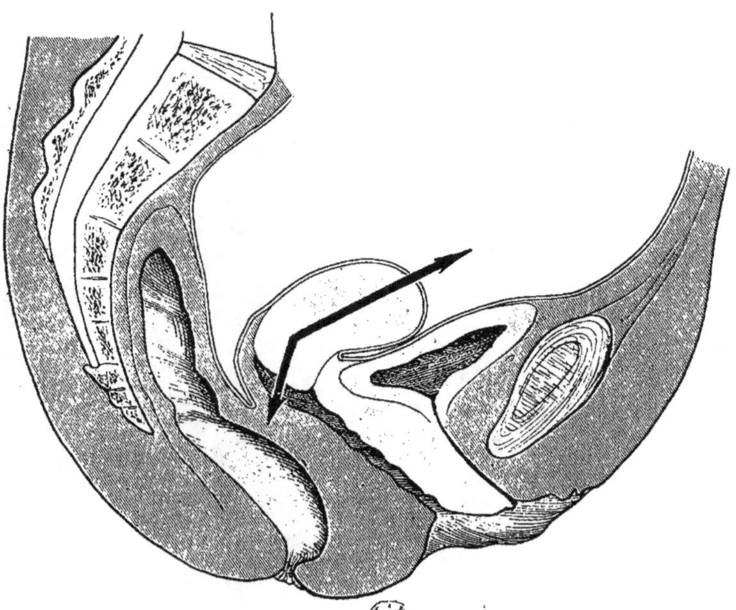

FIG. 62. — Schéma destiné à montrer l'orientation du col et du corps utérin, l'un
par rapport à l'autre et par rapport à l'axe du pelvis. Remarquer que le col tombe
à peu près perpendiculairement sur la paroi postérieure du vagin.

du col qui fait saillie dans la cavité vaginale. L'influence de la gestation sur sa forme est considérable.

Chez la vierge, il représente une demi-sphère de 15 à 18 millimètres de diamètre environ. Il est rosé, régulier, de consistance ferme et élastique que l'on compare assez exactement à celle que donne au toucher le lobule du nez. A son sommet, un orifice rond, étroit, régulier, de 3 à 4 millimètres, conduit dans la cavité utérine. Il est bien difficile de parler ici des lèvres du col.

Chez la femme pare seule, le col présente deux lèvres : antérieure et postérieure. Cela tient à ce que l'orifice est tout à fait transformé. De circulaire, il s'est allongé transversalement. C'est une fente, limitée en avant et en arrière par deux bourrelets ou lèvres. L'antérieure est généralement la plus saillante, certaines inflammations l'allongent démesurément et donnent au col l'aspect tapiroïde. Aux deux extrémités de la fente, les lèvres se réunissent en formant deux commissures, droite et gauche. Souvent une petite dépression ou fossette se fait au niveau de ces commissures, ce qui, comme le dit Guyon, donne à l'orifice du col de la femme pare l'aspect d'une « bouche qui sourit ».

Mais les accouchements répétés déforment considérablement le col. Il se produit des déchirures qui détruisent les commissures soit d'un côté, soit des deux, en sorte que la fente du col sépare complètement les lèvres l'une de l'autre.

Direction de l'utérus. — Il nous faut envisager sous ce nom d'abord la direction des divers segments de l'utérus les uns par rapport aux autres ; ensuite la direction de l'organe tout entier par rapport au petit bassin.

On a beaucoup écrit sur la direction du corps par rapport au col. Les uns déclarent que l'utérus normal est rectiligne, les autres qu'il est incurvé en avant ou même en arrière. Il paraît évident que ces différences tiennent aux sujets sur lesquels les recherches ont été faites (voir fig. 62).

Si l'on examine l'utérus du cadavre, on remarque qu'il est à peu près constamment rectiligne ou même incurvé en arrière. Etudie-t-on au contraire l'individu vivant, il ne fait plus de doute que l'utérus est dans la grande majorité des cas, tant chez la vierge que chez la nullipare, incurvé de telle façon que l'axe du corps fait avec celui du col un angle ouvert en avant. A vrai dire l'ouverture de cet angle varie un peu suivant le passé de cet utérus. Chez la vierge, l'angle est toujours assez prononcé. Sur quelques pièces durcies au formol, j'ai pu compter 90°, 120°, 130°. C'est aussi l'impression que l'on a par le toucher à cette époque de la vie. Au contraire, chez la femme qui a eu des enfants, l'angle utérin diminue d'autant plus que les grossesses ont été plus nombreuses. On peut dire qu'alors l'axe du col fait avec celui du corps un angle de 160 degrés. Ce chiffre ne représente du reste qu'une moyenne, car si, chez la vierge, la rigidité de l'utérus est telle que l'incurvation de l'organe est à peu près fixe, chez la multipare, au contraire, on se rend parfaitement compte par le toucher bimanuel que le corps est mobile par rapport au col et que l'on peut à volonté en augmenter ou diminuer la courbure dans un très grand nombre de cas. Il n'est pas exceptionnel, du reste, de trouver le corps utérin dans des positions différentes à des examens successifs, sans que cela soit en quoi que ce soit pathologique. De même, suivant l'état de vacuité ou de distension de la vessie et du rectum, voit-on l'angle que fait le corps avec le col se modifier et le corps tomber soit en avant, soit en arrière, soit même de côté.

On peut donc dire que normalement le corps fait avec le col un angle ouvert en avant et que les grossesses répétées, en diminuant la tonicité du muscle utérin, modifient la fixité de cet angle que la pesanteur et l'état des organes voisins transforment à tout instant.

La direction de l'utérus par rapport à l'axe du petit bassin est, elle aussi, sujette à de profonds changements sous l'influence de la gestation.

Normalement l'utérus a une direction parallèle à l'axe curviligne du petit bassin. Le museau de tanche est à peu près à égale distance de la face postérieure de la symphyse et du coccyx. Le fond de l'utérus, légèrement incliné en avant, est plus près de la symphyse que du sacrum. En général, il est séparé de la première par une distance de 4 centimètres environ lorsque la vessie est vide. Cette distance augmente, quand la vessie se distend.

Le col utérin est à 8 à 9 centimètres de l'orifice vulvaire et le fond de l'utérus arrive à la hauteur du bord supérieur de la symphyse qu'il ne dépasse pas.

Cette situation de l'utérus est, on le conçoit aisément, constamment influencée par l'état des organes voisins. La vessie distendue repousse l'utérus en arrière, de même que la distension du rectum le transporte en avant. Sous l'influence de l'effort et de la presse abdominale, l'utérus s'abaisse quelque peu vers le périnée qui lui-même est déprimé. Mais tous ces changements de direction sont à peine appréciables et tout momentanés chez le sujet jeune et vierge.

Chez la femme âgée et surtout si elle a eu plusieurs enfants, l'utérus a tendance à tomber en arrière et se rapproche de la concavité sacrée. On s'en rend parfaitement compte, lorsque l'on pratique le toucher bimanuel et que l'on essaye d'accrocher le fond de l'utérus avec les doigts de la main abdominale. Souvent ce n'est qu'en ramenant le col en avant que l'on arrive à pouvoir saisir le fond. Dans ces cas, également, le périnée est toujours quelque peu relâché et il est habituel de trouver le col utérin beaucoup plus près de l'orifice vulvaire. Ces modifications dans la position sont parfaitement compatibles avec un état de santé parfait et n'ont, par conséquent, rien de pathologique. Mais on conçoit très bien que leur exagération puisse conduire naturellement à la rétroversion douloureuse ou au prolapsus génital.

De la statique utérine. — Ces considérations nous amènent à rechercher quels sont les moyens par lesquels l'utérus peut se maintenir dans le pelvis au-dessus de la fente des releveurs et du canal vaginal.

Tout d'abord, il faut bien remarquer que si l'utérus a bien, juste au-dessous de lui, la fente ou écartement des muscles releveurs, il a cependant peu de tendance à normalement descendre dans le canal vaginal. En effet, l'utérus est maintenu dans une position telle qu'il fait avec le vagin un angle presque égal à 90 degrés. N'avons-nous pas fait remarquer, d'autre part, que le col s'implante non pas au fond du vagin, mais dans sa paroi antérieure près du fond. Cette disposition fait que l'extrémité inférieure de l'utérus repose sur la paroi postérieure du vagin et que, n'étant pas dans le prolongement de l'axe du vagin, il a peu de tendance à descendre dans ce canal herniaire tout préparé, à moins qu'une modification de sa statique ne favorise sa descente.

Disons de suite que, pas plus pour cet organe que pour aucun autre, le péritoine ne sert de moyen de fixité. La séreuse recouvre l'appareil de soutien, mais elle est incapable de rien soutenir. C'est donc au-dessous du péritoine que se trouvent les moyens de fixité de l'utérus. On peut d'ailleurs enlever en totalité le revêtement péritonéal de l'utérus et des ligaments larges sans modifier en rien la statique utérine.

L'utérus est fixé par son col aux deux extrémités de l'axe antéro-postérieur du pelvis. Des formations fibreuses attachent ses deux bords en avant à la région de la symphyse pubienne, en arrière de la région sacrée. L.-H. Farabeuf le comparait volontiers aux réverbères qu'on suspendait par deux cordes entre deux poteaux. On pourra peut-être mieux encore comprendre ses moyens de fixité en disant qu'il est à peu près dans la position d'un individu qui fait des barres parallèles. Les ligaments pubo-utérins et utéro-sacrés représentent les barres entre lesquelles pend le col et que surmonte le corps.

Mais ce corps utérin pourrait tomber en avant, en arrière ou sur les côtés : aussi est-il soutenu par des ligaments antéro-latéraux ou ligaments ronds et postéro-latéraux ou ligaments infundibulo-pelviens.

Moyens d'attache du col. — Il ne faut pas s'attendre à trouver ici des ligaments nettement individualisés et isolables comme ceux d'une articulation. Il s'agit bien plutôt de condensation du tissu cellulofibreux sous-péritonéal qui s'interpose à la séreuse et aux organes sous-jacents.

Les ligaments antérieurs sont doubles, droit et gauche. Ils sont constitués par les épaississements de l'aponévrose supérieure du releveur anal. De fait, quand on attire le col utérin en arrière, on voit des tractus fibreux partir des bords du col et du fond du vagin et se porter en avant le long du fond de la vessie pour arriver et se fixer à la face postérieure du pubis de chaque côté de la sym-

physe. Ces ligaments pubo-utérins ont une direction antéro-postérieure. Ils se confondent en dehors avec l'aponévrose du releveur
et l'arcus tendineus fasciœ pelvis dont ils ne sont, avons-nous dit,
qu'un épaississement. En dedans, ils se confondent avec les ligaments pubo-vésicaux, côtoient la base de la vessie et s'épanouis-
sent en se fixant au fond du vagin et sur les côtés du col utérin.
Aussi L.-H. Farabeuf les appelle-t-il ordinairement *pubo-vésico-
utérins*.

Les ligaments postérieurs, doubles comme les précédents,
sont constitués par des épaississements de la gaine hypogastrique,
c'est-à-dire par ce tissu conjonctif tassé en dedans de l'artère hypogastrique et de ses branches et dans lequel courent les rameaux
nerveux viscéraux du système sympathique et du plexus sacré.

Quand on tire le col de l'utérus en avant, on voit se tendre des
formations en apparence purement fibreuses, qui vont du col à la
partie postérieure du pelvis. On leur donne le nom de ligaments
utéro-sacrés et de tente aponévrotique du ligament large.

Les ligaments utéro-sacrés. — Sur le col, ces ligaments se
fixent en partie au niveau des bords, en partie aussi sur la face
postérieure à peu près à hauteur de l'isthme. De là, ils se portent
en arrière et un peu en dehors. Il est bientôt difficile de les suivre
sans artifice, car les faisceaux semblent se disperser dans le tissu
conjonctif, mais si on les tend, on constate qu'ils se portent jusqu'au
sacrum et se fixent sur le bord interne des trous sacrés antérieurs
et dans leur intervalle sur les crêtes qui représentent les disques
soudés, séparant les deuxième et troisième pièces sacrées.

Nous avons dit que ces formations sont en apparence purement
fibreuses. En effet, ce n'est là qu'une apparence. Ces ligaments
utéro-sacrés sont d'une constitution complexe : ils sont formés de tissu musculaire lisse, de tissu fibreux et de nombreux éléments nerveux. Sur des coupes histologiques, on constate que la
couche interne est formée de fibres musculaires lisses venues de la
musculature utérine. Ces fibres se perdent sur la face profonde du
péritoine et quelques-unes contractent des connexions avec la musculature du rectum. La couche externe est constituée par du tissu
cellulo-fibreux au milieu duquel on constate l'existence de

　　　　　　　　LE PELVIS

nombreux éléments nerveux. Si l'on se reporte à ce que nous disions plus haut du plexus hypogastrique, on remarquera que nous retrouvons ici ces cloisons sacro-recto-génitales, dont le tissu conjonctif sous-péritonéal et le plexus hypogastrique forment la structure.

Peut-être faut-il attribuer au tiraillement de ces rameaux sympathiques les sensations si pénibles qu'éprouvent les malades atteintes de prolapsus génitaux.

La tente aponévrotique du ligament large. — A ces ligaments utéro-sacrés s'ajoutent d'autres formations fibreuses plus externes et aussi plus obliques en dehors; c'est la gaine fibreuse de l'artère utérine, encore appelée tente aponévrotique du ligament large.

On imagine volontiers, quand on ne l'a pas vu soit sur le cadavre, soit sur le vivant au cours d'une opération, que cette tente aponévrotique du ligament large est transversalement placée dans le petit bassin comme le ligament large péritonéal lui-même. Il n'en est rien. Lorsque l'on a eu soin d'enlever le revêtement séreux, on constate que l'artère utérine venue de la partie postérieure et externe du pelvis se porte en avant et en dedans en soulevant au-dessus d'elle le tissu conjonctif sous-péritonéal qui se tasse, s'épaissit et retombe en avant et en arrière d'elle comme les deux versants de la tente individuelle de campagne. Ce tissu fibreux condensé contribue dans une notable mesure à la fixité du col utérin.

Des deux versants de la tente, l'antérieur est toujours plus résistant que l'autre. Il vient avec l'artère utérine de la région de l'artère hypogastrique et se termine en dedans sur les côtés du col utérin et du fond du vagin. En bas, il se perd dans le tissu conjonctif qui tapisse la paroi latérale du pelvis ; en haut, il se continue sur l'artère utérine avec la lame postérieure de la tente. Cependant on peut suivre jusqu'au ligament rond une sorte de prolongement de cette lame que Gubaroff avait cru pouvoir individualiser sous le nom de mésentère cellulaire du ligament rond.

Le versant postérieur de la tente conjonctive de l'artère utérine, venue de la région de l'hypogastrique, se termine sur les côtés du col utérin. En bas, il se confond avec les faisceaux du ligament utéro-sacré ; en haut il se continue avec le versant antérieur.

En résumé, le tissu conjonctif tassé au-dessus de l'artère utérine forme un ensemble de tractus, d'importance et de résistance variables avec chaque individu. Il maintient jusqu'à un certain point l'utérus qu'il attache en arrière dans la région de l'hypogastrique, comme les ligaments utéro-sacrés l'attachent à la région sacrée.

Au-dessous de cette tente conjonctive se trouve, avec l'artère utérine, ses veines collatérales, l'uretère, les vaisseaux lymphatiques, c'est-à-dire tout le contenu de ce qu'on appelle la base du ligament large.

Moyens de soutien du corps utérin.— Ils sont au nombre de deux de chaque côté : le ligament rond, le ligament utérolombaire. A eux seuls, ils seraient tout à fait insuffisants pour maintenir l'utérus dans sa position. Ils ne peuvent que le soutenir, c'est-à-dire l'empêcher de verser en avant, en arrière ou sur les côtés et le maintenir en telle direction que l'axe de l'organe fasse un angle voisin de 90° avec celui du vagin. Nous avons déjà dit l'importance que cela présentait dans la statique utérine. Nous verrons plus tard l'intérêt que cela peut présenter dans les indications opératoires à remplir contre les prolapsus génitaux.

Le ligament rond est d'ailleurs de constitution toute différente des moyens d'attache que nous avons décrits plus haut. Ceux-ci sont surtout fibreux, celui-là surtout musculaire. C'est une expansion de la musculature utérine.

Il se détache de la face antérieure de l'angle supéro-externe du corps utérin un peu au-dessus et en avant de l'émergence de la trompe et va se terminer dans la région inguinale.

Très variable dans ses dimensions, il est parfois réduit à un assez mince tractus, mais généralement il constitue un cordon de 4 à 5 millimètres de diamètre, qui soulève le revêtement péritonéal en un méso ou *aileron* du ligament rond.

Sa longueur est très variable avec l'âge du sujet et le passé de l'utérus. Il s'allonge et s'amincit chez le sujet âgé, il s'allonge également chez la femme qui a eu plusieurs enfants. Sur une femme vierge ou nullipare, il mesure 9 à 10 centimètres de long. Après plusieurs gestations, il atteint 12 à 13 centimètres et quelquefois davantage dans le cas de prolapsus utérin.

Il se porte en dehors et un peu en haut jusqu'au niveau du détroit supérieur, s'incline en avant au-dessus des vaisseaux iliaques, se recourbe enfin brusquement en dedans dans l'orifice profond du canal inguinal qu'il traverse.

C'est, en effet, au niveau de la région inguinale qu'il se termine en se dissociant. Une partie des fibres se fixe à la paroi inférieure du canal inguinal et au ligament de Colles. L'autre partie traverse tout le trajet inguinal et après être sorti par l'orifice cutané, se disperse en faisceaux irradiés vers la peau du mont de Vénus et de la grande lèvre. Aussi le ligament rond est-il toujours très réduit dans cette région et lorsqu'on en essaye le raccourcissement par la méthode d'Alquié-Alexander, on ne trouve souvent qu'un cordonnet bien faible et qui se rompt même au cours des manœuvres.

Dans sa portion pelvienne, le ligament rond n'a que des connexions lâches et lointaines avec les organes voisins. Il n'entre en contact avec la vessie que dans la distension de celle-ci. Il n'entre en contact avec l'artère ombilico-vésicale, le nerf obturateur, l'artère du même nom et les ganglions lymphatiques qui les accompagnent que par l'intermédiaire d'une couche cellulo-graisseuse lâche et molle. Aussi n'y a-t-il que très peu à se soucier de ces rapports lorsqu'on agit sur la portion pelvienne de ce ligament pour le raccourcir.

Dans sa traversée iliaque, le ligament rond côtoie de plus près des organes plus importants, mais on a rarement l'occasion de le chercher à ce niveau. Il repose sous sa couverture péritonéale, directement au contact de la veine et de l'artère iliaque externe, croise le petit nerf génito-crural.

Dans sa traversée inguinale, il présente des connexions qui intéressent bien davantage le chirurgien. Au niveau de l'orifice profond, il adhère au péritoine qui s'invagine dans le trajet inguinal quand on tire sur le ligament rond. Cette fossette est, chez l'adulte, le reliquat d'un canal péritonéo-vaginal qui, plus tard, s'est atrophié et oblitéré. Mais on peut en voir anormalement la persistance sous forme de sac péritonéal ou de kyste du canal de Nück, lorsque

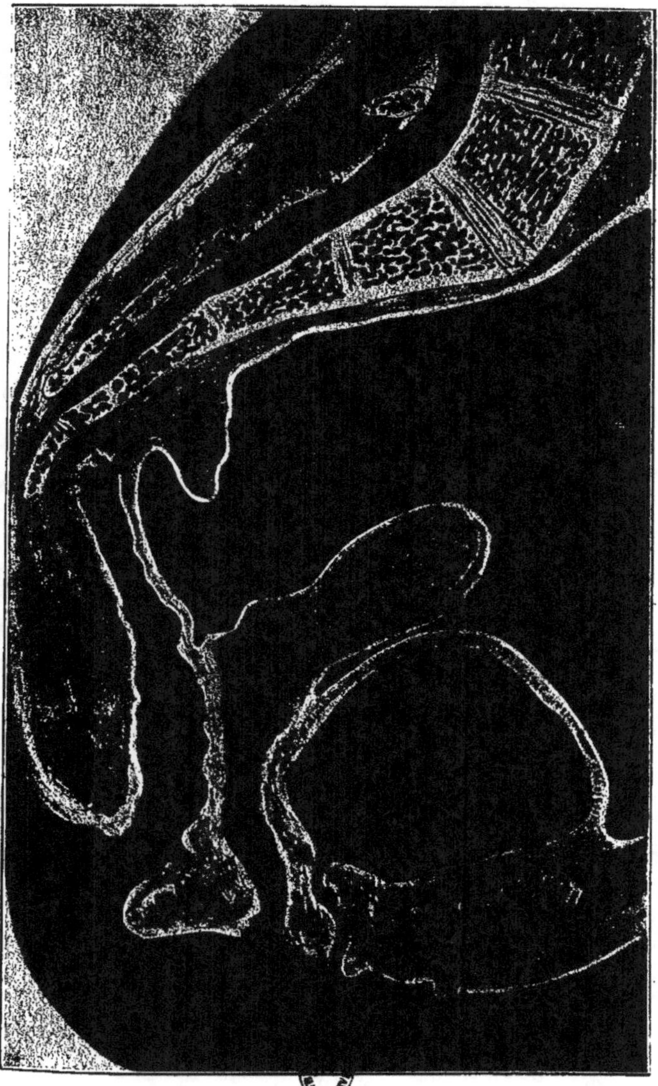

Fig. 63. — Coupe antéro-postérieure d'un petit bassin de sujet jeune durci au formol. Cette coupe est destinée à montrer la situation de l'utérus, par rapport au
vagin et son changement d'orientation quand la vessie se remplit.

XVIII. Page 228.

le cul-de-sac s'est séparé de la grande séreuse. Or, comme aux premiers âges du développement, ce reliquat péritonéal sera toujours au-dessus et en dehors du ligament rond dans la traversée inguinale.

Le brusque changement de direction du ligament rond à l'entrée du trajet inguinal se fait sur l'artère épigastrique qui, par conséquent, passe en dedans du ligament. Il faut se garder de la blesser lorsque dans l'Alquié-Alexander, on décolle le ligament rond attiré en dedans. Il y a intérêt aussi à éviter le nerf abdomino-génital qui suit son bord supérieur et le génito-crural qui suit son bord inférieur, car des douleurs persistantes sont souvent la conséquence du pincement de ces nerfs dans un fil à ligature.

A son entrée dans le trajet inguinal, le ligament rond reçoit un renforcement des muscles de la paroi abdominale. Des derniers faisceaux du petit oblique et du transverse et quelquefois de l'épine pubienne, on voit se détacher un mince faisceau de fibres striées qui remontent sur le ligament rond et se perdent à sa surface. Comme le montra Raidney, le ligament rond est en réalité un faisceau musculaire qui contient deux variétés de fibres : des fibres lisses venues de l'utérus, et des fibres striées venues de la paroi abdominale.

Au milieu de ces faisceaux courent de nombreux rameaux vasculaires. L'artère utérine lui donne un petit vaisseau, l'artère épigastrique lui en donne un autre à son extrémité opposée. Ces vaisseaux, dit L.-H. Farabeuf, se divisent dans l'intérieur du ligament en une pluie de petits rameaux dont la présence rend absolument nécessaire la ligature en masse lorsqu'il a dû être coupé.

Le ligament utéro-lombaire. — Ce ligament est loin d'avoir la précision du précédent. Comme le ligament utéro-sacré, il n'est autre chose qu'un épaississement plus ou moins net du tissu conjonctif sous-péritonéal auquel viennent s'ajouter quelques fibres musculaires lisses venues de l'utérus.

Cet épaississement conjonctif présente d'ailleurs une disposition assez compliquée. En haut, il commence d'une façon assez imprécise dans le tissu conjonctif qui accompagne le pédicule utéro-ovarien. Il ne prend quelque netteté qu'au devant du psoas, un peu au-dessus du détroit supérieur.

A ce niveau, le principal de ses fibres va se jeter sur le pôle supérieur de l'ovaire, tandis que d'autres suivent son bord hilaire et se continuent avec le cordon fibreux très épais ou ligament utéro-ovarien qui attache le pôle inférieur de l'ovaire à l'utérus. On décrit le plus ordinairement ce ligament en deux parties : la partie supérieure ou ligament infundibulo-ovarien, la partie inférieure ou ligament utéro-ovarien. En réalité, ce n'est là qu'une seule et même formation sur le trajet de laquelle se trouve accroché l'ovaire, comme nous le verrons plus loin. Cette formation maintient, jusqu'à un certain point, l'utérus dans sa position.

Du reste, à ce faisceau principal viennent s'en ajouter d'autres moins importants qui contribuent au même but. C'est le faisceau qui, descendu de la région lombaire, va se fixer au niveau du coude de la trompe et contribue à la soutenir ; c'est encore le faisceau étalé qui va s'attacher au bord de l'utérus depuis l'angle jusqu'à l'isthme. A la vérité, il n'y a pas là un véritable ligament, mais seulement quelques faisceaux musculaires lisses se perdant dans la musculature utérine. Dans certains cas, ces faisceaux prennent de l'importance et remplacent même le ligament utéro-sacré, c'est à eux, quand ils existent, que l'on a donné le nom de ligament *utéro-lombaire*. Pierre Delbet fait observer qu'ils remplacent parfois les ligaments utéro-sacrés, mais ne coexistent jamais avec eux.

En somme, on aurait tort de s'exagérer l'importance et le rôle de ces ligaments, car si on les a très longuement décrits dans les livres, il est très difficile de les voir, tant sur le cadavre que sur le vivant, aussi les chirurgiens n'ont-ils jamais songé à s'en servir pour rétablir la statique de l'utérus.

En pratique, l'étude de la statique utérine est d'un grand intérêt en raison de la fréquence des prolapsus génitaux. Le nombre est considérable des travaux qui ont été publiés sur cette question.

On pourrait résumer cet important problème en disant : le corps utérin est maintenu en équilibre par les ligaments ronds et les ligaments utéro-lombaires. Ils ne peuvent s'opposer à la chute de l'utérus. Le col utérin est attaché aux deux extrémités, antérieure et postérieure, de la ceinture pelvienne par des ligaments imprécis plus ou moins dépendants du tissu conjonctif sous-péritonéal et de l'aponévrose du releveur anal. Ils ne peuvent maintenir l'utérus en place qu'à la condition expresse que le releveur ait conservé son intégrité. Or, les accouchements répétés ont souvent rompu la sangle que forment les faisceaux prérectaux du releveur. Le rétablissement de cette sangle, c'est-à-dire la suture des releveurs, constituera le temps essentiel de la cure de ces prolapsus génitaux.

Mais le prolapsus peut tenir aussi à un effondrement de tout le périnée par déficience des tissus et l'on comprend que, dans ces cas, ce n'est pas à la restauration des muscles déchirés qu'il faudra demander la guérison, mais à la suppression du trajet vaginal, comme on le réalise, par exemple, dans l'opération de Lefort.

Connexions de l'utérus.

Comme la vessie et le rectum, l'utérus est en partie saillant sous la séreuse péritonéale ; l'extrémité inférieure de l'organe est contenue dans le tissu cellulaire sous-séreux. La première portion peut être enlevée avec grande facilité, la seconde réclame des connaissances anatomiques plus complètes, si l'on veut éviter les accidents.

La portion supérieure, recouverte par le péritoine, comprend le corps et la face postérieure de la portion sus-vaginale du col.

Le péritoine, après avoir tapissé la vessie, remonte sur la face antérieure du corps utérin en formant le cul-de-sac vésico-utérin. Celui-ci est large et forme une véritable fosse, lorsque la vessie est vide ; quand elle est pleine, au contraire, elle vient s'appliquer contre l'utérus et le cul-de-sac se réduit à une fente, la séreuse vésicale venant s'appliquer à la séreuse utérine. Au fond de ce cul-de-sac, la séreuse est lâche, car elle n'adhère que faiblement aux plans profonds. On peut aisément l'inciser et la décoller. Au contraire, sur la face antérieure de l'utérus, le péritoine adhère très intimement à l'organe et il est absolument impossible de l'en séparer sans pénétrer dans le tissu utérin. Cette adhérence intime commence au niveau de l'isthme et se continue sur toute l'étendue de la matrice.

Le péritoine revêt dans les mêmes conditions le fond de l'utérus, sa face postérieure et même la face postérieure de la portion sus-vaginale du col. Il descend donc plus bas sur la face postérieure que sur la face antérieure. Mais avant de remonter sur le rectum, le péritoine descend plus bas que l'utérus et recouvre la face postérieure du vagin sur une hauteur de 15 à 18 millimètres environ. Seulement alors, il remonte sur le rectum, formant ainsi le cul-de-sac utéro-rectal ou mieux utéro-vagino-rectal, plus communément appelé cul-de-sac de Douglas. Donc le bistouri ou une aiguille enfoncés dans le cul-de-sac vaginal postérieur pénètrent directement dans le péritoine. C'est là une manœuvre qu'on emploie en clinique pour connaître la nature d'un épanchement sanglant ou purulent du péritoine. C'est encore par l'incision de ce cul-de-sac ou colpotomie que l'on peut ouvrir et drainer les collections développées dans le Douglas.

Le péritoine qui a tapissé les deux faces de l'utérus ne recouvre pas les bords. Il se prolonge de chaque côté jusqu'à la paroi pelvienne, soulevé qu'il est par les ligaments de soutien du corps utérin. La séreuse venue de la vessie retombe sur ces ligaments à la façon d'un drap qui sèche sur une corde. Le corps utérin et les ligaments du corps utérin soulèvent donc une tente séreuse qui divise le pelvis en deux fosses : une antérieure où se loge la vessie, une postérieure qui contient le rectum. Ce repli séreux qui va de l'utérus à la paroi pelvienne est appelé LIGAMENT LARGE.

Il est incontestable que ce nom de ligament est mauvais, car il pourrait faire penser que le péritoine sert de moyen d'attache à l'utérus. Il n'en est rien. Comme pour le foie, l'estomac et la plupart des organes de l'abdomen, le péritoine est une séreuse de glissement, il ne maintient rien et s'allonge à volonté. Il recouvre les ligaments qui maintiennent ces organes et c'est de là qu'est née l'illusion.

Ainsi compris et ramené à son rôle exact, le ligament large n'est plus qu'un repli séreux soulevé par la saillie que font le ligament rond d'une part, le ligament utéro-lombaire d'autre part. Les moyens d'attache du col utérin : ligaments pubo-utérins, utéro-sacrés et gaine de l'utérine, n'ont avec ce repli séreux que des rapports beaucoup plus lointains. Ils occupent la base du repli séreux, généralement appelée base du ligament large.

Le péritoine, venu de la vessie, est en effet soulevé par le ligament latéral et antérieur ou ligament rond. Il est soulevé également par le ligament latéral et postérieur ou ligament utéro-lombaire. Dans l'intervalle de ces deux soulèvements se place la trompe de

Fallope qui s'enveloppe de la séreuse avant de la perforer au niveau de son pavillon. Ces trois organes : ligament antérieur, ligament postérieur et trompe, partis de l'angle utérin, divergent en dehors.

Ainsi donc, le faîte du soulèvement séreux est plus large en dehors vers la paroi pelvienne qu'en dedans, contre l'utérus. Dans leur trajet divergent, ces trois formations marquent trois replis secondaires du ligament large : en avant le méso du ligament rond ou *aileron antérieur;* en arrière le méso du ligament utéro-lombaire ou *aileron postérieur* auquel est attaché l'ovaire ; enfin le méso moyen ou *aileron de la trompe* de Fallope.

Le pied du ligament large se réfléchit en avant sur la vessie, en arrière sur la paroi postérieure du pelvis et le rectum. A ce niveau, les deux versants de la séreuse sont écartés l'un de l'autre à la façon de ceux d'une tente individuelle de campagne. Mais d'un autre côté, le versant antérieur descend notablement moins bas que le versant postérieur. Le pied du ligament large est donc oblique en bas et en arrière. C'est là, comme nous le verrons dans un instant, que passent, au-dessous de la gaine hypogastrique, l'uretère, l'artère utérine, des veines, des nerfs et quelques lymphatiques.

On peut donc distinguer dans l'écartement des replis péritonéaux du ligament large un étage supérieur et un étage inférieur, que sépare l'un de l'autre la gaine fibreuse hypogastrique.

L'étage supérieur est tellement étroit que les deux lames péritonéales s'accolent exactement l'une à l'autre. Tout au plus, dans leur intervalle, le microscope fait-il découvrir des fibres musculaires lisses venues de la couche superficielle de l'utérus et une mince lame celluleuse que l'on peut suivre jusqu'au niveau de la trompe. Le long du ligament utéro-lombaire, on voit arriver le pédicule utéro-ovarien, dont les grosses veines ou plexus pampiniforme transparaissent en bleu sous le péritoine : la branche ovarienne de l'artère utéro-ovarienne suit le méso ou aileron postérieur du ligament et s'anastomose au-dessous de l'ovaire avec le rameau venu de l'utérine ; la branche salpingienne suit le méso ou aileron moyen et s'anastomose au-dessous de la trompe avec le rameau venu de l'utérine. Encore à ce niveau courent de nombreux rameaux lymphatiques.

Il faut, de plus, signaler dans cet étage supérieur du ligament large, les restes embryonnaires du corps de Wolff qui occupent le méso de la trompe et constituent ce qu'on appelle le corps de Rosenmüller. Nous reviendrons plus tard sur ces débris.

L'étage inférieur est pour le chirurgien d'un intérêt beaucoup plus grand. Il répond aux parties latérales de l'isthme et du col utérin et contient, avec l'uretère qui va gagner la vessie, l'artère utérine et ses veines, les lymphatiques et les nerfs tributaires du col utérin (voir fig. 64).

Comme toutes les autres artères viscérales du pelvis, l'artère utérine a soulevé sur elle le tissu conjonctif sous-péritonéal dont les filaments plus ou moins denses, suivant les individus, retombent en avant et en arrière d'elle : ainsi se trouve constitué, comme nous l'avons dit, cette tente conjonctive plus communément appelée gaine hypogastrique ou aponévrose cache-vaisseaux (L.-H. Farabeuf).

L'uretère, venu de l'angle postéro-externe du pelvis, se porte vers sa terminaison dans la vessie. En raison de cette direction, il passe sur les côtés du col, à 1 centimètre et demi de lui environ. Mais ensuite, il se rapproche du col ou plutôt du cul-de-sac vaginal latéral, puis de l'antérieur au point de venir se placer en avant de celui-ci, entre lui et la paroi postérieure de la vessie. Ainsi donc, quand on fait une hystérectomie abdominale totale, on a peu à craindre la blessure de l'uretère en regard des bords latéraux du col, car il est assez éloigné. Le danger est plus en avant, en regard du cul-de-sac latéral et surtout du cul-de-sac antérieur du vagin. C'est presque toujours là qu'un coup de ciseau malencontreux vient le blesser. De fait, à ce niveau, encore, l'uretère se trouve pris dans la partie la plus dense de la gaine hypogastrique et de volumineuses veines le croisent au-dessus et au-dessous.

L'artère utérine, venue d'arrière, accompagne l'uretère dont elle suit exactement le bord supérieur. Les deux organes conservent ces rapports réciproques jusqu'au niveau du bord latéral du col. Là l'uretère continue sa direction, l'artère se porte au contraire en dedans vers l'utérus ; elle est donc forcée de passer par dessus l'uretère et si elle est sinueuse, de l'envelopper plus ou moins dans un de ses méandres. Enfin arrivée au cul-de-sac latéral du vagin, l'ar-

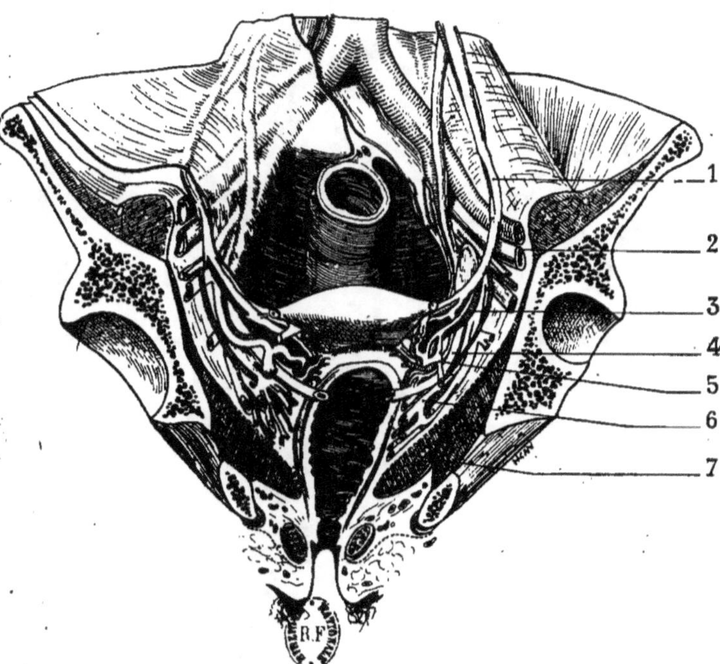

Fig. 64. — Les organes contenus dans le ligament large (d'après Waldeyer).
1. Le pédicule utéro-ovarien. — 2. Les vaisseaux iliaques externes. — 3. l'artère utérine croisant (4) l'uretère. — 5. Les veines croisant l'uretère par dessus. — 6. Les veines croisant l'uretère par dessous. — 7. Le muscle releveur de l'anus.

tère devient ascendante et se rapproche de plus en plus du bord de l'utérus à mesure qu'elle monte. Nous ne reviendrons pas ici sur les branches qu'elle donne à ce niveau, bien que leur connaissance soit fort importante quand on intervient dans cet étage inférieur du ligament large.

Les veines sont à ce niveau considérables. Si on néglige de les lier, elles sont capables de donner lieu à un suintement continu dont l'abondance peut amener la mort. Au-dessus de l'uretère passent, accompagnant l'artère utérine, ses veines collatérales venues des bords de la matrice. Elles ont reçu en outre des affluents que leur fournit la circulation veineuse de la vessie et le fond du vagin. Ces veines sont peu volumineuses, faciles à voir et généralement elles sont liées aisément en même temps que l'artère.

Au-dessous de l'uretère passent des veines bien autrement volumineuses. C'est le courant veineux du fond du pelvis, qui ramène vers la veine hypogastrique le sang du plexus de Santorini, du vagin et du fond de la vessie (voir page 171). Ces veines considérables sont dirigées d'avant en arrière et un peu en dehors. Elles croisent l'uretère par dessous et suivent le plancher du pelvis. Parfois on trouve une ou deux anastomoses qui les unissent aux veines utérines, soit en dehors, soit en dedans de l'uretère. Dans l'hystérectomie abdominale totale élargie, pour néoplasme par exemple, on est contraint, en isolant l'uretère, de disséquer et généralement de couper ces grosses veines du plancher pelvien. Il faut les avoir disséquées pour se rendre compte de leur calibre et juger de l'abondante hémorragie qu'elles peuvent fournir. Or, dans la position de Trendelenburg, ces veines saignent peu. Il n'en est plus de même quand la malade est remise en position horizontale, si, par mégarde ou ignorance, on ne les a pas soigneusement liées.

La disposition des lymphatiques et des plexus sympathiques est beaucoup moins importante au point de vue chirurgical. Nous renvoyons le lecteur à ce qui a été dit page 175. Il est très probable que le phlegmon de l'étage inférieur du ligament large est la conséquence de l'infection des voies lymphatiques qui le traversent, il n'est pas forcé néanmoins que ce soit un adéno-phlegmon. L'existence de ganglions lymphatiques à ce niveau ne paraît pas d'ailleurs démontrée.

15*..

LES ANNEXES DE L'UTÉRUS (OVAIRE ET TROMPE)

On désigne en clinique sous le nom d'annexes de l'utérus ou plus simplement d'annexes tout court l'ensemble formé par la trompe et l'ovaire.

La participation fréquente de l'une et l'autre à la même infection, la difficulté et même l'impossibilité où l'on se trouve souvent, en clinique, de pouvoir distinguer l'un de l'autre ces deux organes justifient cette appellation simplifiée et commune à l'une et à l'autre.

Au point de vue physiologique, cette désignation est particulièrement erronée, car dans l'appareil génital femelle, l'organe essentiel, c'est l'ovaire. La trompe est un conduit qui mènera l'ovule dans la cavité utérine.

Les annexes sont placées de chaque côté du fond de l'utérus, entre lui et la paroi pelvienne. Elles reposent sur la face postérieure du ligament large auquel les inflammations les font souvent adhérer.

L'ovaire. — Réceptacle des ovules, plutôt que glande chargée de les sécréter, l'ovaire est un petit corps ovoïde d'un blanc rosé, placé en arrière et en dehors de l'utérus, le long de la paroi latérale du pelvis.

Sa surface est irrégulière, comme fendillée en raison des cicatrices que laisse après elle la chute des ovules. Souvent aussi on remarque à la surface de la glande de petites saillies arrondies et bleuâtres qni ne sont que des follicules atrophiés ou abortifs. C'est là une évolution tout à fait normale des nombreux follicules primordiaux, qui n'arrivent pas à maturité et disparaissent soit par dégénérescence graisseuse, soit par transformation kystique. C'est incontestablement par méconnaissance de ces phénomènes que l'on parle si souvent d'ovaire scléro-kystique et qu'on enlève sous ce nom des ovaires qui ne présentent rien de pathologique.

A côté de ces multiples petites formations kystiques, on voit de temps en temps se produire des saillies beaucoup plus considérables d'un bleu foncé, hématique. Ce sont les corps jaunes, reliquat de l'évolution normale et de la rupture du follicule de Graaf. Que l'ovule ait été fécondé ou non, il semble bien établi aujourd'hui que l'aspect du corps jaune reste le même et, malgré certains classiques, il est impossible de distinguer le vrai corps jaune de la grossesse, du faux corps jaune de la menstruation.

Le volume d'un ovaire est assez variable avec les sujets et aussi avec l'âge du sujet. Il est certain que l'ovaire acquiert son volume maximum pendant la vie génitale et cela se conçoit. Après la ménopause, il s'atrophie notablement. Il y a des ovaires normaux, petits, qui ne mesurent guère que 2 centimètres dans leur plus grand diamètre et d'autres volumineux qui atteignent plus de 3 centimètres de long. Ces différences ne préjugent en rien de l'activité fonctionnelle de la glande et je crois que c'est une pure légende de répéter avec certains auteurs que les femmes débauchées ont des ovaires plus volumineux que les autres.

Moyen de fixité. — L'ovoïde que forme l'ovaire présente deux pôles, l'un supérieur, l'autre inférieur. De ses deux bords, le postérieur est régulièrement convexe, l'antérieur est à peu près rectiligne.

L'ovaire est attaché par ses deux pôles et par son bord rectiligne ou antérieur. Mais il est attaché de loin en ce sens qu'il peut être remonté, descendu, porté en avant ou en arrière suivant les changements de volume de l'utérus ou des organes voisins et aussi sous l'influence des pressions des doigts qui cherchent à l'explorer. Cette mobilité disparaît à la suite des poussées inflammatoires, à ce point qu'on peut affirmer qu'un ovaire immobile est un ovaire malade.

L'ovaire est attaché par ses deux pôles. Il est suspendu par son pôle supérieur et relié à l'utérus par son pôle inférieur. Comme nous le disions plus haut, il est interposé sur le trajet du ligament utérolombaire. Le segment de ce ligament qui va de la région lombaire à l'ovaire est appelé ligament lombo-ovarique (Testut), infundibulo-pelvien (Henle) ou encore cordon vasculaire ovarien (Charpy). Le segment qui va de l'ovaire à l'utérus est généralement désigné sous le nom de ligament utéro-ovarien (voir fig. 65).

Le ligament lombo-ovarique est constitué d'éléments disparates. Il est formé de faisceaux musculaires lisses qui doublent la séreuse péritonéale et commencent d'une manière imprécise dans la partie inférieure de la région lombaire, le long des vaisseaux spermatiques internes. Ces faisceaux se condensent à mesure qu'ils descendent et ne prennent quelque consistance qu'à très petite distance du pôle supérieur de l'ovaire.

Au-dessous de ces faisceaux, se trouve le paquet vasculo-nerveux destiné à l'ovaire et formé par l'artère utéro-ovarienne et le plexus veineux qui l'accompagne. Ce pédicule est enveloppé d'un tissu conjonctif, irrégulièrement disposé et abondant.

Fibres musculaires, pédicule vasculo-nerveux et tissu conjonctif forment un ensemble qui suspend l'ovaire à peu près de la même façon qu'est suspendu le testicule.

L'ensemble de cet appareil de suspension fait sous le péritoine une saillie marquée et bleuâtre à cause des nombreuses veines qu'il contient. Il croise le détroit supérieur et l'artère iliaque externe à 2 centimètres environ en avant de la bifurcation de l'iliaque primitive et par conséquent de l'uretère. Puis il descend dans le pelvis un peu en avant de l'artère hypogastrique, mais son trajet pelvien ne mesure que 1 à 2 centimètres au plus avant d'atteindre l'ovaire. C'est déjà dire que le pôle supérieur de l'ovaire auquel arrive ce ligament est très peu au-dessous du détroit supérieur.

La longueur du ligament lombo-ovarique n'est cependant pas fixe. On s'en rend bien compte quand au cours d'une hystérectomie, par exemple, il devient nécessaire d'y poser une ligature. Ce cordon vasculaire ovarien s'allonge d'une notable façon et avec lui vient l'ovaire. Ce que l'on fait là, artificiellement, par la traction, peut se produire spontanément par le fait de la mauvaise qualité des tissus. Aussi l'ovaire, qui y est appendu, pourra-t-il descendre plus ou moins vers le fond du pelvis, comme cela arrive chez les ptosiques en particulier.

Le ligament utéro-ovarien est d'une apparence beaucoup plus nette. C'est un véritable petit cordon de 18 à 20 millimètres de long sur 2 ou 3 de diamètre. Il se détache de l'angle utérin un peu au-dessous et en arrière du point de pénétration de la trompe. Parfois il est rectiligne, mais le plus ordinairement, aussi bien sur le

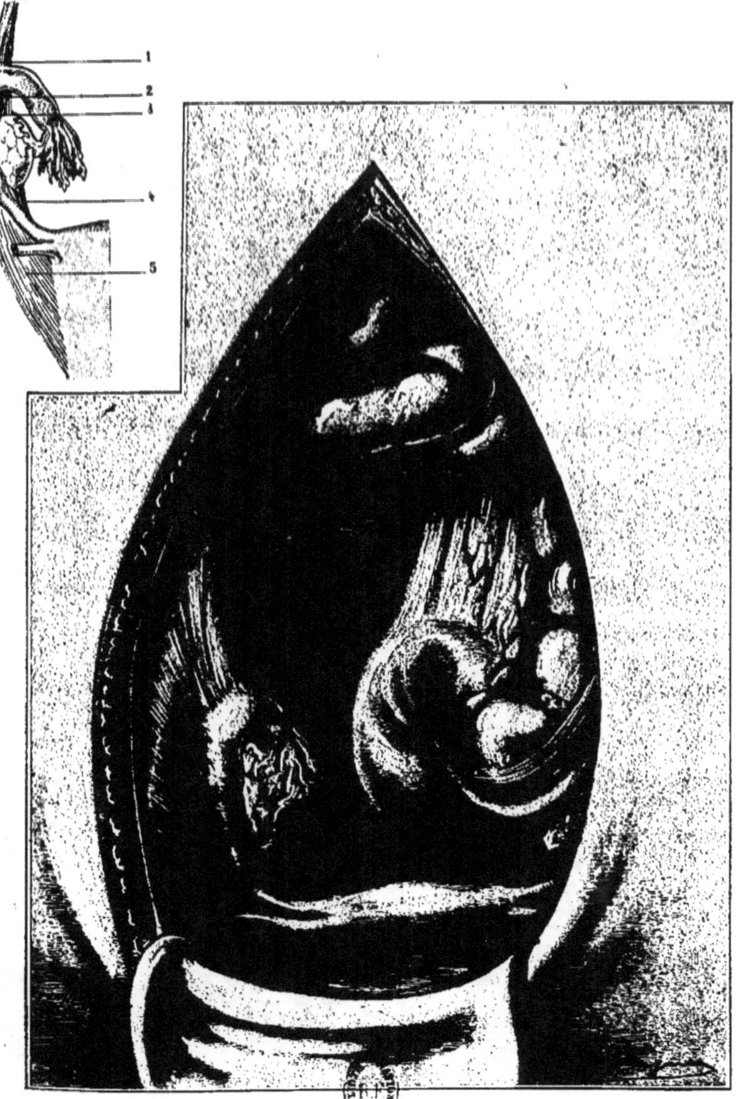

FIG. 65. — Disposition des annexes droites.

1. Le liament infundibulo-pelvien et son faisceau salpingien. — 2. Son faisceau ovarique. — 3. Son faisceau externe, étalé le long du bord de l'utérus (5). — 4. Le ligament utéro-ovarien, continuation renforcée de (2) le faisceau ovarique du ligament infundibulo-pelvien.

XIX. Page 238.

vivant que sur le sujet fixé, il est curviligne à concavité supérieure. De fait, pendant quelques millimètres au delà de son attache utérine, il se porte horizontalement en dehors et un peu en arrière, puis bientôt il devient ascendant pour aller se terminer au pôle inférieur de l'ovaire. Il relie par conséquent l'ovaire à l'utérus, mais en laissant de la corde.

Les deux ligaments de l'ovaire, lombo-ovarien et utéro-ovarien, sont sous-péritonéaux. La séreuse passe en effet à leur surface et les recouvre. Mais d'un autre côté, ils sous-tendent le péritoine, comme la corde sur laquelle sèche un drap. Comme la séreuse est formée ici par le feuillet postérieur du ligament large et que l'ovaire s'interpose aux deux ligaments, il se forme ainsi un double repli séreux ou aileron postérieur du ligament large ou encore méso-ovarien.

A vrai dire, si le péritoine enveloppe les deux ligaments, il n'enveloppe pas l'ovaire. Celui-ci, en effet, dès son origine, est en saillie dans la cavité séreuse qui s'arrête au niveau de son hile. C'est le seul organe qui soit réellement contenu à l'intérieur du sac péritonéal.

Entre les deux feuillets du méso ovarien se trouvent contenus les vaisseaux qui vont se rendre au hile de l'ovaire et aussi les tractus musculaires et conjonctifs qui établissent la continuité entre le ligament utéro-ovarien et le lombo-ovarien.

Situation et connexions de l'ovaire. — On a beaucoup écrit sur la situation de l'ovaire. On est arrivé à une minutie de détail exactement contraire à la précision et qui a fait d'un point d'anatomie très simple une question embrouillée et confuse.

Comme la plupart des organes mobiles de l'abdomen, l'ovaire a une situation susceptible de varier avec l'état des viscères avoisinants et suivant le degré de résistance de ses moyens d'attache. En outre les grossesses répétées, les multiples inflammations susceptibles d'atteindre cet organe influent encore sur sa situation.

Donc sur le sujet jeune, robuste, bien constitué et étudié en position verticale, l'ovaire a une situation à peu de chose près toujours la même.

Il est appliqué à la paroi latérale du pelvis et son grand axe est vertical. Le pôle supérieur attaché au ligament lombo-ovarien est dirigé en haut ; le pôle inférieur, légèrement tiré en dedans par le ligament utéro-ovarien, est dirigé en bas et un peu en dedans. L'ovaire est, en somme, pendu par son pédicule vasculaire le long de la paroi pelvienne à laquelle il est relié par son méso. Il est donc peu mobile dans le sens vertical, mais il est susceptible de se déplacer en avant ou en arrière, à la façon d'un battant de porte, ce dont on peut facilement se rendre compte au cours d'une laparotomie.

Il repose en dehors sur le péritoine pariétal et l'on dit communément qu'il est contenu dans une logette péritonéale désignée sous le nom de fosse ovarienne de Claudius ou de Krause. On donne à cette fosse les limites suivantes : en haut la veine iliaque externe ; en arrière, l'uretère et les vaisseaux iliaques internes ; en avant l'insertion du feuillet postérieur du ligament large; en bas enfin l'artère utérine. A dire vrai, cette dépression ou logette péritonéale ne se voit que rarement sur le cadavre en dehors de tout artifice de dissection. Je ne l'ai jamais vue sur le vivant, au cours de laparotomie, excepté sur des femmes particulièrement maigres, chez qui tout pannicule graisseux avait disparu. Alors, on peut constater une dépression du péritoine entre les vaisseaux de la paroi latérale du pelvis. Mais, pour peu qu'il existe de la graisse sous-péritonéale, toute dépression disparaît et la fosse ovarique n'est plus visible. L'ovaire ne déprime donc pas le péritoine, il repose par l'intermédiaire de la séreuse sur le coussinet adipeux d'importance variable qui occupe la bifurcation des vaisseaux iliaques.

Mais si l'ovaire ne se creuse pas une fosse dans le péritoine pariétal, il est cependant contenu dans une sorte de pochette péritonéale qui lui est constituée en dehors par le péritoine pariétal, en dedans par le méso de la trompe.

En effet, la trompe de Fallope est reliée au faîte du ligament large par un méso péritonéal assez long. En raison de cette longueur même, la trompe retombe en arrière sur l'ovaire auquel elle est unie par le ligament tubo-ovarien. Ainsi la séreuse pariétale et le méso-salpinx forment comme un livre entr'ouvert ou un sachet dans lequel se trouve placé l'ovaire. Cette disposition, très facilement vérifiable sur des annexes saines, devient tout à fait manifeste lorsqu'une inflammation a fixé ces rapports. Lorsque, dans un cas de ce genre, on explore un petit bassin après laparotomie, l'ovaire est généralement invisible au premier aspect, la trompe plus ou moins altérée le recouvre et il faut d'abord décoller celle-ci pour apercevoir celui-là.

Variations dans la situation de l'ovaire. — Ce que nous venons de dire de la situation et des connexions de l'ovaire ne correspond qu'à un type qui, pour être le plus habituel, n'est cependant pas constant. De fait, l'ovaire peut être situé plus bas et se rapprocher du fond du Douglas. Il se place généralement alors au-dessous de la saillie de l'uretère, entre celui-ci et le repli du ligament utéro-sacré. Il existe là une petite surface très légèrement déprimée que l'on désigne quelquefois sous le nom de fosse sous-ovarienne.

Dans d'autres cas, enfin, l'ovaire tombe jusqu'au fond du Douglas et c'est là que le toucher vaginal le trouve quelquefois.

Des diverses positions anormales de l'ovaire, les deux que nous venons de citer sont les plus fréquentes.

Nous ne parlerons pas des migrations de l'ovaire qui accompagnent la grossesse. Elles sont fonction de l'état particulier de l'utérus et regressent avec lui. Il arrive quelquefois cependant que des infections post-partum fixent l'ovaire avant la complète involution de l'utérus et qu'on le trouve soit au niveau du détroit supérieur, soit même dans la fosse iliaque.

Enfin il arrive que l'ovaire se déplace en avant du ligament large et vient tomber dans le cul-de-sac vésico-utérin. Ces anomalies, qui n'ont pour l'anatomiste que l'intérêt de leur bizarrerie, prennent une grande importance pour le médecin et le chirurgien en raison des difficultés de diagnostic qu'elles peuvent entraîner.

Vaisseaux de l'ovaire. — Cet organe reçoit ses artères de deux sources : les unes viennent de la terminaison de l'artère utérine et se distribuent à la région interne et inférieure de l'ovaire. Les autres viennent de l'artère utéro-ovarienne.

Cette artère utéro-ovarienne, née de l'aorte abdominale à la hauteur de la deuxième vertèbre lombaire, descend au devant du psoas, croise l'uretère sur sa face antérieure, puis franchit le détroit supérieur et les vaisseaux iliaques externes et aborde enfin les annexes de l'utérus.

A ce niveau, elle se divise. Une branche se porte vers la trompe, l'autre suit le méso ovarien et s'anastomose plus loin à plein canal avec la terminaison de l'artère utérine. C'est de ce rameau que vont naître un nombre variable de rameaux qui vont pénétrer l'ovaire au niveau de son hile. Ces branches sont généralement au nombre de quatre à cinq.

Il est donc très facile de séparer l'ovaire de l'utérus et de lier l'artère utérine sans que la circulation ovarienne se trouve compromise. Dès lors, on ne conçoit pas que certains chirurgiens, au cours d'une hystérectomie, aient préféré retirer l'ovaire et le greffer dans le tissu sous-cutané, plutôt que de le laisser à sa place en lui conservant ses vaisseaux, ce qui ne souffre aucune difficulté de technique.

L'artère utérine, au niveau de sa terminaison, donne à l'ovaire deux, trois ou quatre petits vaisseaux qui suivent l'aileron de l'ovaire et pénètrent la glande au voisinage de son pôle inférieur.

Les veines qui émergent du hile ovarien sont nombreuses et d'un volume considérable. Les plus inférieures vont affluer dans la circulation veineuse latéro-utérine. Mais le plus grand nombre suit avec l'artère utéro-ovarienne le cordon vasculaire ovarique. Leur gros volume les rend particulièrement visibles à travers le péritoine sous lequel leur entremêlement dessine le volumineux cordon bleuâtre du plexus pampiniforme. Au cours de certaines affections de l'utérus, comme le fibrome, ces veines prennent le diamètre du petit doigt. Il faut éviter de les traumatiser en les liant, car il est fort possible que les embolies qui suivent l'hystérectomie dans ces cas, soient dues à des phlébites de ces troncs veineux.

Au milieu de ces vaisseaux, artériel et veineux, montent encore les lymphatiques venus du hile de l'ovaire et gagnant les ganglions latéro-aortiques droits et gauches. Comme les veines, ils peuvent être envahis au cours des infections utéro-annexielles et c'est sans doute à eux qu'il faut attribuer ces empâtements profonds que l'on voit de temps à autre dans les cas de ce genre.

La trompe. — Chargée de conduire dans l'utérus l'ovule tombé de l'ovaire, après la rupture de l'ovisac, la trompe a une extrémité largement ouverte dans le péritoine, l'autre ouverte dans la cavité utérine. Cette disposition spéciale est la cause de l'infection si fréquente du péritoine pelvien de la femme et même de la petite fille, car les microbes venus de la cavité vaginale peuvent aisément gagner la séreuse.

La trompe, née au niveau de la corne de la cavité utérine, traverse donc l'épaisseur du muscle utérin avant d'apparaître dans la cavité pelvienne. C'est cette partie que l'on désigne sous le nom de *portion interstitielle* de la trompe.

L'émergence de la trompe se fait au niveau de l'angle externe de l'utérus qu'elle semble prolonger. Chez la vierge, cette émergence est sur la même ligne que le fond de l'utérus. Chez la femme multipare, le fond de l'utérus devenant bombé, la trompe émerge sur un niveau un peu inférieur à ce fond.

La portion extra-utérine de la trompe mesure une longueur de 7 à 8 centimètres environ.

Son calibre va augmentant de son point d'émergence vers sa terminaison. Elle est donc à peu près conique et comme sa terminaison s'épanouit brusquement, Fallope a eu parfaitement raison de la comparer à une trompette. Le mot a fait fortune et le nom de trompe de Fallope lui est resté depuis Riolan.

Cependant le cône que représente la trompe n'est pas régulier. En effet, les deux premiers centimètres sont assez étroits : on leur donne le nom *d'isthme de la trompe*. A ce niveau la paroi est épaisse et les couches musculaires serrées.

Assez brusquement, le calibre de la trompe augmente et devient deux ou trois fois plus grand que précédemment ; cette partie élargie s'étend jusqu'au niveau de son extrémité libre. On lui donne le nom d'ampoule ou *portion ampullaire*. Il arrive assez souvent qu'un léger rétrécissement sépare cette portion ampullaire de l'extrémité libre étagée en pavillon. La paroi s'amincit considérablement et les couches musculaires sont beaucoup moins denses.

L'extrémité libre de la trompe s'épanouit à la façon d'un pavillon de cor de chasse ou pour mieux dire à la façon d'une corolle de fleur. En effet les bords de ce *pavillon* sont découpés en une série de dentelures de nombre variable, découpées elles-mêmes en dentelures plus petites. Cela ne se voit vraiment bien que lorsqu'on examine cet organe sous l'eau. Ces *franges* du pavillon tubaire ont une longueur de 10 à 12 millimètres. Elles se disposent généralement sur un seul rang, mais il arrive que, comme les pétales d'une fleur double, un second rang se dispose dans l'écartement du premier.

Quoi qu'il en soit de ces variations, une de ces franges est toujours beaucoup plus longue que les autres. Elle mesure de 15 à 20 millimètres et se couche sur le ligament tubo-ovarique auquel elle adhère par toute la longueur de sa face extérieure. Cette *frange de Richard* ou frange tubo-ovarienne est quelque peu creusée en gouttière. Le plus souvent cette frange recouvre toute la longueur du ligament tubo-ovarien, quelquefois elle n'atteint pas son extrémité ovarienne et le ligament est alors recouvert par le péritoine.

Au centre de la corolle formée par ces franges, s'ouvre *l'orifice abdominal* de la trompe dans lequel les franges se continuent à l'état de replis qui suivent la paroi de l'ampoule tubaire.

La teinte rouge vif du pavillon tubaire tranche sur la coloration plus claire du reste de l'organe. Cependant à la suite d'inflammation, les bords des franges s'unissent, la corolle se ferme et l'orifice tubaire disparaît. La trompe ne communique plus avec l'abdomen.

Nous ne ferons que signaler l'existence de pavillons secondaires au nombre d'un ou deux que l'on voit quelquefois branchés sur la région ampullaire de la trompe. Elle ne présente aucun intérêt médico-chirurgical.

Il peut arriver que l'ovule soit fécondé dans la cavité tubaire avant qu'il soit arrivé dans l'utérus. L'œuf se fixe anormalement dans l'une quelconque de ces trois portions de la trompe. Cette grossesse extra-utérine aura très peu de chances d'évoluer vers le terme. Développée dans la portion isthmique ou ampullaire peu propre à la distension, elle provoquera presque fatalement la rupture de la paroi tubaire et une hémorragie plus ou moins importante se fera dans le péritoine. Développée au contraire au voisinage des orifices, c'est-à-dire dans la portion interstitielle ou dans l'ampoule près du pavillon, l'œuf sera expulsé soit dans le péritoine, soit dans la cavité utérine. Il y aura alors avortement tubaire.

Moyens de fixité. — La trompe est fixée en dedans à l'utérus dans la musculature duquel elle s'insinue. En dehors, elle est fixée à l'ovaire par l'intermédiaire du **ligament tubo-ovarique.**

Or, la trompe mesure de 7 à 8 centimètres à l'état normal; elle est notablement plus longue que la distance qui sépare la corne utérine du pôle supérieur de l'ovaire. La trompe décrit donc une anse. Le sommet de cette anse est suspendu et attaché le long de la paroi pelvienne par un ligament, dépendance du ligament **infundibulo-pelvien** (voir fig. 65).

Enfin la trompe est enveloppée par le péritoine qui lui fournit un méso, le méso-salpinx, par lequel elle se trouve reliée au faîte du ligament large.

Le **ligament tubo-ovarique** est grêle et mesure de 15 à 20 millimètres de long. C'est une bride fibreuse qui se fixe en dehors au rebord du pavillon de la trompe et qui en dedans se termine près du pôle supérieur de l'ovaire à la région voisine du hile de cet organe. Ce tractus fibreux est inextensible et maintient fixe la distance qui sépare la trompe de l'ovaire. Il est du reste dissimulé sur tout ou partie de son étendue par la plus longue des franges du pavillon tubaire qui s'attache sur lui.

Dans ces cas, le péritoine s'arrête au rebord de la frange, en avant et en arrière du ligament. D'autres fois, la frange tubaire est courte et ne recouvre pas la totalité du ligament tubo-ovarique. Dans ces cas, le péritoine enveloppe la partie libre du ligament qu'il recouvre.

Le **ligament infundibulo-pelvien** est, comme nous l'avons dit, le véritable ligament d'attache de l'ovaire, mais en même temps qu'il se rend au pôle supérieur de l'ovaire et au hile de cet organe, il détache un faisceau moins important qui se porte sous le péritoine, un peu en avant du précédent et va se fixer sur la trompe à l'union du tiers externe avec les deux tiers internes de sa portion ampullaire. La trompe se trouve donc suspendue contre la paroi pelvienne latérale, mais de telle façon que l'extrémité externe de son ampoule et son pavillon restent libres et flottants. Ce mode d'attache provoquera forcément, comme nous allons le voir, une coudure de la trompe, par laquelle la portion externe, restée libre, retombera le long de la portion interne, comme ferait un tube de caoutchouc suspendu à un clou. Toutefois les déplacements de cette portion externe seront forcément très limités puisque le pavillon se trouve attaché à l'ovaire (voir fig. 65).

Le méso-salpinx n'est pas à proprement parler un ligament, c'est un repli péritonéal qui enveloppe la trompe et lui porte ses vaisseaux. Néanmoins, il contribue incontestablement à limiter les déplacements de cet organe. Le méso-salpinx enveloppe l'isthme et l'ampoule tubaires. Le revêtement péritonéal s'arrête au bord libre du pavillon et de ses frangés. Ce méso se place au sommet du ligament large entre le méso du ligament rond et les mésos des ligaments utéro-ovarien et infundibulo-pelvien : aussi lui donne-t-on quelquefois le nom d'aileron moyen du ligament large. Sa hauteur est faible au voisinage de l'utérus et la portion isthmique de la trompe ne peut subir que de très faibles déplacements. Sa hauteur devient au moins trois fois plus grande au niveau de l'ampoule où le méso acquiert 12 à 15 millimètres de haut et quelquefois plus : aussi cette portion de la trompe peut-elle aisément se déplacer.

Les deux feuillets du méso-salpinx sont intimement accolés l'un à l'autre sans interposition de tissu conjonctif ou musculaire lisse. Il arrive cependant que l'on retrouve dans leur intervalle les restants du corps de Wolff, auxquels on donne le nom d'organe de Rosenmüller. Ces débris présentent pour le clinicien un réel intérêt, car ils peuvent devenir l'origine de tumeur. Nous y reviendrons plus tard.

Direction de la trompe et ses rapports avec l'ovaire. — La façon dont la trompe se trouve attachée impose, pour ainsi dire, ses relations avec l'ovaire.

Suspendue par un faisceau du ligament infundibulo-pelvien, la trompe se dirige donc, dans son ensemble, en haut et en arrière. Mais elle est attachée par la partie moyenne de sa portion ampullaire, ce qui fait que son extrémité externe retombe parallèlement à sa portion interne. Enfin, son origine ou portion isthmique reste horizontale et suit les déplacements de l'utérus de telle sorte qu'elle devient oblique en arrière quand l'utérus se porte en avant et inversement.

Dans sa longueur, la trompe est donc coudée deux fois. La portion isthmique est horizontale. La première portion de l'ampoule est ascendante et remonte jusqu'au niveau du pôle supérieur de l'ovaire. La seconde portion de l'ampoule est descendante et retombe en arrière de la première sur le bord postérieur de l'ovaire auquel elle est attachée.

D'autre part, l'ampoule est munie d'un méso assez long pour permettre à cette portion de retomber en arrière par dessus l'ovaire et même en arrière de l'ovaire dans quelques cas. Aussi lorsque l'on ouvre l'abdomen, l'ovaire n'apparaît-il pas immédiatement après qu'on a vidé le pelvis des anses intestinales qui y descendent. Il est caché par la trompe et son méso qui le recouvrent.

Le méso tubaire, la face postérieure du ligament large et le péritoine latéral du pelvis forment donc une sorte de niche ou pochette péritonéale dans laquelle se trouve enfoui l'ovaire et lorsque des adhérences ont soudé le péritoine tubaire au péritoine pariétal, l'ovaire se trouve comme enfermé dans cette loge et comme exclu de la grande cavité péritonéale. Les chirurgiens connaissent bien les difficultés que l'on a parfois à le dégager.

Le pavillon de la trompe affecte avec l'ovaire des rapports très spéciaux. Sa longue frange est attachée au pôle supérieur de l'ovaire, mais sa mobilité lui permet de retomber sur l'ovaire et il retombe en effet sur lui à la façon d'un couvercle retenu par sa charnière, qui est ici le ligament tubo-ovarique et sa frange. En temps normal, le pavillon par sa surface interne frangée glisse donc sur l'ovaire et recevra dans sa cavité les ovules au fur et à mesure de la rupture des ovisacs. Il est bien probable que la turgescence qui accompagne le flux menstruel contribue encore à rendre plus intime le contact. A vrai dire, on manque de documents certains qui permettent d'établir le rôle exact de la menstruation sur ce point spécial.

Quel que soit le degré de déplacement que le relâchement des tissus, les grossesses répétées ont fait subir à l'ovaire, la trompe partage ces variations de positions. Elle sera donc, comme l'ovaire, en situation haute chez la femme jeune et robuste. Elle tombera plus ou moins vers le Douglas, si l'ovaire s'est déplacé. Mais les relations réciproques de ces deux organes ne subissent guère de variations tant qu'une lésion pathologique ne les aura pas modifiés.

Rapports des annexes avec les organes pelviens. — Les connexions qu'affectent les annexes avec les organes contenus dans le pelvis ne sont pas immuables ; bien au contraire, elles varient à tout instant, car tous ces viscères sont mobiles les uns sur les autres. Néanmoins tant que l'abdomen est fermé, les déplacements réciproques des divers organes sont réduits à très peu de chose. Il n'en est pas de même lorsque le sac péritonéal est ouvert. Alors seulement les viscères se déplacent largement sous l'influence de la pesanteur. On peut dire, un peu schématiquement peut-être, que tant que le ventre est fermé, les organes ne se déplacent les uns sur les autres que par leurs mouvements actifs propres. Quand l'abdomen a été ouvert, les déplacements passifs deviennent possibles et d'une grande étendue.

Ainsi donc, les annexes, reliées à la paroi latérale du pelvis, se placent en dehors et sur un plan postérieur à l'utérus, quand cet organe occupe sa position habituelle dans l'axe du pelvis et en antéflexion légère. Mais lorsque la vessie se distend et repousse en arrière l'utérus, celui-ci vient se placer entre les deux annexes et sur le même plan qu'elles. Cette même disposition se retrouve et s'exagère même dans certains cas de relâchement des moyens de soutien de l'utérus. L'organe tombé en rétroflexion arrive parfois à être en arrière et même au-dessous des annexes. On peut aisément constater ces déplacements par le toucher bimanuel et mieux encore au cours de la laparotomie (voir fig. 65 et 66).

Avec les anses intestinales, les relations que peuvent affecter les annexes sont différentes à droite et à gauche.

En effet, du côté gauche, les annexes se trouvent situées dans une gouttière qui est formée en avant par la face postérieure du ligament large, en arrière par la racine du méso-côlon pelvien ou par ce côlon lui-même, si le méso est court. Aussi arrive-t-il souvent que le côlon retombe sur ces annexes gauches et les cache entièrement à première vue. Même lorsque le ventre est ouvert et le sujet en position de Trendelenburg, la pesanteur ne permet qu'un très faible déplacement du côlon, surtout si le méso est très court. Il en résulte que dans certaines inflammations des annexes, celles-ci se trouvent complètement recouvertes par le côlon pelvien qui y adhère, limitant ainsi les progrès de l'infection péritonéale. Mais il arrive aussi que l'amincissement et l'envahissement du côlon conduisent à l'ouverture de la collection annexielle dans sa cavité.

Du côté droit, les annexes se trouvent en contact direct avec les dernières anses grêles ou anses pelviennes. Elles peuvent y adhérer en cas d'inflammation et même s'ulcérer, comme on le constate si souvent au cours d'opérations pour pyosalpinx.

Par leur extrémité supérieure, ces annexes droites avoisinent et même touchent le fond du cæcum, s'il descend en dedans de la fosse iliaque. Plus fréquemment l'appendice ilio-cæcal entre en contact avec les annexes. Clado a même cru pouvoir décrire un repli péritonéal *appendiculo-ovarien*. Ce repli, parti du méso de l'appendice ou du mésentère de la fin de l'iléon, irait se terminer à l'extrémité supérieure des annexes. Il est probable que ce repli péritonéal est beaucoup moins fréquent que ne le croyait son auteur. On ne le voit que lorsqu'on tiraille le péritoine. D'un autre côté, les anastomoses que Clado avait décrites entre les vaisseaux lymphatiques de l'ovaire et ceux de l'appendice n'ont jamais pu être retrouvées ni par Barnsby, ni par Rieffel, ni par Martin. Ainsi s'évanouit cette fantaisie du flirt appendiculo-ovarien dont Segond s'était fait le propagateur.

Les annexes droites viennent encore en contact avec le rectum lorsque celui-ci se distend, mais ces rapports ne sont habituellement que transitoires si elles occupent leur position normale. Au contraire, lorsque le relâchement de leurs attaches a permis la chute des annexes dans le Douglas, ou si une inflammation les a distendues, elles viennent se placer directement contre lui. Ces connexions expliquent l'ouverture dans l'ampoule rectale des collections annexielles ou sa déchirure involontaire dans les ablations de celles-ci.

Nous ne reviendrons pas sur les relations qu'affectent les annexes avec les vaisseaux collés sous le péritoine contre la paroi pelvienne. De même que l'uretère, ils sont assez bien protégés pour que le chirurgien n'ait guère à les redouter au cours de ses opérations. Il n'en est pas de même des nerfs et en particulier du nerf obturateur. Quoique profondément situé sous le péritoine et isolé généralement par une couche graisseuse assez épaisse, son passage sur la face pariétale des annexes explique vraisemblablement les

16*

douleurs névralgiques dont il est le siège dans certains cas d'inflammation annexielle.

Les débris embryonnaires de l'appareil génital féminin. — Tout le long de l'appareil génital profond de la femme, on peut retrouver des reliquats de la période embryonnaire. Le plus souvent ces débris n'offrent au médecin ou au chirurgien qu'un intérêt minime. Mais il arrive aussi que, sans raison appréciable, ces débris prennent un développement désordonné et deviennent la cause de tumeurs et de kystes dont on ne peut comprendre l'origine si l'on ne connaît l'évolution et les transformations des organes de l'extrémité caudale de l'embryon (voir fig. 67).

Avant de tenter d'en exposer la genèse, il nous faut tout d'abord connaître le siège, la forme, l'importance de ces débris embryonnaires étagés le long de l'appareil génital profond de la femme. Ce sont de haut en bas : le corps de Rosenmüller, le paroophoron et le canal de Malpighi-Gartner.

Le *corps de Rosenmüller* occupe la moitié externe du mésosalpinx, du moins quand il existe. Car cet organe rudimentaire ne se rencontre pas d'une façon constante. Il est même probable qu'il est susceptible de régresser encore après la naissance, puisqu'il est beaucoup plus fréquent de le trouver dans le méso-salpinx de la petite fille que dans celui de la femme adulte.

Il est formé d'une série de petits cordons réfringents plus ou moins parallèles entre eux et dirigés à peu près perpendiculairement à la direction de la trompe. Beaucoup de ces tubes se terminent librement par leur extrémité voisine de l'ovaire. Souvent ils se terminent par un petit renflement piriforme, quelques-uns pénètrent dans le hile de l'ovaire et seraient peut-être l'origine de certains kystes de cet organe. Par l'autre extrémité, ces tubes se jettent dans un autre de même calibre, mais perpendiculaire à leur direction. Aussi dit-on souvent que le corps de Rosenmüller est assez comparable à un peigne dont ce tube d'union représenterait le dos.

Pour voir cet organe, il faut étaler le méso-salpinx et mieux encore le regarder par transparence. Il arrive que les tubes soient très nombreux et serrés les uns contre les autres ; d'autres fois, ils sont réduits à quelques-uns seulement.

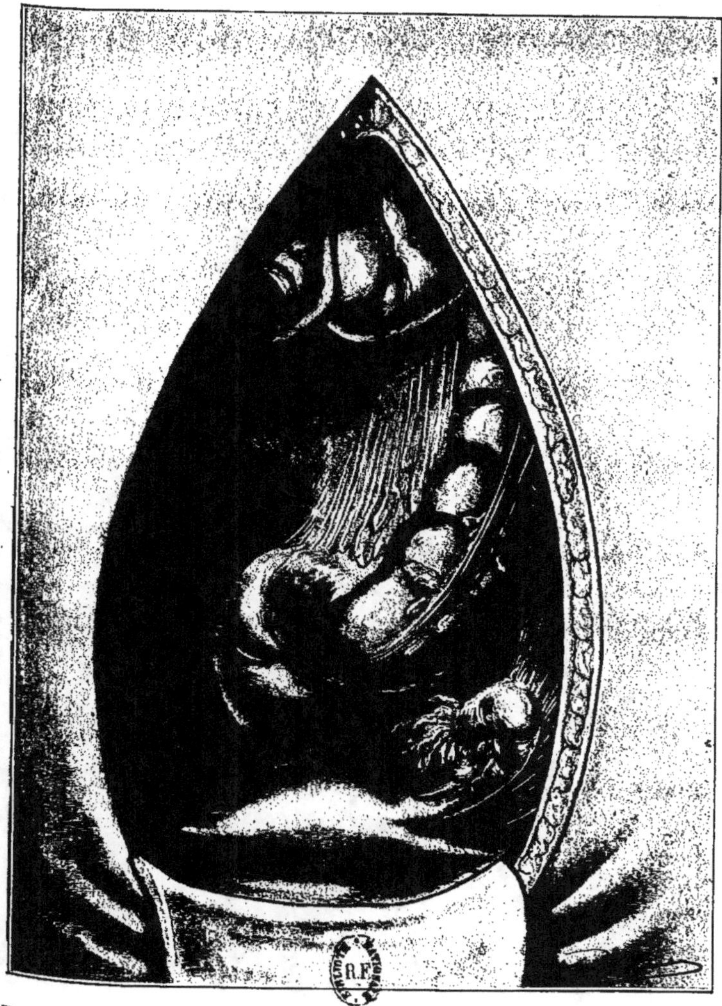

Fig. 66. — Situation et rapport des annexes gauches. Le côlon pelvien a été légèrement récliné en arrière pour permettre de découvrir les annexes. Remarquer que
le ligament large gauche, la paroi pelvienne latérale et le côlon pelvien forment
une sorte de niche au fond de laquelle se cachent les annexes gauches.

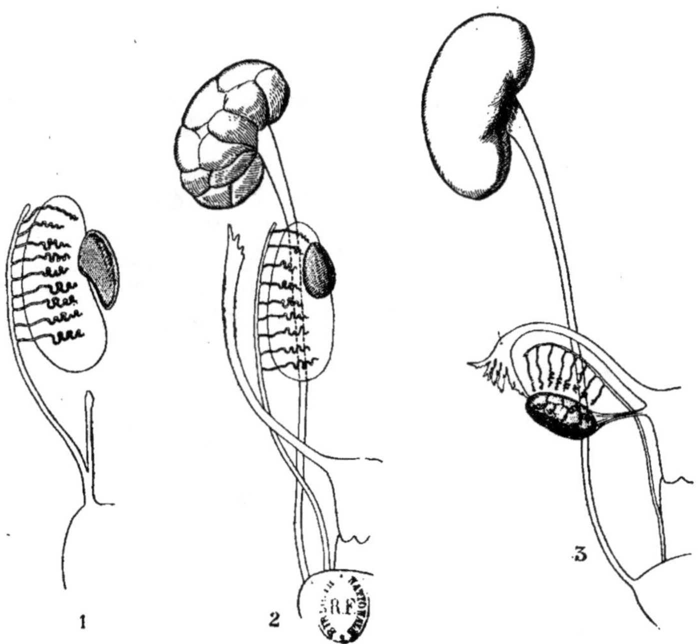

Fig. 67. — Evolution du corps de Wolff et les débris paraovariens.

1° Corps de Wolff, flanqué de la glande génitale. Le canal de Wolff reçoit les tubes segmentaires, venus du corps de Wolff. A sa partie inférieure, un bourgeonnement ascendant donnera l'uretère du futur canal excréteur du rein définitif.

2° L'uretère s'est séparé du canal de Wolff. Le canal de Müller, dédoublement du canal de Wolff, a donné naissance à la trompe et aussi à l'utérus et au vagin en s'unissant à celui du côté opposé.

3° Le rein définitif étant développé, le mésonéphros ou corps de Wolff n'a plus de raison d'être. Il régresse. Son canal de Wolff reste placé entre la glande génitale et le canal de Müller devenu trompe. Les débris forment l'organe de Rosenmüller, l'organe à Géraldés et le canal de Malpighi-Gartner.

Ils occupent l'intervalle des deux feuillets du mésosalpinx dans l'espace compris entre l'ovaire, la trompe et le ligament tubo-ovarique.

Cet organe tire toute son importance des lésions pathologiques dont il devient parfois l'origine. En effet, ces tubes peuvent former des kystes volumineux, inclus dès leur origine dans le ligament large. Ils pourront s'extérioriser peut-être au cours de leur évolution, mais, toujours, ils repousseront en bas l'ovaire devenu plus ou moins méconnaissable, et étireront à leur surface la trompe qu'ils séparent par conséquent de l'ovaire.

Le *paroophoron*, situé lui aussi dans le méso-salpinx, en occupe l'extrémité interne. On trouve le corps de Rosenmüller au-dessous de l'ampoule tubaire. Le paroophoron se rencontre au-dessous de son isthme presque dans l'angle utéro-tubaire.

Il existe du reste beaucoup plus rarement que le débris précédent et son importance est beaucoup moindre. Il est assez difficile de le découvrir à l'œil nu dans la plupart des cas ; mais comme le précédent encore, il peut être l'origine de certaines tumeurs, et sa persistance possible ne peut être ignorée du médecin et du chirurgien.

Il se présente sous la forme d'un petit amas d'un blanc jaunâtre, du volume d'un grain de plomb, placé généralement dans le coude de l'artère utérine. Il est formé d'un amas de petites vésicules ou de tubes pelotonnés qui ont au microscope la même structure que l'organe de Rosenmüller.

Il est probable que certains kystes inclus dans le ligament large ou peut-être même certains myomes de l'utérus, ont pour origine la transformation de ce petit organe.

Le *canal de Malpighi-Gartner* est encore un débris embryonnaire de même formation que les précédents. Sa persistance chez l'adulte est beaucoup plus rare encore.

Quand il est complet, il s'étend de l'extrémité interne du corps de Rosenmüller, dont il continue le canal longitudinal, jusqu'au niveau de l'hymen. Il suit donc la trompe, contourne le paroophoron, descend le long du bord externe de l'utérus, puis sur la paroi antéro-latérale du vagin. Il est exceptionnel de le trouver aussi complet.

Le plus souvent, il est réduit à son segment utérin ou vaginal et même seulement à une partie de ce trajet. Il arrive qu'il soit plus ou moins dévié, irrégulier dans son calibre et même perdu au milieu des faisceaux musculaires les plus superficiels de la matrice.

Certains kystes du ligament large et ceux qui se développent sur les côtés du vagin sont dus à la transformation de ce conduit.

En somme, organe de Rosenmüller, paroophoron et canal de Malpighi-Gartner peuvent schématiquement exister chez le même sujet et former un tout continu. Généralement cette suite est interrompue. Mais cette possibilité nous fait comprendre que cet ensemble représente un même organe en voie de régression. L'histoire de l'évolution du méso-néphros chez l'embryon nous permet d'expliquer l'existence de ces débris embryonnaires.

Avant l'apparition du rein définitif, la sécrétion urinaire se fait d'abord par un organe très transitoire, le pronéphros, auquel se substitue un autre appareil de sécrétion : le méso-néphros ou corps de Wolff. Celui-ci est formé de glomérules auxquels font suite des tubes qui, tous, vont s'aboucher dans un tube collecteur commun, le canal de Wolff, par l'intermédiaire duquel la sécrétion urinaire sera portée dans l'allantoïde.

Bientôt au niveau de l'extrémité supérieure ou céphalique du corps de Wolff apparaît la glande génitale. Les canalicules supérieurs du corps de Wolff vont dorénavant perdre leurs glomérules et entrer en relations avec la glande génitale.

Quand le rein définitif est développé, la portion urinaire du corps de Wolff disparaît et de ses canalicules, il ne reste plus qu'un débris pelotonné qui sera le paroophoron. Les canalicules, primitivement en relation avec la glande génitale, ne se développent pas chez la femme, comme ils le feront chez l'homme où ils deviendront voies spermatiques ; ils restent embryonnaires et formeront le corps de Rosenmüller.

Quant au canal collecteur ou canal de Wolff, sa persistance chez la femme n'a pas de raison d'être, car la glande génitale déversera ses ovules dans le canal de Müller, devenu trompe de Fallope. Il disparaîtra donc ou persistera à l'état de débris embryonnaire et c'est lui que l'on retrouve parfois chez l'adulte sous la forme de canal de Malpighi-Gartner.

C'est en raison de leur origine et de leur développement aux dépens de ces restes du corps de Wolff que l'on donne à la plupart de ces kystes para-ovariens le nom de kystes wolffiens.

L'APPAREIL GÉNITAL PROFOND CHEZ L'HOMME

Comme chez là femme, l'appareil génital profond de l'homme se trouve placé entre la vessie et le rectum, mais contrairement à ce qui a lieu chez la femme où cet appareil est indépendant, il existe chez l'homme une intime union avec l'appareil urinaire dans lequel, du reste, les voies génitales viennent déboucher.

Aussi les affections pathologiques de l'un réagissent-elles très souvent sur l'autre; les procédés d'exploration clinique utilisent les mêmes voies et les mêmes appareils. Enfin les méthodes d'accès chirurgicales sont le plus souvent communes à l'un et à l'autre.

L'appareil génital profond de l'homme comprend, d'une part, les vésicules séminales et la terminaison du canal déférent ; d'autre part, la prostate, placée au carrefour des voies génitales et des voies urinaires et entourant l'extrémité supérieure de l'urètre.

Vésicules séminales et canaux déférents.

Cette partie de l'appareil génital présente certainement un intérêt moindre au point de vue médico-chirurgical, tant en raison des affections dont il peut être le siège que des difficultés et aussi de l'inutilité pratique des tentatives chirurgicales imaginées contre ces affections.

Les vésicules et les canaux déférents représentent une partie des voies d'excrétion des glandes génitales. La sécrétion testiculaire est conduite vers l'urètre postérieur par le canal déférent et le canal éjaculateur qui le termine. La vésicule séminale est placée sur ce trajet, de la même façon que la vessie sur le trajet des voies urinaires ou la vésicule biliaire sur le trajet de l'hépato-cholédoque. C'est un réservoir où s'accumule le liquide testiculaire dans l'intervalle de ses émissions.

Les vésicules sont au nombre de deux : une droite et une gauche. Il peut arriver que l'une des deux manque, mais le fait est exceptionnel, même en cas d'arrêt de développement du testicule correspondant.

La vésicule séminale est un tube irrégulier, tortueux, de 3 à 4 millimètres de diamètre ; sa longueur, quand il est déroulé, atteint 12 à 18 centimètres. En outre, on constate que sur la longueur de ce tube, terminé en cul-de-sac à son extrémité libre, se branchent une série d'autres culs-de-sacs de même calibre, mais courts et ne mesurant guère que 8 à 10 millimètres de long. Ces petits cæcums sont au nombre de huit à dix et se détachent à peu près perpendiculairement du tube principal. Dans certains cas, ces petits cæcums sont à peine marqués, de sorte que le tube vésiculaire paraît soufflé de place en place en de volumineuses ampoules.

Mais cette forme de la vésicule est celle que l'on obtient par la dissection en déroulant le tube vésiculaire. Normalement le tube vésiculaire est pelotonné sur lui-même et ce tassement donne à l'ensemble la forme d'une bouteille ou d'un cône aplati d'avant en arrière à l'état de vacuité. Dans cet état, du reste, la vésicule a une consistance assez souple pour qu'il soit généralement impossible d'en percevoir la forme et le volume sur le sujet vivant.

Quand elle est remplie et distendue, au contraire, elle se renfle et devient bombée. Le doigt, qui en étudie la forme à travers la paroi rectale, suit alors la saillie oblongue et régulière qu'elle forme. L'épaisseur des plans interposés empêche de percevoir les divers sillons qui séparent ses circonvolutions.

Situation et moyens de fixité. — Les vésicules, situées au-dessus de la prostate, entre la vessie et le rectum, sont peu mobiles et leur mobilité n'est due qu'aux déplacements des parties molles au milieu desquelles elles se trouvent. De fait, elles sont enveloppées dans un tissu fibro-musculaire dense qui ne permet guère de les mouvoir et ne facilite nullement leur isolement chirurgical.

Les vésicules sont contenues dans l'intervalle de deux lames fibreuses très denses, auxquelles elles sont reliées par de nombreux tractus conjonctifs. Ces deux lames passent l'une en avant, l'autre en arrière des vésicules. Au niveau de la ligne médiane, c'est-à-dire

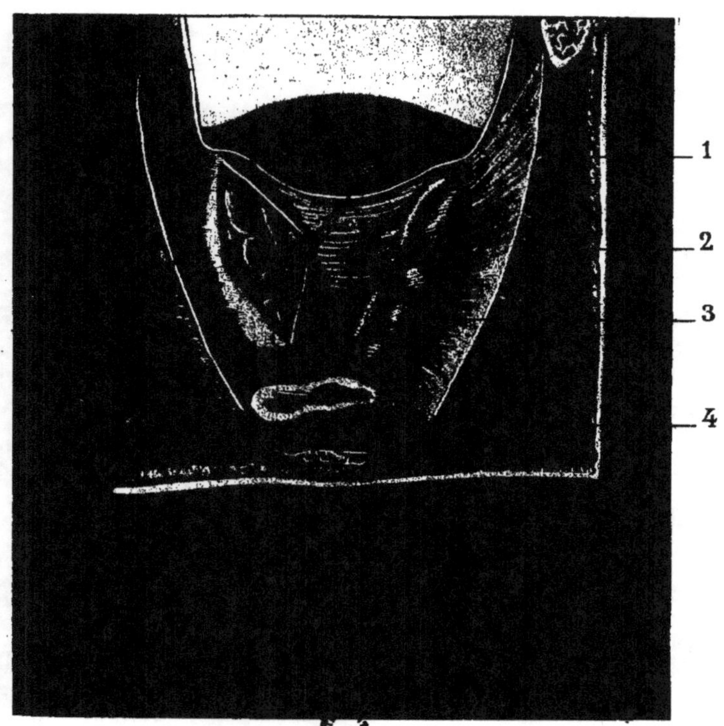

Fig. 68. — Les vésicules séminales.

Préparation dessinée d'après nature, faite sur un sujet durci au formol. — Remarquer la direction presque verticale des vésicules séminales.

1. Muscle grand fessier. — 2. Releveur anal recouvert par le feuillet latéral de la gaine fibreuse du rectum.— 3. Les vésicules séminales contenues dans le dédoublement du feuillet antérieur de la gaine fibreuse du rectum. — 4. Le rectum coupé à hauteur du coccyx.

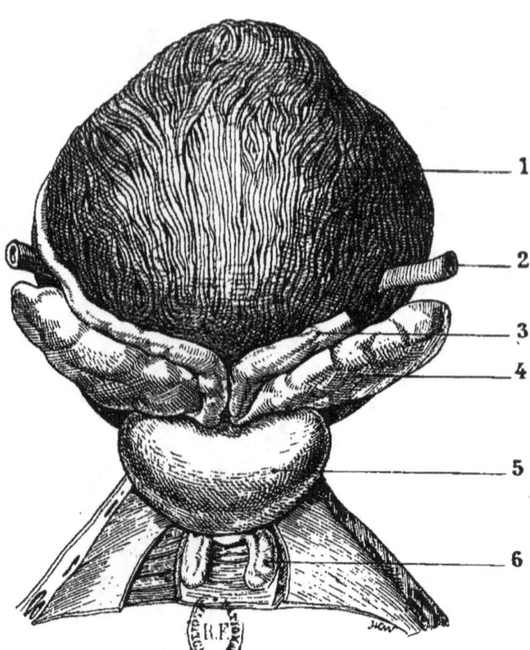

Fig. 69. — Les vésicules séminales (d'après O. Pasteau).

1. Vessie. — 2. Uretère. — 3. Canal déférent coupé. — 4. Vésicule séminale. —
5. Prostate. — 6. Glandes de Cooper.

Remarquer l'orientation donnée aux vésicules séminales qui sont ici presque
horizontales.

dans l'espace qui sépare ces deux organes, les deux lames fibreuses s'accolent l'une à l'autre et forment une toile résistante tendue d'une vésicule à l'autre. En dehors des vésicules, ces lames se réunissent à nouveau et vont se fusionner avec les aponévroses sacro-recto-génito-pubiennes.

Il faut ajouter que dans la structure de ces lames entre une assez grande quantité de fibres musculaires lisses dont l'action est, sans doute, importante au moment de l'évacuation du contenu vésiculaire.

Chacune des vésicules est donc contenue dans une étroite loge fibro-musculaire qui lui laisse juste assez de place pour se remplir et la comprimera au moment de l'éjaculation.

On dit quelquefois que les vésicules sont prises dans l'aponévrose de Denonvilliers. Si l'on se reporte à la description que cet auteur a donnée de l'aponévrose prostato-péritonéale, il n'en est rien. L'aponévrose qu'a décrite Denonvilliers descend derrière les vésicules. Mais ces discussions de détail sont de peu d'intérêt pour le médecin et le chirurgien. Il reste ce fait incontestable que les vésicules sont prises dans un dédoublement fibro-musculaire d'où on a, même sur le cadavre, beaucoup de peine à les extraire.

Quelquefois cependant le péritoine descend devant et derrière les vésicules. Le péritoine vésical descend sur la face postérieure de la vessie avant de remonter sur la face antérieure des vésicules. Il se forme alors un cul-de-sac vésico-vésiculaire. Celui-ci, quand il existe chez l'adulte, ce qui est rare, est à peine ébauché. Je l'ai trouvé très nettement formé chez un enfant de 10 ans.

Le péritoine recouvre la face postérieure des vésicules après avoir tapissé leur sommet. Avant de remonter sur la face antérieure du rectum, il descend plus ou moins bas. Quelquefois jusque derrière la prostate. Il se forme ainsi un second cul-de-sac vésiculo-rectal.

Latéralement ce repli péritonéal, dans lequel se trouvent les vésicules, se termine sur le péritoine pariétal du pelvis. Les vésicules sont en saillie dans le péritoine tout comme l'utérus. Il existe alors, chez l'homme, un véritable ligament large très semblable à celui de la femme. Cette disposition, assez nettement visible chez le nouveau-né, est exceptionnelle chez l'adulte. Néanmoins elle va nous permettre de comprendre aisément la signification des feuillets fibreux qui enveloppent les vésicules.

A l'origine, en effet, le péritoine se déprime en cul-de-sac en avant et en arrière des vésicules et des canaux déférents. Peu à peu, comme l'ont montré Cunéo et Veau, ces culs-de-sac disparaissent par coalescence des feuillets au contact et se transforment en lames fibreuses, l'une en avant, l'autre en arrière des vésicules. Ce n'est donc plus que par une lointaine analogie qu'on donne à l'enveloppe fibro-musculaire de ces organes le nom de ligament large de l'homme.

Avant de terminer cette étude des moyens de fixité des vésicules séminales, il est un point d'anatomie médico-chirurgicale qui doit être tranché, car les opinions contradictoires qui ont été émises à ce sujet sont de nature à jeter le trouble dans l'esprit de ceux qui s'aventureraient dans cette région sans données précises. Je veux parler des connexions de la vésicule et du rectum.

Un certain nombre d'anatomistes avec Paul Delbet, et surtout Jonnesco, ont affirmé « l'adhérence intime des vésicules et du rectum ». La paroi postérieure de la vésicule, dit encore Jonnesco, est toujours intimement unie à la paroi rectale et ne la quitte jamais. Cette affirmation catégorique est cependant en contradiction avec ce qu'ont écrit Guilliot, Quenu et Hartmann, Robert Proust.

Ces auteurs constatent, en effet, qu'« il n'y a pas trace d'adhérence entre la face postérieure des vésicules séminales et le rectum » (R. Proust). Entre le rectum et la prostate, doublée de son enveloppe l'aponévrose prostato-péritonéale, on constate l'existence d'un espace celluleux très facilement décollable sur le cadavre et sur le vivant.

Les recherches que nous avons faites sur le cadavre, nos constatations opératoires nous permettent d'affirmer que la contradiction entre ces deux opinions contraires est plus apparente que réelle.

Il est certain que les vésicules n'adhèrent pas au rectum et que le doigt peut les isoler beaucoup plus aisément qu'on ne décollerait la vessie des vésicules. L'espace décollable que décrivent Quénu et Hartmann, Charpy, etc..., ne siège cependant pas entre le rectum et la vésicule, mais bien réellement entre le rectum et l'aponévrose de Denonvilliers dans l'épaisseur de laquelle se trouvent les vésicules.

Or, comme nous le verrons plus tard, l'aponévrose de Denonvilliers fait partie de la gaine fibreuse du rectum dont elle constitue la portion antérieure. Les vésicules sont donc fixées dans la paroi de la gaine fibreuse, mais celle-ci est beaucoup plus large que le rectum qui peut dans son intérieur se remplir ou se vider et ne tient que très lâchement à elle.

Au point de vue pratique, on peut affirmer que les vésicules n'adhèrent nullement au canal rectal.

Direction. — La plupart des anatomistes s'accordent à donner aux vésicules une direction oblique en bas et en dedans, de telle sorte que si leurs sommets viennent presque en contact, leurs bases sont séparées par un espace de 7 à 8 centimètres environ. Pasteau dit même qu'il n'est pas rare de les trouver presque horizontales.

C'est en effet ainsi qu'on les trouve sur le cadavre où probablement le relâchement de tous les tissus et la dissection modifient notablement la situation des organes. Ce n'est pas ainsi que l'on sent les vésicules sur le vivant. Quand elles sont hypertrophiées par la maladie ou simplement distendues par rétention spermatique, elles sont perçues par le doigt intra-rectal presque parallèles à l'axe du bassin, c'est-à-dire presque verticales, à peine inclinées en bas et en dedans, mais jamais horizontales.

C'est encore dans cette position qu'on les retrouve sur le cadavre fixé au formol, comme le représente la figure 68, dessinée d'après nature dans ces conditions. Les vésicules sont alors à peu près verticales et si leurs sommets sont presque en contact, leurs bases ne sont guère qu'à 3 ou 4 centimètres l'une de l'autre.

Dimensions. — Les dimensions de la vésicule sont assez variables suivant les individus et ces différences paraissent en relation avec la forme et la longueur du tube vésiculaire. Tantôt le pelotement se fait en longueur et la vésicule mesure alors, chez l'adulte, de 5 à 7 centimètres de haut. Tantôt il se fait en largeur et la vésicule devient plus courte et moins oblongue.

Au reste, sa capacité, au dire de Charpy, resterait toujours de 1 centimètre cube et demi à 2 centimètres cubes.

Le canal déférent. — Le canal déférent pénètre dans le pelvis au niveau du détroit supérieur, à l'union du tiers antérieur avec les deux tiers postérieurs de son pourtour. Après avoir traversé le canal inguinal, puis la partie toute antérieure de la fosse iliaque, il croise les vaisseaux iliaques externes qui le soulèvent et se porte en bas et un peu en arrière le long de la paroi pelvienne.

Il est recouvert par le péritoine au-dessous duquel, chez les sujets maigres, on aperçoit son trajet en saillie. L'uretère qui descend également dans le pelvis le long de la paroi pelvienne se porte en sens inverse, c'est-à-dire en bas et en avant. Il fait aussi, sous la séreuse péritonéale, une saillie qui va rejoindre celle du déférent au fond du petit bassin, sur le côté de la vésicule séminale. Ainsi déférent et uretère forment les deux côtés d'un triangle dont le sommet répond à leur croisement et dont la base est constituée par les vaisseaux iliaques externes. Dans le fond de ce triangle et en dehors de ces deux conduits passent l'artère ombilico-vésicale, le nerf obturateur et plus bas l'artère obturatrice et sa veine. Les ganglions iliaques externes suivent la base du triangle (voir fig. 30).

Lorsque le canal déférent a atteint l'extrémité supérieure de la vésicule séminale, il l'enveloppe dans sa courbe, atteint son côté interne et s'y accole sur toute sa hauteur, c'est-à-dire jusqu'à la base de la prostate. Dans cette dernière partie de son trajet, il est donc, comme la vésicule elle-même, à peu près vertical, du moins sur le vivant et le sujet fixé. Sur le cadavre, au contraire, il suit le sort de la vésicule et comme elle, il tombe en dehors pour se rapprocher de l'horizontale.

Le triangle intervésiculo-déférentiel, c'est-à-dire l'espace qui sépare les deux vésicules flanquées de leur canal déférent, est donc beaucoup moins ouvert qu'on ne le dit généralement. On s'en rend compte, du reste, parfaitement, quand on essaie la dissection et l'extirpation de la vésicule et du canal déférent par la voie haute.

Dans cette dernière partie de son trajet, le canal déférent change d'aspect. Jusqu'à la vésicule séminale, il apparaît sous la forme d'un cordon arrondi de 2 à 3 millimètres de diamètre, il est régulier et d'une consistance dure sous le doigt. Au contraire, dans son dernier segment, il s'aplatit légèrement et s'élargit. Son diamètre atteint maintenant de 4 à 5 millimètres. Enfin il devient irrégulier et bossué, comme formé par une série de petites ampoules superposées ; il a perdu en partie sa dureté et donne tout à fait au doigt la même consistance que la vésicule séminale. De fait, sa cavité est considérablement élargie et prend la forme d'une longue ampoule irrégulière.

Dans la première partie de son trajet pelvien, le déférent n'est maintenu dans sa situation que par ses connexions avec le tissu cellulaire assez lâche qui l'entoure. Aussi rien n'est-il plus facile que sa dissection et son isolement. Mais dans son segment para-vésiculaire, sa fixité devient grande. Il est, comme la vésicule, compris dans l'intervalle des deux lames fibreuses du ligament large de l'homme. Des tractus denses l'unissent à cette gaine fibreuse et de ce fait sa dissection et son isolement deviennent dès lors extrêmement laborieux. Cette difficulté augmente encore, si un travail inflammatoire chronique est venu épaissir le tissu qui l'entoure.

Connexions de l'appareil génital profond de l'homme avec les organes voisins. — Ainsi donc les vésicules séminales et les canaux déférents se trouvent fixés dans le fond du petit bassin par les formations fibreuses, dépendances du péritoine, auxquelles ils adhèrent fortement.

Le péritoine, venu de la vessie, passe par dessus la base de la vésicule et le coude du canal déférent avant de remonter sur la face antérieure du rectum. Quelquefois cependant, la séreuse s'insinue un peu entre la face postérieure de l'appareil génital et le rectum de telle sorte qu'une petite partie du fond de la vésicule et le coude du déférent sont recouverts par la séreuse.

Le fond du cul-de-sac péritonéal de Douglas est du reste tout à fait fixe et il est impossible de déplacer ou même de soulever la séreuse à ce niveau, car l'aponévrose de Denonvilliers, qui en est une émanation, l'attache solidement aux éléments fibreux du périnée.

Les vésicules et leur déférent de chaque côté, la ligne de réflexion du Douglas en haut forment donc les trois côtés d'un triangle inextensible, profondément situé et par conséquent très difficile à disséquer. C'est le **triangle intervésiculo-déférentiel**. L'aire en est occupée par les deux lames fibro-musculaires de l'aponévrose de Denonvilliers, accolées ici l'une à l'autre et avasculaires en ce point.

Les bords latéraux de ce triangle sont formés par les vésicules et les déférents. Nous avons déjà vu l'importance de la circulation artérielle et veineuse qui entoure ces organes. Les branches artérielles venues de la vésicale postérieure, de la prostatique, l'artère vésiculo-déférentielle tordent leurs nombreuses sinuosités entre les circonvolutions de la vésicale. De là s'échappent des veines volumineuses et abondantes qui vont rejoindre les sinus vésico et latéro-prostatiques.

Cette abondante vascularisation, jointe à la profondeur des voies génitales mâles et à leur fixité, explique facilement les difficultés où se sont heurtées les tentatives d'extirpation chirurgicale.

Il est facile de décoller l'appareil génital de la vessie en avant et du rectum en arrière.

La vessie est cependant intimement accolée à la face antérieure du feuillet fibreux prévésiculaire et d'importantes anastomoses vasculaires artérielles et veineuses réunissent encore ces organes. De plus l'uretère, venu d'arrière, côtoie le bord externe de la vésicule et sous-croise la crosse du canal déférent. Il se trouve même fixé contre ces organes par les tractus les plus externes de l'aponévrose de Denonvilliers, dont on a assez de peine à l'isoler. Puis il passe en avant de la vésicule avant de pénétrer dans la vessie. Nous avons déjà dit comment l'artère génitale ou vésiculo-déférentielle passe au-dessus, puis en dedans de l'uretère à ce niveau.

Le rectum, quoi qu'on en ait dit, n'est pas adhérent aux voies génitales mâles. Il est contenu dans sa loge fibreuse, aux parois de laquelle il est relié par un tissu conjonctif assez lâche. Guelliot avait même trouvé dans un cas une véritable bourse séreuse séparant la vésicule du rectum. Il existe en tous cas un tissu cellulaire assez lâche entre ces organes. Mais cette zone décollable très facile à mettre en évidence sur le cadavre n'est pas recommandable sur le vivant (Gosset et Proust), car on déchire fatalement de nombreux vaisseaux qui donnent un suintement gênant par son abondance.

Nous verrons bientôt, en étudiant la prostate, les connexions qu'affectent les vésicules et les déférents avec la base de cet organe.

La prostate.

La prostate est une glande génitale, puisqu'elle prend tout son développement au moment de la puberté et régresse après la castration. Chez le vieillard cependant, il est fréquent de la trouver d'un volume considérable, mais cette hypertrophie témoigne seulement d'une transformation pathologique de son parenchyme.

Elle est située au-dessous de la vessie, au carrefour des voies génitales et des voies urinaires qu'elle entoure. Elle est donc traversée par les canaux éjaculateurs et par la partie profonde de l'urètre. Cette disposition particulière a pris un intérêt tout spécial du jour où les chirurgiens ont tenté l'extirpation de cet organe, car il est aussi nécessaire de respecter celui-ci qu'il peut devenir important de ménager ceux-là.

Le désir d'arriver à une technique précise réclamait une précision plus grande de l'anatomie médico-chirurgicale de cette glande.

La prostate est *située* dans l'étage sous-péritonéal du petit bassin, c'est-à-dire dans l'espace compris entre la séreuse et les éléments fibro-musculaires du périnée. Elle est au-dessous de la vessie et en avant du rectum, dans une région particulièrement riche en vaisseaux.

Ainsi, profondément enfoncée entre les branches ischiopubiennes, elle ne peut être palpée que par l'intermédiaire du rectum ou explorée par la voie urétrale. Opératoirement, on ne peut l'atteindre que par l'orifice inférieur du bassin en passant à travers le périnée ou par l'orifice supérieur en passant à travers la vessie.

SA FORME est variable avec l'âge. Chez l'enfant, elle est à peine développée et constitue une petite masse oblongue et molle qui entoure l'urètre supérieur. Chez l'adulte, elle rappelle assez mal la forme du marron d'Inde auquel on la compare généralement.

Lorsqu'elle a été disséquée, elle apparaît comme un cône court et large, dont le sommet serait dirigé en bas et dont la base regardant en haut soutient la vessie. Mais en clinique, la prostate donne au doigt rectal qui l'explore la forme d'une masse globuleuse et légèrement aplatie. Un peu artificiellement, on lui distingue un angle inférieur qui répond à son sommet et deux angles supérieurs, droit et gauche, qui séparent en haut sa base de ses bords latéraux.

SA CONSISTANCE tranche d'ailleurs sur celle des tissus voisins. Elle est ferme, élastique et régulière dans toute son étendue. A mesure que le sujet avance en âge, même lorsque le volume ne s'est pas modifié, la consistance de la prostate devient plus dure et moins élastique, mais elle conserve ces mêmes caractères dans toute son étendue. Toute modification de la consistance, limitée en un point, doit être l'objet d'un examen attentif, car elle révèle toujours une lésion pathologique en évolution.

LE VOLUME de la prostate varie considérablement pendant la durée de la vie. Nous avons déjà dit qu'elle est à peine appréciable à la naissance, difficilement sentie sur un enfant, alors que chez le sujet adulte elle acquiert 25 à 30 millimètres de hauteur, sur 35 à 40 dans le sens transversal. On peut aisément constater ces données par le toucher rectal sur le sujet vivant.

On peut encore se rendre compte du volume ou plus exactement de la hauteur de la prostate par l'exploration intra-urétrale. En calculant la longueur de sonde introduite depuis le moment où le sphincter membraneux est franchi jusqu'au moment où l'urine s'écoule, on obtient la longueur de la traversée prostatique, c'est-à-dire la hauteur de la prostate. Ce procédé de mensuration donné par les procédés de la clinique est journellement utilisé par les médecins et les chirurgiens dans le but de connaître les dimensions normales ou pathologiques de la prostate.

Moyens de fixité de la prostate : sa loge fibreuse. — La prostate est un organe particulièrement fixe. Sa mobilité est extrêmement faible, encore ne peut-elle être déplacée qu'en même temps que tout le corps périnéal auquel elle est solidement amarrée. De fait, en refoulant le périnée ou encore en introduisant dans le rectum un doigt ou un ballon de Petersen, on n'arrive à soulever la prostate et le bas-fond vésical que de 2 à 3 centimètres environ, lorsque ces tissus sont solides. La réplétion de la vessie abaisse la prostate dans des proportions infimes. Enfin, dans le sens latéral, il est impossible de mobiliser cet organe.

C'est qu'en effet, la prostate se trouve prise dans une loge fibreuse à peu près inextensible et qui contracte des adhérences solides avec le squelette d'une part et le plancher périnéal d'autre part. La prostate est à l'étroit dans cette gaine où elle ne peut être mobilisée. On s'en rend bien compte lorsqu'on enlève cette glande par la voie périnéale.

Les parois latérales de la loge fibreuse sont formées par les aponévroses sacro-recto-génito-pubiennes. Placées de champ dans le fond du pelvis, ces aponévroses s'étendent d'arrière en avant et forment comme deux haies légèrement divergentes en arrière. Dans leur intervalle viennent se placer les viscères contenus dans le fond du petit bassin. Par leurs deux extrémités, antérieure et postérieure, ces cloisons tiennent au squelette auquel elles se fixent. Par leur face externe, ces cloisons se soudent intimement à la face correspondante de l'aponévrose du releveur anal. Enfin leur bord inférieur s'unit sur une grande partie de son étendue à la face supérieure du plancher fibreux du périnée. Nous avons déjà vu que le bord supérieur de ces cloisons remonte le long de la vessie et va se terminer, considérablement aminci, à la face profonde de la séreuse péritonéale.

Comme on le voit, si ce dernier bord ne présente qu'une fixité relative, au contraire les deux extrémités, la face externe et le bord inférieur sont fortement adhérents à des portions fixes ou peu mobiles. La prostate aura donc une mobilité à peu près nulle.

La paroi antérieure de la loge prostatique est constituée par un feuillet fibreux, assez épais, court et résistant. Il se détache en bas de la face supérieure du plancher fibreux du périnée et monte devant la prostate jusqu'aux ligaments pubo-vésicaux auxquels il adhère fortement, au point de se confondre avec eux, comme le pense Paturet.

Par sa face postérieure, ce feuillet adhère à la prostate dont on peut d'ailleurs le séparer sans difficulté. Par sa face antérieure, il limite la petite loge où se trouve contenu le plexus de Santorini. Les deux bords latéraux de ce feuillet se soudent à la cloison sacro-recto-génito-pubienne, mais se trouvent perforés d'orifices par lesquels les veines émanées de ce plexus vont se déverser en arrière dans le grand torrent veineux du fond du pelvis.

La paroi postérieure de cette loge prostatique est formée par l'aponévrose de Denonvilliers. Nous avons déjà vu cette formation (voir page 246) et nous savons qu'elle représente un cul-de-sac péritonéal effacé par fusion de ses feuillets et transformation fibreuse de la séreuse. Cette lame fibreuse descend donc du fond du cul-de-sac de Douglas, tapisse la face postérieure des vésicules séminales, puis de la prostate et vient se terminer à la partie inférieure de celle-ci, au niveau des éléments musculaires du périnée. On dit souvent que cette aponévrose se termine en se soudant à l'aponévrose supérieure du périnée. Ceci n'est pas exact. Gosset et Proust ont d'ailleurs montré qu'au-dessous de l'aponévrose de Denonvilliers le muscle recto-urétral se portait d'arrière en avant et séparait le bord inférieur de l'aponévrose des éléments fibreux du périnée.

Les bords latéraux de cette aponévrose se soudent aux faces correspondantes des cloisons sacro-recto-génito-pubiennes.

Il est particulièrement important pour le chirurgien de connaître la constitution de ce feuillet, car les particularités de sa structure en font la clef de l'accès sur la prostate.

De par son origine même, l'aponévrose prostato-péritonéale de Denonvilliers est formée de deux feuillets accolés qui représentent les deux feuillets du péritoine primitif transformé. Or, on retrouve par la dissection l'espace qui séparait ces deux feuillets. Quand on incise cette aponévrose, on tombe, à un moment donné, dans un espace décollable et avasculaire qui arrive en haut jusqu'au cul-de-sac du Douglas. Ainsi donc entre le rectum et la prostate, on peut compter deux zones décollables. La première, que nous avons déjà vue, siège en arrière de l'aponévrose de Denonvilliers, entre elle et la paroi du rectum. Mais ce n'est là qu'un faux espace décollable, en ce sens que son ouverture déchire quantité de vaisseaux et que, suivant la très juste remarque de Gosset et Proust, elle donne lieu à un suintement sanguin important et gênant (voir fig. 70).

La seconde zone décollable siège dans l'épaisseur même de l'apo-

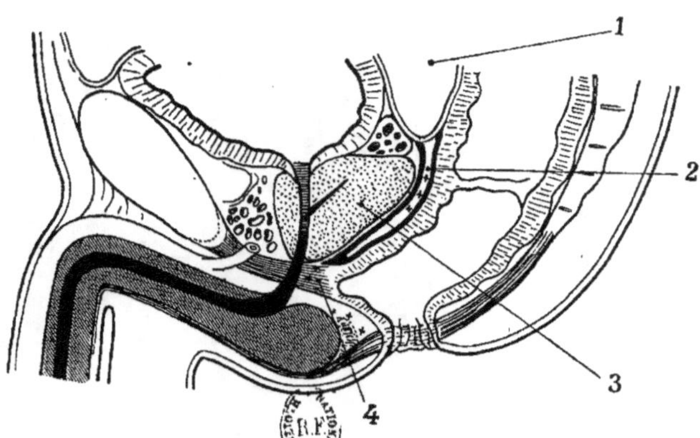

Fig. 70. — L'aponévrose prostato-péritonéale de Denonvilliers.
(D'après Gosset et Proust.)

1. Cul-de sac de Douglas. — 2. Aponévrose de Denonvilliers, avec son dédoublement marqué de petites croix. — 3. La prostate. — 4. Le muscle recto-urétral et l'aponévrose moyenne du périnée. Au-dessous, l'espace ano-urétral ou recto-urétral.

névrose de Denonvilliers. Le chirurgien, disent les auteurs précédents, reconnaîtra qu'il est dans la bonne voie à l'aspect brillant des feuillets et à l'absence de toute hémorragie. C'est la vraie zone décollable. C'est elle qu'utilise le chirurgien qui veut aborder la prostate par voie périnéale.

La paroi inférieure ou fond de la loge est constituée par le feuillet supérieur du plancher périnéal et les connexions intimes de la prostate avec le fond de la vessie complètent en haut la loge où se trouve encaissée la prostate.

Il ne faut pas confondre les parois de cette loge avec la gaine conjonctive propre à la glande. Ce sont deux formations différentes : la première forme les limites d'une loge viscérale, la seconde est une capsule conjonctive qui enveloppe l'organe. Cette dernière est, d'ailleurs, très mince.

A la vérité, sur la face antérieure et la face postérieure de la prostate, il y a adhérence intime et pratiquement fusion entre la capsule glandulaire et les parois, antérieure et postérieure, de la loge. Mais latéralement, il existe entre les deux un espace dans lequel passent les volumineux plexus veineux latéro-prostatiques et les artères qui courent au milieu d'eux.

CONNEXIONS AVEC LES ORGANES VOISINS.— Ainsi immobilisée dans sa loge, la prostate se trouve entourée d'organes d'une importance considérable au point de vue médico-chirurgical. Les uns doivent être évités, et les autres servent de point de repère dans toute intervention sur cette région.

Les plexus veineux périprostatiques. — Ces plexus veineux, auxquels les chirurgiens de jadis n'attachaient qu'un intérêt purement anatomique, ont pris avec le développement de la chirurgie de la prostate une importance de premier plan. C'est qu'en effet on a appris à connaître les dangers auxquels expose la méconnaissance de leur situation exacte.

La prostate est en contact, sur ses faces antérieures et latérales, avec d'importants plexus veineux. Sa face postérieure en est dégagée. Mais, contrairement à ce qu'on pensait autrefois avec Sappey, ces veines ne sont pas au contact immédiat de la glande, elles en sont séparées par un feuillet fibreux.

La face antérieure de la prostate confine au **plexus de Santorini.** Prostate et plexus sont cependant séparés l'un de l'autre par le feuillet fibreux préprostatique. Il est épais et résistant.

Le plexus de Santorini est logé dans une cavité cubique dont les cloisons pubo-sacrées représentent les côtés, les ligaments pubo-vésicaux le côté supérieur et l'aponévrose supérieure du périnée le côté inférieur. Enfin, la symphyse constitue la paroi antérieure et le feuillet préprostatique la paroi postérieure.

Dans ce petit espace se trouve le plexus de Santorini en apparence inextricable, en réalité assez facilement dissociable. La veine dorsale de la verge ou du clitoris, dès qu'elle a franchi la symphyse, se bifurque en deux branches, droite et gauche, qui vont former l'origine des veines honteuses internes et occupent le fond de la loge.

Les veines vésicales antérieures pénètrent dans la loge en traversant sa paroi supérieure, puis se portent en arrière et en dehors pour se réunir aux veines latéro-prostatiques. Elles occupent la partie supérieure de la loge.

Entre le courant de la dorsale de la verge et des honteuses d'une part et celui des veines vésicales d'autre part, s'établissent de nombreuses et volumineuses anastomoses. Ce sont elles qui donnent cette apparence de confusion.

Enfin dans ces anastomoses et dans les veines vésicales, descendent se jeter les veines rétro-symphysaires, les veines graisseuses de la cavité de Retzius.

Le plexus de Santorini, ainsi constitué, est assez bien protégé par les parois résistantes de sa loge et ce n'est pas lui qui donne les hémorragies les plus redoutables quand on opère sur la prostate.

Les plexus latéro-prostatiques constituent le vrai danger. A vrai dire ce nom de plexus prête à confusion, car il n'y a pas là de plexus à proprement parler, mais seulement des veines volumineuses qui se portent d'avant en arrière et côtoient les faces latérales de la prostate. Ces veines sont contenues dans la loge prostatique même, c'est-à-dire qu'elles se trouvent situées entre la capsule de la prostate et l'aponévrose sacro-recto-génito-pubienne.

Elles émergent en partie du plexus de Santorini. En effet, les veines qui émanent de celui-ci perforent et traversent le feuillet préprostatique et pénètrent alors dans la loge prostatique. D'autres veines sortent de la prostate elle-même et vont rejoindre les précédentes. D'autres enfin viennent des veines du fond de la vessie et s'anastomosent avec les premières.

Il se forme donc sur les faces latérales de la prostate un important courant veineux, formé de vaisseaux volumineux, qui se porte en arrière, puis se réunit aux veines vésiculaires, avant d'aller s'aboucher dans la veine hypogastrique.

On comprend dès lors que si, en enlevant la prostate, on n'a pas soin de rester en dedans de la capsule glandulaire, on risque d'ouvrir ces volumineuses veines et de provoquer ainsi une hémorragie abondante dont n'aura pas toujours raison le tamponnement le mieux fait.

Cette riche circulation veineuse périprostatique n'est pas isolée dans le pelvis. Elle confine en haut aux veines latéro-vésicales dont elle n'est séparée que par une mince toile fibreuse qui, de l'aponévrose sacro-recto-génito-pubienne, vient se fixer au bord supérieur de la prostate. Il se fait d'ailleurs des anastomoses entre les veines périprostatiques et latéro-vésicales.

Au-dessous de ce courant périprostatique, on peut compter encore deux grosses veines. L'une est intrapelvienne, elle vient de la partie inférieure du plexus de Santorini. Très profonde, elle suit la face supérieure du releveur anal dont elle reçoit les branches musculaires et se termine enfin dans le tronc de l'hypogastrique. L'autre est extrapelvienne et périnéale; c'est la veine honteuse interne venue aussi du plexus de Santorini. Elle suit la branche ischio-pubienne dans l'aponévrose périnéale moyenne et rentre dans le pelvis derrière l'épine sciatique, avant de se jeter dans l'hypogastrique.

Mais toute cette circulation veineuse, émanée du plexus de Santorini et se rendant à la veine hypogastrique, diverge en arrière et dégage par conséquent la face postérieure de la prostate. Ainsi la voie d'abord de la prostate par le périnée est, pour ainsi dire, indiquée par l'anatomie. L'accès par les faces antérieure et latérales, à part bien d'autres raisons, est rendu difficile du fait de la présence des plexus. L'accès par la face postérieure au contraire se montre comme plus aisée et moins sanglante.

Les muscles qui entourent la prostate. — C'est dans une sorte de hamac formé par les releveurs et le plancher périnéal que repose la prostate au fond du petit bassin. De fait, les deux releveurs de l'anus, fixés à la région symphysaire et au pourtour du pelvis, descendent vers son fond très obliquement. Avant de se réunir au devant du rectum et en arrière de l'urètre membraneux, ils laissent entre eux une fente qui ne mesure guère que 15 à 20 millimètres de large. Les deux muscles forment donc comme les deux parois d'une auge très étroite dont le fond est représenté par le transverse profond du périnée (voir fig. 71).

Ce dernier muscle, doublé encore par le transverse superficiel, ferme la fente laissée par les releveurs. Les aponévroses de ces divers muscles, en se soudant entre elles, tapissent les parois de cet espace et comblent les fissures.

La prostate est enfoncée comme un coin entre les releveurs et l'importance de son diamètre transversal l'empêche de passer au travers de la fente.

Par ses faces latérales et par son sommet, la prostate répond donc à des muscles striés contre lesquels elle s'appuie.

Par sa face postérieure, la prostate est en connexion avec un muscle lisse, le muscle recto-urétral. Petit faisceau, en apparence négligeable, il représente au point de vue opératoire un repère de grande valeur, dans la voie d'accès sur la face postérieure, ou face chirurgicale de la glande.

Lorsqu'on va de la peau du périnée vers la face postérieure de la prostate, on rencontre d'abord un premier raphé musculaire antéro-postérieur, formé par l'union des fibres antérieures du sphincter anal avec les fibres postérieures du muscle bulbo-caverneux. Ce raphé ano-bulbaire est superficiel, presque sous-cutané. En poursuivant plus profondément et après avoir repoussé le bulbe en avant, l'anus en arrière, on voit se détacher de la face antérieure du rectum un trousseau de fibres musculaires lisses qui se portent en avant vers l'urètre membraneux et le sommet de la prostate : *c'est le muscle recto-urétral* (voir fig. 72).

Il mesure environ 2 centimètres dans le sens antéro-postérieur et 7 à 10 millimètres transversalement. Son épaisseur, disent Gosset et Proust, est de 3 à 5 millimètres.

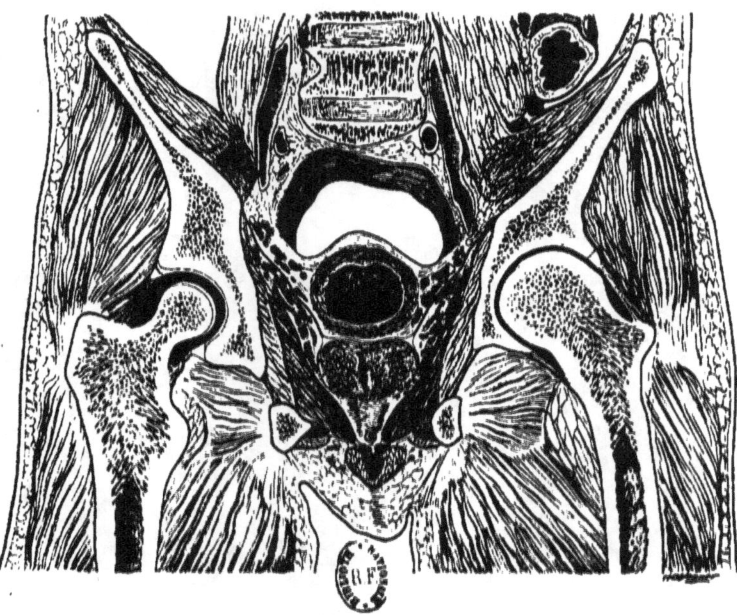

Fig. 71. — Coupe d'un sujet durci au formol, dessinée d'après nature.
Cette figure montre la prostate dans le hamac des muscles releveurs et surmontée par la vessie. De chaque côté, on voit de nombreuses veines latéro-prostatiques et latéro-vésicales, séparées par un feuillet fibreux.

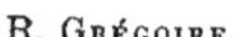

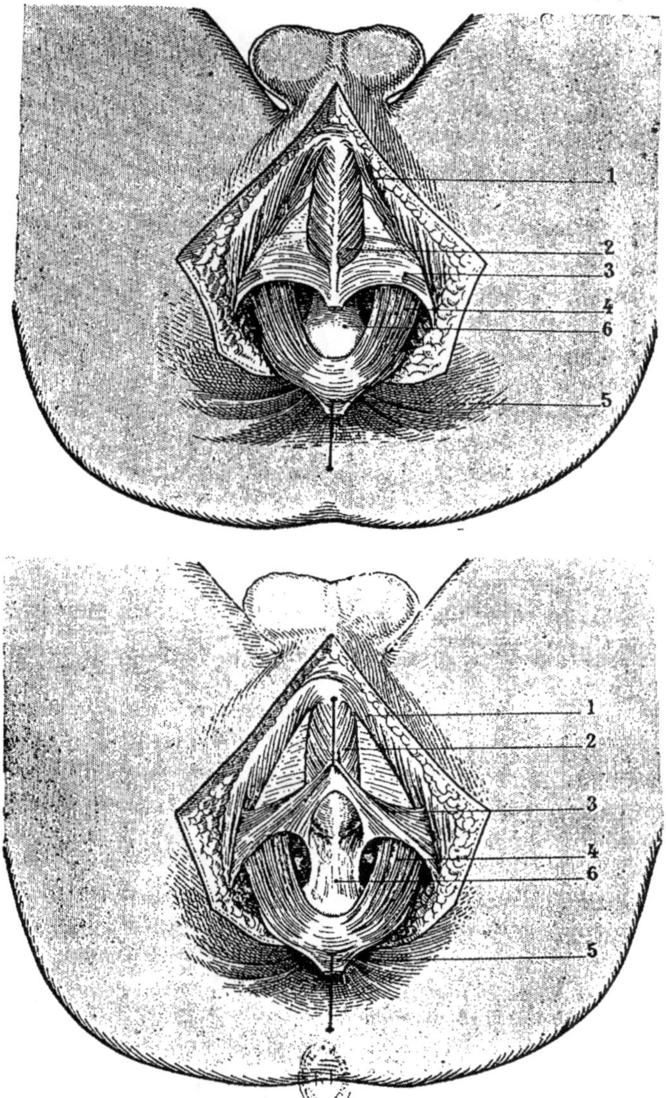

Fig. 72. — Découverte du muscle recto-urétral (d'après Gosset et Proust).
1. Le muscle ischio-caverneux. — 2. Le muscle bulbo-caverneux. — 3. L'aponévrose moyenne du périnée. — 4. Le releveur anal. — 5. Le raphé médian du périnée coupé, puis récliné pour apercevoir (6), le muscle recto-urétral.

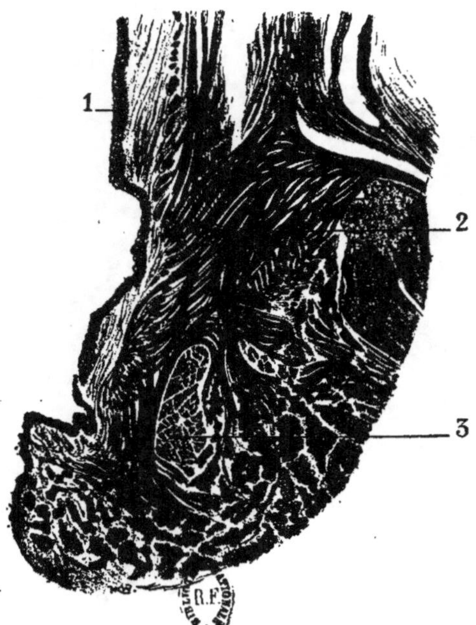

Fig. 73. — Le muscle recto-urétral.
Coupe histologique du triangle recto-urétral.
1. La muqueuse rectale. — 2. Le muscle recto-urétral. — 3. Le sphincter strié de l'anus.

(D'après Roux.)

Ce muscle comble l'espace laissé libre par l'écartement des muscles releveurs et confine à leur gaine d'enveloppe.

Il est constitué par des faisceaux musculaires lisses de la couche longitudinale du rectum et s'en détache pour aller en avant vers l'urètre, l'aponévrose moyenne du périnée et, d'après Holl, beaucoup plus loin encore jusqu'à la région symphysaire.

Au reste, ces insertions exactes en avant deviennent difficiles à suivre, mais il faut savoir, au point de vue chirurgical, qu'il y a derrière la prostate un faisceau recto-urétral constant, sur la face supérieure duquel s'arrête l'aponévrose de Denonvilliers. Lorsqu'on cherche à aborder la face postérieure de la prostate, il constitue un repère précieux, car, lui coupé, on arrive immédiatement sur l'aponévrose prostato-péritonéale dans l'épaisseur de laquelle il faut trouver et ouvrir le véritable espace décollable, lisse et avasculaire, qui mène sans crainte sur la prostate et les vésicules.

Connexions de la prostate avec le rectum. — Les connexions de la prostate avec le rectum ont, en pratique, une importance considérable, car c'est par la cavité rectale que la prostate peut, en clinique, être palpée et explorée. C'est en s'insinuant en avant du rectum à travers le périnée que le chirurgien peut s'ouvrir une voie d'accès vers cet organe.

La prostate repose sur la face antérieure de la portion sous-péritonéale de l'ampoule, un peu au-dessus de l'origine du canal anal.

De fait, le canal anal se dirige fortement en bas et en arrière, de sorte qu'il fait avec l'ampoule un angle presque droit. Le sommet de l'angle est, justement, cette partie de la face antérieure de l'ampoule d'où se détache le muscle recto-urétral. La paroi intestinale se trouve comme amarrée, attirée en avant et fixée par le muscle dans cette situation. Ainsi la prostate est, pour ainsi dire, au-dessus de l'ampoule rectale qui s'insinue au-dessous d'elle.

Au-dessous du muscle recto-urétral, le canal anal, en se portant en arrière, dessine, avec l'urètre dont il s'écarte, un espace angulaire dont le sommet répond au point où le rectum confine à la pointe de la prostate. C'est le triangle recto-urétral ou plus exactement ano-urétral.

Au-dessus du muscle recto-urétral, le contact est immédiat entre la prostate et le rectum. Tout juste entre eux vient s'interposer l'aponévrose de Denonvilliers.

Ainsi le doigt introduit dans le canal anal sentira, dès qu'il aura franchi l'extrémité supérieure de celui-ci, c'est-à-dire à 3 ou 4 centimètres de la marge de l'anus, le sommet de la prostate, puis en remontant un peu plus haut, il pourra explorer toute la face postérieure de la glande. Il percevra ses bords latéraux et même sa base, car celle-ci n'est qu'à 7 centimètres environ de la peau.

Lorsque l'on tente d'aborder la face postérieure de la prostate en passant en avant de l'anus et du rectum, il faudra, après avoir traversé le triangle recto-urétral, se souvenir que le rectum fait ici un coude au-dessous de la prostate et que ce coude ne peut être récliné en arrière tant que le petit muscle recto-urétral n'aura pas été sectionné. L'oubli de cette notion essentielle a été la cause de blessure du conduit et même d'ouverture de sa cavité, ce que j'ai vu faire.

Connexions de la prostate avec le carrefour génito-urinaire. — La prostate, avons-nous dit, se développe et se dispose autour du confluent des voies génitales et des voies urinaires. Elle entoure donc les conduits éjaculateurs et aussi l'origine de l'urètre depuis le col de la vessie jusqu'à l'urètre membraneux. Pratiquement l'urètre et les voies génitales semblent traverser la glande, en réalité ils en sont plus ou moins entourés tout comme la veine cave au niveau du foie, le cholédoque et le duodénum au niveau du pancréas.

L'urètre, dans quelques cas, se creuse seulement une gouttière dans la face antérieure de la prostate. Il n'en est pas complètement entouré, et se trouve appliqué contre la glande par le muscle transverse prostatique qui passe en avant de lui.

Plus souvent, l'urètre n'est que partiellement entouré et c'est au niveau du sommet de la prostate que se fait l'encerclement. Dans ces cas, les deux tiers supérieurs de la face antérieure de la glande se creusent en une gouttière plus ou moins profonde dans laquelle se loge le canal urinaire.

L'urètre prostatique, dans ces cas, n'est entouré que dans sa partie inférieure.

Enfin, il arrive que la glande dans toute sa hauteur s'est avancée de plus en plus sur les faces latérales, puis sur la face antérieure du conduit. L'urètre prostatique est alors sur toute sa hauteur enveloppé par le tissu glandulaire. L'épaisseur de celui-ci est toujours plus grande au niveau du sommet qu'au voisinage du col vésical. Aussi est-il classique de dire que l'urètre, plus rapproché en haut de la face antérieure de la glande, en bas de la face postérieure, croise en X l'axe de la prostate, suivant un angle de 15 à 20°.

Sur un adulte jeune, dont la prostate est normale, les trois premiers centimètres de l'urètre sont ainsi entourés par la glande. Lorsque la prostate s'hypertrophie, cette portion d'urètre entourée s'allonge à mesure que la glande se déforme et il n'est pas exceptionnel de mesurer sur de vieux prostatiques une longueur de 6 à 7 centimètres d'urètre entouré par la glande.

Entre la paroi de l'urètre et le tissu prostatique, il est difficile de trouver un véritable plan de clivage, car les nombreux conduits glandulaires qui s'ouvrent de chaque côté du veru montanum soudent intimement les deux formations. Néanmoins le bistouri ou les ciseaux arrivent à distinguer et à isoler les parois du canal du tissu glandulaire, ce qui se fait très bien quand on pratique l'extirpation périnéale de la prostate.

L'épaisseur de glande qui entoure l'urètre n'est pas la même dans les divers diamètres. Cette notion avait une grande importance à l'époque où l'on extrayait les calculs vésicaux par la taille périnéale. La crainte du plexus prostatique avait rendu prudents les chirurgiens et l'on avait soigneusement mesuré la longueur des différents rayons tirés de l'urètre à la périphérie de la prostate : le rayon antérieur mesure 5 millimètres, le rayon postérieur 17, le rayon oblique postérieur 23, le rayon transverse 15 (voir fig. 74). Le perfectionnement des techniques à « ciel ouvert » a singulièrement fait perdre d'intérêt à ces mensurations.

Les voies génitales débouchent sur la paroi postérieure de cette portion de l'urètre et, comme si elles l'attiraient en arrière, celle-ci se creuse de telle sorte qu'à ce niveau, les deux parois, antérieure et postérieure, ne sont pas parallèles. La paroi antérieure est rectiligne. La paroi postérieure descend oblique en arrière jusqu'à l'utricule, puis se reporte en avant. Il se forme ainsi une sorte d'élargissement de l'urètre prostatique en cet endroit. On lui a donné le nom de *sinus prostatique*. C'est là que le sperme des vésicules est déversé au moment de l'éjaculation. C'est là aussi que dans le cathétérisme maladroit, la sonde s'égare et produit la fausse route, car ce sinus s'exagère lorsque la prostate s'hypertrophie.

Le fond de cette dépression de l'urètre prostatique est soulevé par une formation spéciale : le **veru montanum**. Cette petite saillie haute de 2 à 3 millimètres est perforée en son point culminant par les orifices des canaux éjaculateurs et dans l'intervalle de ceux-ci par l'utricule prostatique. Les deux extrémités du veru montanum se prolongent : la supérieure en un ou deux petits replis ou freins du veru qui remontent jusqu'au voisinage du col vésical ; l'inférieure en une crête mousse qui descend jusque dans l'urètre membraneux où elle se bifurque parfois.

Les canaux éjaculateurs sont entourés par la portion la plus épaisse de la prostate. Ils sont constitués par la réunion à angle aigu du canal déférent et de la vésicule séminale. D'une longueur de 15 à 20 millimètres environ, ils sont remarquablement fins et de petit calibre. Ils se dirigent presque verticalement ou mieux un peu obliquement en bas et en dedans et viennent déboucher de chaque côté de l'utricule prostatique au sommet du veru montanum.

Contrairement à ce qu'on dit généralement. les canaux éjaculateurs ne traversent pas la glande prostatique. Ils se frayent un trajet entre ses lobes. Il serait plus exact de dire : la glande s'est développée autour des conduits éjaculateurs et de l'utricule prostatique. Il est indispensable de comprendre cet agencement si l'on veut pouvoir saisir comment il est possible d'enlever la prostate hypertrophiée, tout en laissant intacts ces conduits et par conséquent la fonction d'éjaculation.

Architecture de la prostate.— La prostate est en effet constituée par quatre groupes de glandes, ou, si l'on préfère, quatre lobes glandulaires : **des lobes latéraux**, les plus volumineux ; un lobe postérieur qu'on pourrait appeler prégénital ; enfin un lobe antérieur, réduit à quelques glandules (voir fig. 75 et suivantes).

Les lobes latéraux sont constitués par une série de glandes dont

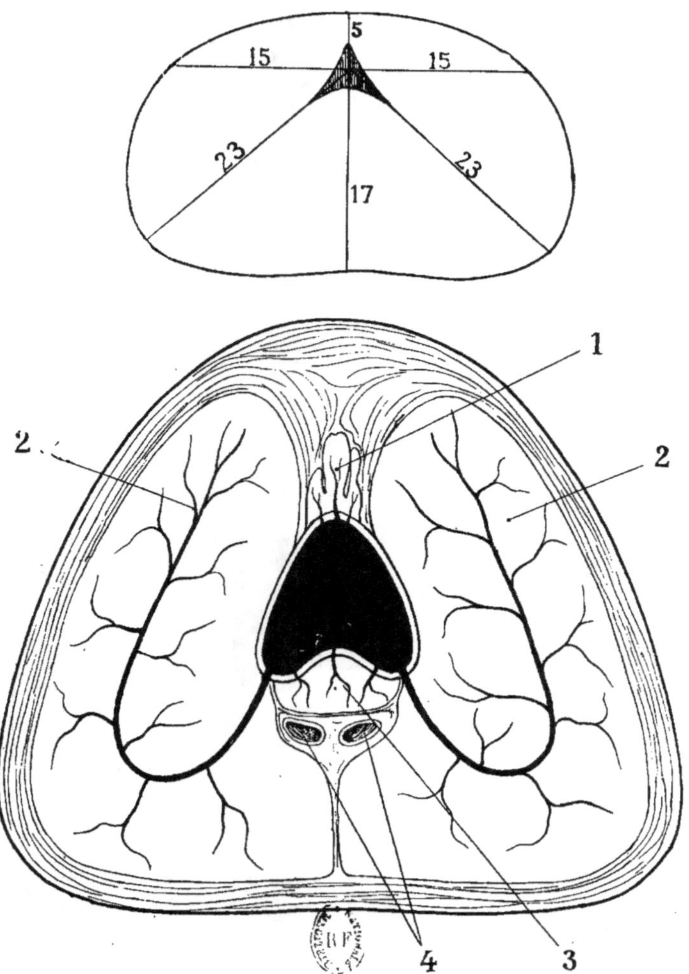

Fig. 74. — Schéma destiné à montrer l'épaisseur du tissu glandulaire, par rapport au canal de l'urètre.

Fig. 75. — Schéma de l'architecture de la prostate, par rapport à l'urètre et aux voies génitales.

1. Groupe des glandules préurétrales ou antérieures. — 2. Lobes latéraux de la prostate. — 3. Lobe postérieur médian ou prégénital. — 4. Canaux éjaculateurs, coincés entre les trois lobes prostatiques, mais ne les traversant pas.

XXIII. Page 272.

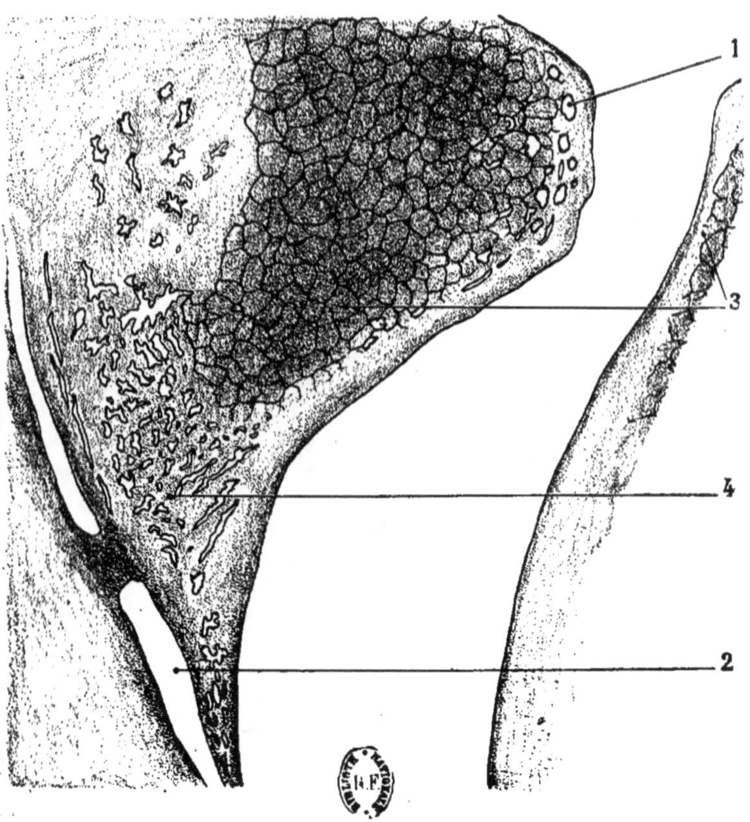

Fig. 76. — Groupe du lobe postérieur, médian, prégénital de la prostate, en partie
divisé par le bord inférieur du sphincter lisse du col vésical (d'après Jores).
Coupe antéro-postérieure de l'uretère et du col : (1) et (4), lobe postérieur médian,
séparé en partie par (3), le sphincter lisse. — 2. Canaux éjaculateurs,

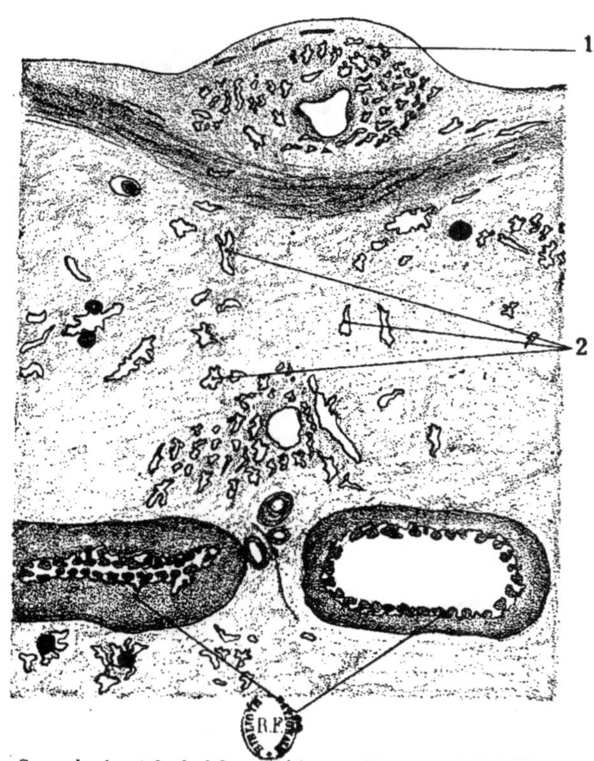

Fig. 77. — Coupe horizontale du lobe postérieur, médian, prégénital (d'après Jores).
1. Les glandes cervicales séparées de (2), autres glandes du même lobe par le bord inférieur du sphincter lisse du col. — 3 représente les conduits éjaculateurs.

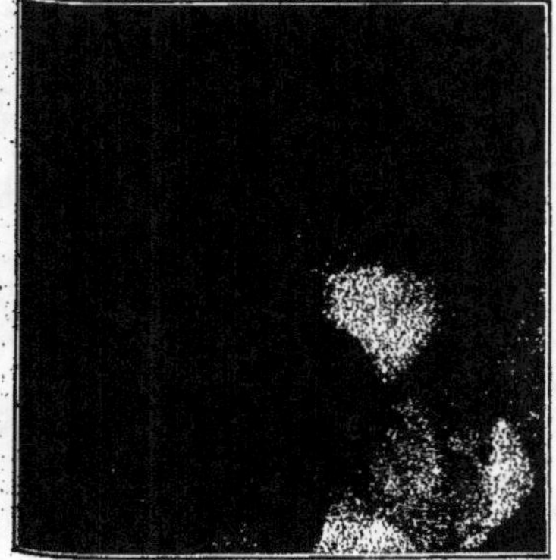 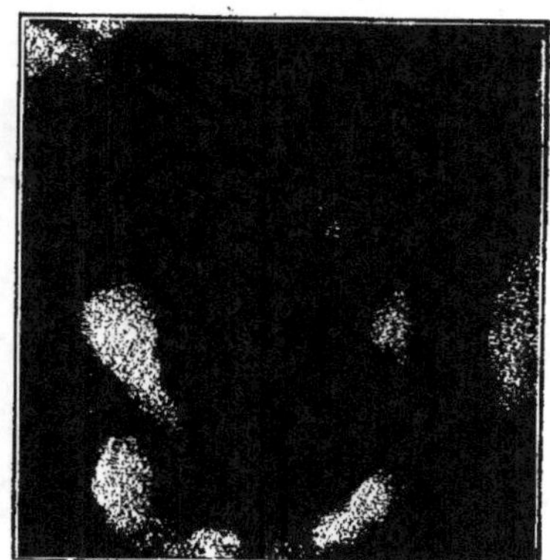

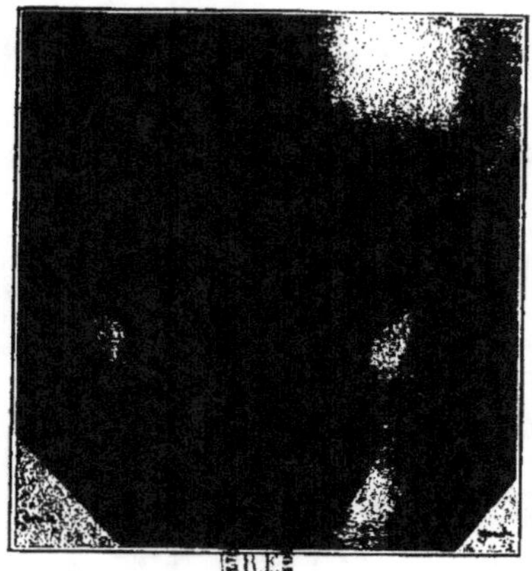

FIG. 78. — L'ampoule rectale vue à l'écran.
Trois aspects différents du rectum distendu par une substance opaque.
(Clichés du Dr DARBOIS.)

les conduits excréteurs viennent s'ouvrir dans les gouttières latérales au veru montanum. Aschoff considère que ces conduits
excréteurs sont obligés de décrire une longue courbe à concavité
antéro-interne qui embrasse les parties latérales de l'urètre. Et il
en est forcément ainsi puisque, malgré la situation assez antérieure de l'extrémité des lobes latéraux, il n'y a pas là de conduits
venant directement déboucher dans l'urètre (Proust).

Ces glandes latérales s'adossent sur la ligne médiane postérieure,
en arrière de l'urètre et aussi en arrière des conduits éjaculateurs
qui paraissent ainsi au milieu de la glande. Sur la ligne médiane
antérieure, en avant de l'urètre, ces glandes droite et gauche se
rejoignent parfois, parfois aussi restent à distance. Ainsi peut-on
comprendre que tantôt l'urètre est entièrement entouré par la
prostate, tantôt se creuse simplement une gouttière dans la face
antérieure.

Le groupe ou lobe postérieur médian ou prégénital est formé de
glandules à canaux courts qui viennent s'ouvrir dans la paroi postérieure de l'urètre au niveau de la ligne médiane du col. Ce groupe
glandulaire est en partie divisé par le bord inférieur du sphincter
lisse du col et confine en arrière à l'utricule prostatique et aux
conduits éjaculateurs. C'est le groupe des glandes cervicales d'Albarran.

Ainsi donc les voies génitales se trouvent prises entre trois
groupes glandulaires : les deux lobes latéraux en arrière et sur les
côtés ; le lobe postérieur ou encore lobe médian en avant.

Le groupe antérieur ou préurétral est formé de quelques glandules sans grande importance en pratique, car il ne semble pas que
l'hypertrophie les envahisse.

Il n'en est pas de même des précédents. Ce sont eux qui subissent
généralement la transformation adénomateuse. Aux groupes latéraux correspondent les lobes latéraux de l'hypertrophie prostatique, au groupe médian et prégénital, l'hypertrophie du lobe
médian plus ou moins en saillie dans la vessie.

On comprend dès lors que l'on puisse, par la voie vésicale, enlever
successivement l'adénome du lobe médian et des lobes latéraux
sans blesser les voies génitales qui s'insinuent entre eux. On
comprend aussi comment il se fait que le sphincter lisse, repoussé

en dehors par l'hypertrophie des glandes cervicales, laisse sur les
pièces opératoires une ceinture de fibres lisses dont la présence ne
pourrait être expliquée autrement et qui a dérouté si longtemps
les chirurgiens.

LE RECTUM

Le rectum est la partie terminale du tube digestif. Contrairement au reste de l'intestin, il conserve avec la colonne vertébrale
les rapports qu'il avait à l'époque de sa formation. Il reste accolé
au sacrum dont il suit la courbure.

Personne ne discute plus aujourd'hui sa limite supérieure. Elle
est du reste toute fictive et il est admis par les anatomistes et les
chirurgiens qu'elle répond à la face antérieure de la troisième pièce
sacrée. Au dessus de ce point, le gros intestin possède un méso qui
lui permet une certaine mobilité, variable, il est vrai, suivant la
longueur du repli péritonéal.

Le rectum est la partie terminale du gros intestin qui ne possède
pas de méso et se trouve directement appliquée à la colonne sacrée.

Assez fréquemment, le côlon pelvien, muni d'un méso, retombe
sur le rectum fixé. Ce pli de réflexion marque sur l'intestin, quand
il existe, la limite entre le côlon pelvien et le rectum.

La limite inférieure du rectum répond à la marge de l'anus.

La partie terminale du tube digestif n'est pas constamment et
largement ouverte à l'extérieur. Elle possède un appareil de ferme-
ture qui s'ouvre par intervalle pour permettre l'évacuation du
contenu. Cet appareil sphinctérien occupe le périnée et mesure 3 à
4 centimètres de hauteur.

L'intestin terminal, en le traversant, prend le nom *d'anus* ou de
canal anal. La portion susjacente est le rectum proprement dit
ou *ampoule rectale*.

La direction de ces deux portions est complètement différente.
Le rectum proprement dit se dirige en bas et en avant. Le canal
anal se porte en bas et en arrière. Dans l'ensemble, ces deux parties
forment donc un angle ouvert en arrière et répondant à la pointe
du coccyx.

Déjà, par conséquent, dans le sens antéro-postérieur le rectum n'est pas « rectum », c'est-à-dire droit. Il ne l'est pas davantage dans le sens transversal. De fait, il est très rare que la limite supérieure soit franchement sur la ligne médiane. Elle est généralement un peu déviée sur la gauche, lorsque le côlon pelvien possède un méso long. Si le méso est court, à plus forte raison s'il est nul, la limite supérieure du rectum se trouve repoussée vers la droite.

Il est très rare que le rectum aille directement de son origine à sa portion sphinctérienne. Le plus ordinairement, il est plus long que la distance qui sépare la troisième sacrée du releveur anal ; il est donc forcé de se courber sur lui-même.

Généralement, il se courbe vers la droite et le sommet de cette courbe se rapproche plus ou moins du niveau de l'échancrure sciatique droite. D'autres fois, c'est en sens inverse qu'il décrit sa courbure transversale. Il n'y a rien de fixe, ni de prévu dans cette disposition. Du reste, je ne pense pas, qu'au point de vue pratique, cela présente quelque importance.

La forme du rectum varie suivant les moments. Sur le cadavre, on le rencontre parfois d'un calibre uniforme jusqu'à l'anus. Il est étroit, contracté et son diamètre ne dépasse pas 3 centimètres dans le sens transversal sur 2 centimètres dans le sens antéro-postérieur, car il est alors légèrement aplati d'avant en arrière. Plus souvent, il est dilaté, ampullaire et peut remplir toute la partie postérieure de la cavité pelvienne. Ces différences dans la forme répondent à des états différents où la mort l'a immobilisé.

En effet, sur le vivant, la forme du rectum varie suivant que sa cavité est vide ou distendue par des matières ou des gaz. La forme en ampoule ne se présente qu'à certains moments.

Au cours d'une laparotomie, la forme dilatée en ampoule se voit rarement, car le sujet a été préalablement préparé et son intestin évacué. Mais quand des matières ou des gaz remplissent sa cavité, celle-ci montre un degré de dilatabilité supérieur au côlon terminal. Elle se renfle et la forme en ampoule apparaît. Cette distension commence assez brusquement à la hauteur de la troisième sacrée, au niveau du pli que fait avec lui le côlon pelvien. On a même cru pouvoir parler à ce niveau d'un sphincter physiologique que l'anatomie d'ailleurs n'a jamais pu mettre en évidence.

La distension du rectum au moyen d'un liquide opaque permet de constater parfaitement cette dilatabilité considérable du rectum par comparaison avec le côlon pelvien. L'ampoule rectale présente alors assez bien la forme d'une rave ou d'une toupie irrégulière dont la grosse extrémité se continuerait avec le côlon pelvien. La dilatation ampullaire commence brusquement à ce niveau. L'ombre présente une ou deux encoches angulaires et latérales, puis se rétrécit progressivement pour se terminer en pointe au niveau du canal anal qu'une traînée étroite indique parfois sur les plaques.

L'absence de dilatabilité, l'irrégularité des contours de l'ampoule sont des signes importants de lésions des parois du rectum.

La surface extérieure du rectum offre un aspect strié ou fasciculé très particulier. Cette conformation est due à l'épaississement et à la disposition spéciale des fibres longitudinales de sa musculature.

Déjà au niveau du côlon pelvien, on voit les bandes longitudinales se réduire à deux, de trois qu'elles étaient au niveau du reste des côlons. Il n'existe plus ici qu'une bande antérieure et une bande postérieure. Au niveau du rectum, ces bandes s'élargissent au point qu'elles se réunissent et entourent la circonférence du rectum.

Les bords latéraux du rectum sont généralement encochés par un ou deux sillons. Le plus constant siège sur le côté gauche, vers la partie moyenne de l'ampoule. Il en existe souvent un autre à droite, un peu au-dessus du plancher du releveur. Les faisceaux longitudinaux passent par dessus ces sillons qui sont d'ailleurs ineffaçables par la distension, car le pli qui les constitue est formé par toute l'épaisseur des autres couches de la paroi intestinale.

L'aspect intérieur du rectum mérite d'être connu des médecins et des chirurgiens, car, à tout instant aujourd'hui, on demande à l'endoscopie des précisions cliniques qui ne peuvent s'accorder avec une connaissance imparfaite de l'aspect normal de la cavité rectale.

L'examen de l'intérieur du rectum se fait, à peu près forcément, de l'orifice cutané vers la profondeur. L'endoscope franchit d'abord le canal anal avant de pénétrer dans l'ampoule.

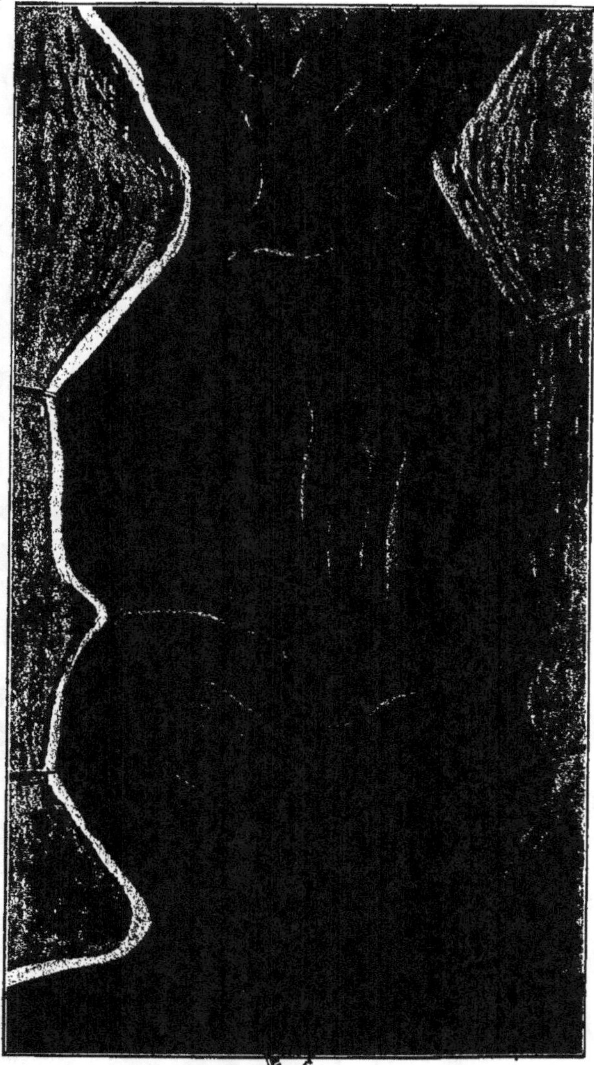

Fig. 79. — Configuration intérieure du rectum. On voit, de bas en haut : les valvules de Morgagni, la valvule de Houston et la valvule sacrée inférieure. Tout à fait en haut, on voit la valvule recto-sigmoïdienne assez peu précise dans ce cas-ci.

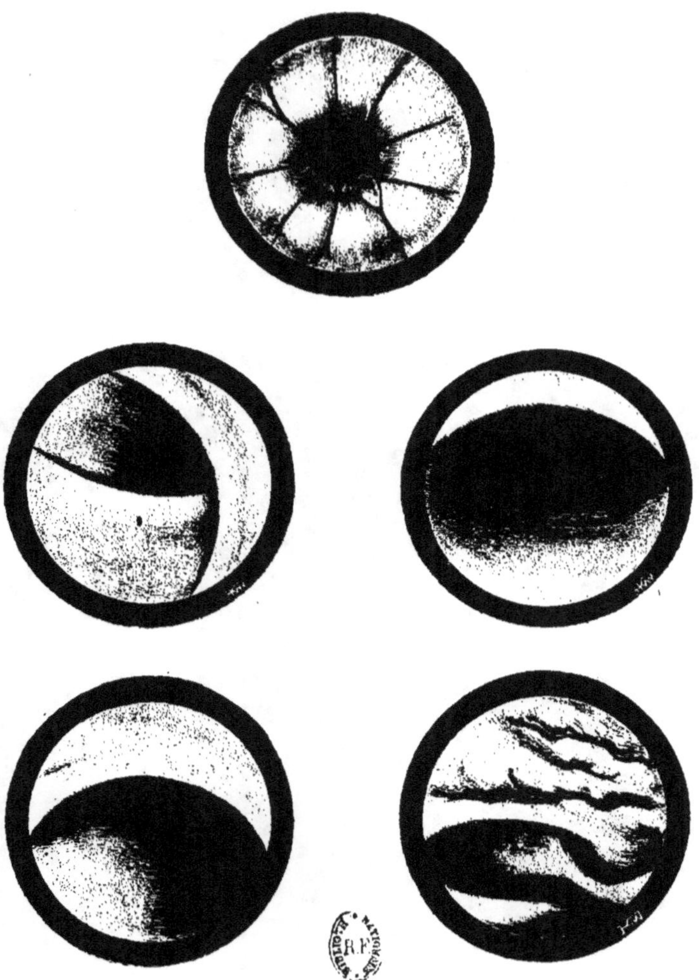

Fig. 80. — Aspect endoscopique du rectum en allant de l'anus vers le côlon pelvien.

De haut en bas et de gauche à droite, on voit, d'abord l'aspect des plis radiés de l'anus, puis les deux valvules croisées : coccygienne et sacrée inférieure, puis la valvule sacrée supérieure, inconstante, puis la valvule recto-sigmoïdienne, enfin les plis du côlon pelvien.

On voit, à gauche, la valvule recto-sigmoïdienne puis, à droite, les plis du côlon-pelvien (d'après Bensaude).

Le canal anal se distingue par sa conformation cylindrique et la coloration violacée de ses parois, dont la couleur foncée tranche sur le rose vif des parois de l'ampoule. Cette couleur est due à l'abondance et surtout à la distension variqueuse des veines de l'anus. Chez certains même, cette distension devient pathologique en ce sens que les parois du canal anal sont soulevées par de volumineux paquets hémorroïdaires.

A la limite inférieure de l'anus, la peau se plisse à la façon de l'orifice d'une bourse dont les cordons sont serrés. Ces plis divergents ou radiés se prolongent sur le périnée sur une longueur de 12 à 15 millimètres. Dans l'intérieur du conduit, ils remontent à peine sur une hauteur de 5 à 8 millimètres. Ils sont serrés les uns contre les autres, de telle sorte qu'on ne peut examiner le revêtement de la partie inférieure de l'anus qu'après avoir déplissé ou étalé ce tégument, faute de quoi il arrive souvent de laisser passer sans voir une rhagade, une fissure ou un orifice fistuleux.

A la limite de ces plis, le revêtement anal change d'aspect, il devient mince, lisse, brillant. Ce ne sont plus les caractères habituels de la peau, ce ne sont pas encore ceux d'une muqueuse. Aussi a-t-on donné, à cette région, le nom de zone *ano-cutanée* ou zone *cutanée lisse* de Robin et Cadiat.

La limite supérieure de l'anus est peu nette à première vue. Elle répond au point où le canal s'élargit brusquement en ampoule. Ceci se sent assez bien au doigt, mais se voit très mal à l'examen direct. Cependant, quand on regarde avec attention, on constate qu'à 3 ou 4 centimètres de la peau, la paroi du conduit prend un aspect festonné. Des bourrelets ou colonnes de Morgagni, hautes de 1 centimètre, soulèvent la muqueuse. Leurs bases sont réunies par une série de petites valvules muqueuses. Celles-ci sont, comme les colonnes elles-mêmes, en nombre assez variable, de six à douze le plus souvent. Sappey n'en aurait même trouvé que trois. Il est probable qu'il s'agissait, dans ce cas, de disparition de certaines de ces valvules, ce qui se produit d'une façon à peu près constante avec l'âge. Ces valvules forment avec la paroi rectale et les colonnes de Morgagni de petites dépressions en forme de nid de pigeon. Le stylet peut s'y enfoncer, mais généralement leur profondeur n'est que de 1 à 2 millimètres. Si faible soit-elle, cette petite cavité est suffisante pour retenir des débris septiques et des microbes qui peuvent coloniser et devenir la cause d'abcès de la marge de l'anus. Il paraît probable que les abcès tuberculeux reconnaissent une semblable origine et sont dus au développement de bacilles de Koch déglutis avec des crachats et arrêtés au niveau de ces petites dépressions.

C'est à la limite supérieure de ces fossettes que commencent les glandes de Lieberkuhn, c'est-à-dire la muqueuse rectale. Cette ligne prend le nom de ligne *ano-rectale*. Elle marque la limite supérieure de l'anus.

L'examen endoscopique de la cavité de l'ampoule permet de remarquer la souplesse des parois rectales. L'appareil est obligé de soulever et de déplisser ces parois qui à tout instant viennent encapuchonner son extrémité. Dans quelques cas cependant la cavité rectale se montre large, distendue et ses parois écartées et comme rigides. Il est assez difficile, en dehors de toute lésion pathologique, de donner la raison de ce dernier aspect.

Nous empruntons à Bensaude les détails suivants que montre l'endoscopie du rectum et de l'anus : « A l'état normal, la muqueuse du segment inférieur du gros intestin présente une teinte uniformément plus claire au niveau de la région sphinctérienne qu'au niveau de la région ampullaire rose ou rouge rose. Mais il se peut que les purgatifs ou lavements que le malade a pris pour débarrasser l'intestin ait tant soit peu congestionné la muqueuse.

Jusqu'à 4 centimètres au-dessus de l'anus, on aura l'aspect de la région sphinctérienne.

Après avoir traversé la région sphinctérienne, on arrive dans la région ampullaire qui est généralement béante et cloisonnée par des valvules. Parfois la béance fait défaut ; la lumière de l'intestin, fermée par de nombreux plis, est presque toujours indiquée par un orifice central ; elle peut ne devenir visible que quand on fait respirer le malade profondément ou en dernier lieu après insufflation.

A environ 7 centimètres au-dessus de l'anus, on voit deux valvules croisées à angle droit, dont la première porte le nom de valvule de Houston, de Nélaton ou de valvule coccygienne et la seconde de valvule sacrée inférieure. Au-dessus de celle-ci on ren-

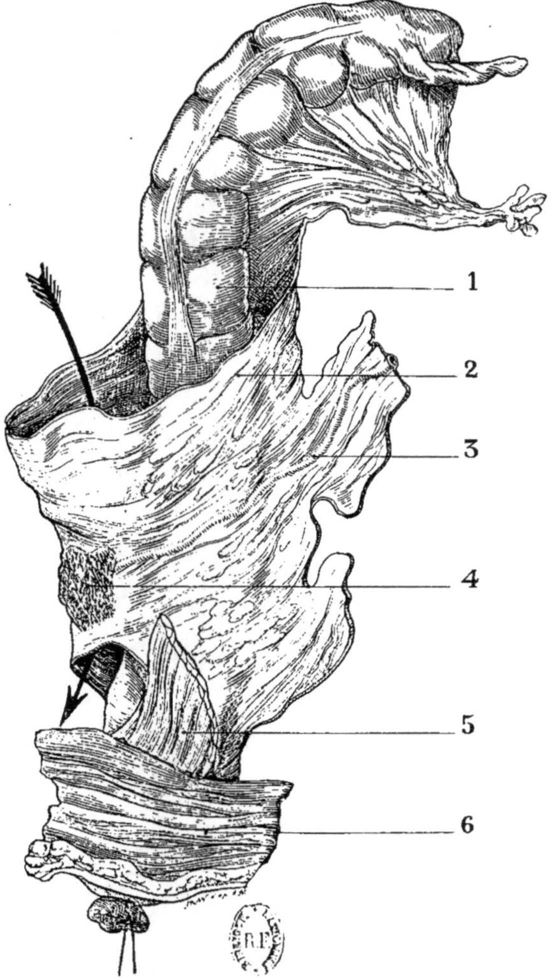

Fig. 81. — La gaine fibreuse du rectum (d'après Reinhold).

1. Le rectum. — 2. La gaine fibreuse dans l'épaisseur de laquelle on aperçoit (3), l'artère hémorroïdale moyenne. — 4. La surface d'adhérence à la face postérieure de la prostate. — 5. Un faisceau du muscle releveur anal. — 6. Le sphincter strié de l'anus.

contre, dans un quart des cas, une troisième valvule, la valvule sacrée supérieure.

A environ 11 centimètres (quelquefois 12 ou même 14 centimètres) se trouve une valvule (recto-sigmoïdienne de Schreiber) en forme de croissant marquant l'entrée du côlon pelvien.

Parfois la valvule fait défaut ; elle est alors remplacée par une série de plis diversement disposés, au centre desquels se trouve, plus ou moins apparente, la lumière de l'S iliaque. »

L'examen endoscopique peut se prolonger bien au delà du rectum jusque dans le côlon pelvien. Ce qui indique une assez grande mobilité du rectum. Il est en effet contenu dans une loge fibreuse dans laquelle il peut jouer à l'aise (voir fig. 79 et 80).

Moyens de fixité du rectum. — Le rectum n'est vraiment fixé que dans son segment inférieur ou anal. A ce niveau, en effet, il est pris dans la musculature du sphincter strié (releveur et sphincter externe) qui l'entoure et s'imbrique avec sa musculature propre.

Son segment supérieur ou rectum proprement dit est suspendu à son pédicule artériel et au côlon pelvien qu'il continue. Il n'a pas de moyen de fixité réel.

Mais il se trouve entouré par une gaine fibreuse, beaucoup plus large que lui quand il est vide, et à laquelle il n'est relié que par un tissu cellulo-graisseux très lâche. Le péritoine, qui recouvre les faces antérieures et latérales de sa partie béante, ne le fixe pas plus qu'il ne fixe aucun des viscères qu'il revêt.

Aussi quand, dans l'extirpation du rectum, on a libéré l'anus et sectionné le colon pelvien avec le pédicule vasculaire, tout le segment terminal du gros intestin peut être extrait avec la plus grande facilité.

Nous ne reviendrons pas sur ce que nous avons dit des connexions du canal anal avec le système sphinctérien strié. Nous renvoyons le lecteur à la page 110 et suivantes où ces dispositions ont été étudiées.

La gaine fibreuse qui entoure le rectum pelvien s'étend du fond du cul-de-sac péritonéal périrectal au plancher du releveur où elle se confond plus ou moins avec l'aponévrose de ce muscle. Elle est constituée par des feuillets d'origine différente.

18*.

Latéralement, la gaine est formée par la partie postérieure des cloisons sagittales sacro-recto-génito-pubiennes.

Elles se portent, par conséquent, du bord interne des trous sacrés antérieurs vers l'appareil génital mâle ou femelle qu'elles côtoient et finissent sur les parties latérales de la symphyse pubienne. Elles contournent donc les faces latérales du rectum. Ces cloisons sagittales, d'apparence fibro-conjonctives, sont en réalité formées de plusieurs éléments.

Dans leur partie interne s'étale le plexus sympathique auquel viennent s'ajouter les filets nerveux venus des nerfs sacrés. Le ganglion plexiforme de Recklinghausen forme une grande partie de cette cloison. Du tissu conjonctif lâche réunit entre eux ces divers filets nerveux.

La couche externe de cette même cloison sagittale est constituée par la gaine hypogastrique, c'est-à-dire par ce tissu cellulo-fibreux dense que les branches venues de l'artère iliaque interne entraînent et soulèvent avec elles.

Reinhold fait, en outre, remarquer que des lymphatiques venus de l'appareil génital et aussi du rectum cheminent dans cette gaine pour se rendre aux ganglions hypogastriques.

En avant, la gaine rectale est constituée par l'aponévrose prostato-péritonéale de Denonvilliers chez l'homme ; chez la femme par une couche celluleuse contenue dans la cloison recto-vaginale.

L'aponévrose de Denonvilliers se fixe en haut au fond du cul-de-sac de Douglas auquel elle adhère fortement et en bas elle se perd, en s'amincissant, au niveau du sommet de la prostate et de l'urètre membraneux. Elle contribue à former la gaine d'enveloppe des vésicules séminales et se termine latéralement sur les cloisons sagittales.

En arrière, enfin, la gaine rectale est complétée par un feuillet fibreux assez mince tendu d'une cloison sagittale à l'autre et qui se perd en haut dans la région du hile du rectum, c'est-à-dire au voisinage de la bifurcation de l'artère hémorroïdale supérieure.

En dedans de cette gaine, se trouve un tissu cellulaire lâche, assez abondant, infiltré de graisse chez les gens obèses. Le rectum peut y jouer à l'aise, s'y mouvoir se, contracter ou se distendre. Dans les cas d'inflammation, ce tissu cellulaire peut réagir et former une gangue dure et rigide, origine de certains rétrécissements périrectaux. C'est encore elle qui s'épaissit et se sclérose dans l'infiltration fibro-lipomateuse qui accompagne le rétrécissement du rectum et certains néoplasmes. Mais, en outre, les lymphatiques venus du rectum traversent cette couche celluleuse avant de gagner les parois de la gaine et de ce fait Reinhold a proposé d'élargir l'amputation rectale pour cancer en enlevant en même temps l'atmosphère cellulo-graisseuse et la gaine fibreuse qui la limite.

Connexions du rectum avec les parois du pelvis. — Contrairement aux autres viscères pelviens qui, en raison de la constitution de la ceinture du bassin, ne peuvent être abordés que par l'orifice supérieur ou l'orifice inférieur du pelvis, le rectum peut encore être approché à travers la paroi postérieure de ce pelvis.

C'est qu'en effet la paroi postérieure du pelvis n'est pas formée d'un squelette continu. Le sacrum, qui la constitue en partie, est séparé des os iliaques par un espace assez large : les échancrures sciatiques comblées par des parties molles.

Le rectum descend en avant de cette partie fenêtrée de la paroi pelvienne.

A partir de la troisième pièce sacrée, les bords du sacrum se portent en bas et en dedans en formant un angle que complète la pointe du coccyx.

En même temps qu'il diminue de largeur, le sacrum diminue aussi d'épaisseur, ce qui facilite les manœuvres de résection, si elles sont nécessaires. La présence du canal sacré et de son contenu, étui dural et queue de cheval, oblige cependant à quelque prudence dans ces manœuvres. En effet, si l'on peut sans inconvénient réséquer les bords du sacrum, on ne peut sans danger sectionner, dans la région du canal sacré, au-dessus de la troisième pièce sacrée. L'étui dural descend en effet jusqu'à un niveau assez fixe qui répond au corps de la deuxième vertèbre sacrée. Mais il faut compter avec les variations individuelles et il serait dangereux de pousser la résection transversale du sacrum au-dessus de la troisième pièce sacrée, car on risquerait d'ouvrir l'étui dural et les espaces arachnoïdiens. La section des dernières racines de la queue de cheval qui vont constituer le plexus honteux peut avoir quelque inconvénient ; elle est, en tous cas, sans danger.

Le rectum déborde, à droite et à gauche, cette portion inférieure, étroite, du sacrum continuée par le coccyx.

Il vient donc en regard de ces hiatus du squelette pelvien, appelés échancrures sciatiques. La présence à ce niveau des ligaments sciatiques, durs et tendus, rend toute tentative d'exploration illusoire. Le grand ligament sacro-sciatique, en allant du sacrum à l'ischion, transforme l'espace sacro-iliaque en un orifice ostéofibreux que le petit ligament sacro-sciatique, en se fixant à l'épine sciatique, divise en grande et petite échancrure sciatique.

Malgré l'importance des organes qui passent par ces échancrures, le chirurgien trouve par cette voie un accès sur le rectum et le pelvis. Après avoir eu une grande vogue, ces opérations qui se pratiquent par la voie sacrée ont perdu, du moins chez nous, la faveur qu'on leur accordait jadis. On aborde généralement le rectum soit par le détroit supérieur, soit par l'orifice inférieur du pelvis, mais on utilise encore les connexions du rectum avec le sacrum, le coccyx et les échancrures sciatiques pour se donner, au besoin, du jour à ce niveau.

Connexions du rectum avec le contenu du pelvis. — Comme les autres réservoirs pelviens, le rectum soulève le péritoine dans la cavité duquel il fait saillie. Mais une grande partie de son étendue occupe l'espace sous-péritonéal, c'est-à-dire l'espace compris entre la face inférieure du péritoine et le plancher des releveurs. Cette portion occupe la gaine conjonctive fibreuse, qui la sépare du contenu pelvien. Enfin dans son dernier segment le rectum traverse le sphincter périnéal et prend le nom de canal anal.

La portion péritonéale ne comprend pas toute la circonférence du rectum. En effet, la séreuse qui le tapisse se réfléchit vers les parois latérales du bassin suivant une ligne très oblique en bas et en avant. Les faces latérales du rectum ne sont donc recouvertes de séreuse que sur une très petite étendue.

Au contraire, le péritoine descend assez bas sur la face antérieure du rectum avant de remonter sur la vessie chez l'homme, sur l'utérus chez la femme. Il se forme entre ces organes une profonde dépression du péritoine, désignée sous le nom de cul-de-sac de Douglas.

La profondeur de ce cul-de-sac est assez constante dans l'ensemble. Il nous a semblé cependant qu'il existe quelque différence à ce point de vue entre l'homme et la femme. D'après les mensurations que nous avons faites, le cul-de-sac descend toujours plus bas chez la femme que chez l'homme. Nous avons mesuré que, chez la femme, le fond du cul-de-sac de Douglas est en moyenne à 7 centimètres de la fourchette vulvaire. Chez l'homme, au contraire, le fond du Douglas se trouve à 9 centimètres de la peau de la région rétro-bulbaire.

Contrairement à ce que disent Quénu et Hartmann, le fond du Douglas est à ce niveau tout à fait fixe et l'état de distension ou de vacuité des réservoirs n'influe en rien sur son niveau. De fait, il est solidement fixé par son fond, aussi bien chez l'homme que chez la femme.

Il est tout à fait exceptionnel que le fond du Douglas corresponde à un niveau plus élevé, mais il peut arriver qu'il descende beaucoup plus bas. Zukerkandl a pu suivre l'évolution de ce cul-de-sac et il a constaté que chez l'embryon, il descend jusqu'au niveau du périnée. Peu à peu, par accolement de ses deux faces, ce cul-de-sac se comble et par conséquent son fond remonte jusqu'au niveau où nous le voyons chez l'adulte. Des arrêts, cependant, peuvent se produire dans cette régression et le fond du Douglas peut dès lors se trouver plus ou moins près du périnée. Il est fort probable que c'est à cette persistance congénitale qu'il faut rattacher l'origine de la plupart des hernies périnéales.

Chez l'homme quelquefois, chez la femme constamment, les parois latérales du Douglas sont soulevées par un repli horizontal qui part de la vessie chez l'homme, de la région de l'isthme utérin chez la femme et se porte vers le sacrum. On lui donne, dans le sexe féminin, le nom de repli utéro-sacré. Ce repli marque donc deux étages dans le Douglas : un étage supérieur large ou descendant des anses grêles et quelquefois les annexes ; un étage inférieur très étroit où les anses intestinales ne pénètrent pas, à moins d'une longueur anormale du mésentère. Cette anomalie est nécessaire pour expliquer les hernies périnéales et aussi les hernies à travers la paroi du rectum, comme cela se produit dans l'hydrocèle qui accompagne certains prolapsus du rectum.

Le Douglas représente le point le plus déclive de la cavité péritonéale. C'est là que tout naturellement, du fait de la pesanteur, viennent s'accumuler les liquides épanchés dans la séreuse. Aussi conçoit-on que les cliniciens aient eu l'idée d'utiliser ses connexions avec le fond du vagin pour le ponctionner et reconnaître la nature de ces liquides. Pour la même raison, les collections qui se forment à ce niveau font saillie sur la face antérieure du rectum dans la cavité duquel il leur arrive de s'ouvrir spontanément.

Le cul-de-sac de Douglas et les gouttières latéro-rectales qui remontent le long du rectum forment une sorte de fer à cheval dont l'ampoule occupe le milieu. Dans cette dépression descendent les dernières anses grêles du côté droit du pelvis. Du côté gauche, la gouttière est occupée par le côlon pelvien qui retombe plus ou moins sur la face antérieure du rectum. L'utérus chez la femme, la vessie chez l'homme, quand ils sont vides, sont presque toujours séparés du rectum par ces anses du petit et du gros intestin. On s'en aperçoit parfaitement quand on fait une laparotomie. Quand la vessie ou l'utérus se remplissent, ils repoussent au contraire au-dessus d'eux les anses intestinales et viennent alors en contact immédiat avec le rectum. C'est encore ce qui se passe quand une lésion pathologique augmente leurs dimensions. Le rectum, adossé au plan résistant du sacrum, ne peut fuir cette compression et son fonctionnement peut en être gêné, si la tumeur est volumineuse.

L'uretère et les vaisseaux iliaques internes se trouvent séparés du rectum vide par toute la largeur de la gouttière péritonéale latéro-rectale. A l'état de distension du rectum cette distance diminue. Bien qu'il soit exceptionnel d'intéresser l'uretère dans une extirpation du rectum, ce sont là cependant des rapports qu'il ne faut pas perdre de vue en opérant.

Dans sa portion sous-péritonéale, le rectum repose par toute sa largeur sur le sacrum, le coccyx et le raphé ano-coccygien. L'artère sacrée moyenne et ses veines descendent à ce niveau jusqu'à la glande coccygienne de Luschka. Sur les parties latérales, viennent se placer la chaîne du sympathique et les branches des artères sacrées latérales qui contribuent avec la précédente, mais en faible part, à la circulation du rectum.

Au delà du sacrum qu'il déborde, le rectum vient se placer au devant des branches du plexus sacré issues des trous sacrés antérieurs. Seule la mince aponévrose du pyramidal, sous laquelle elles passent, les séparent de l'intestin. Aussi l'envahissement de ces nerfs est-il fréquent au cours du cancer du rectum et les névralgies sciatiques sont une des meilleures preuves de l'envahissement à distance.

Latéralement, la portion sous-péritonéale du rectum, par l'intermédiaire de sa loge fibreuse, vient en contact des dernières branches de l'hypogastrique. La honteuse interne et l'ischiatique restent constamment à distance, mais l'hémorroïdale moyenne côtoie l'ampoule et soulève même une petite tente cellulo-fibreuse, véritable aileron du rectum, sous lequel un ou plusieurs de ses rameaux se rendent à l'intestin.

Le muscle releveur anal et l'ischio-coccygien forment le fond de cet espace latéro-viscéral ou pelvi-rectal supérieur rempli de graisse et de tissu cellulaire lâche.

En avant, la portion sous-péritonéale du rectum vient en connexion avec l'appareil génital. Il est donc indispensable d'envisager successivement les rapports qu'il peut présenter chez l'homme et chez la femme.

Chez l'homme, la face antérieure de l'ampoule rectale répond aux vésicules séminales presque verticales, comme nous avons vu. Dans l'espace angulaire que forment leurs bords internes, descendent les deux canaux déférents qui suivent de près le bord de la vésicule correspondante.

Vésicules et canaux déférents sont englobés dans le dédoublement de l'aponévrose de Denonvilliers. Celle-ci les fixe dans leur situation et, contrairement à ce que dit Jonnesco, les rend indépendants des mouvements et des déplacements de l'ampoule rectale.

Dans le triangle à sommet inférieur, délimité en haut par la réflexion du cul-de-sac de Douglas, latéralement par les deux canaux déférents, le rectum ne se trouve séparé de la vessie que par l'aponévrose de Denonvilliers. Ces relations sont donc très voisines entre ces deux organes et cependant le toucher rectal ne permet jamais de constater ce que peut contenir la vessie, quand bien même il s'agirait d'une tumeur importante ou d'un calcul volumineux. La résistance et la tension de l'aponévrose prostato-péritonéale sont sans doute la cause de cette impossibilité.

Au-dessous des vésicules, le rectum côtoie la face postérieure de la prostate. L'aponévrose de Denonvilliers, qui les sépare, colle à la prostate, mais il existe entre elle et l'intestin une couche cellulaire plus ou moins infiltrée de graisse, grâce à laquelle on peut facilement séparer les deux organes. Gosset et Proust ont cependant fait remarquer que cette zone décollable devait être évitée par le chirurgien. De fait, dans cette graisse périrectale, courent de nombreux vaisseaux artériels et veineux. Il est impossible que le décollement ne produise pas un suintement sanguin abondant et souvent gênant.

Mais, si l'on se souvient que l'aponévrose prostato-péritonéale, reste d'un cul-de-sac péritonéal, est formée de deux couches séparées l'un de l'autre par un espace (véritable espace décollable), tout à fait avasculaire, on comprendra que c'est là que doit porter le décollement qui se fera cette fois aisément et sans trace d'hémorragie.

Au-dessous de la prostate, enfin, le rectum vient en relation avec l'urètre membraneux. Il existe même des adhérences intimes entre ces deux organes ou pour mieux dire un échange de fibres musculaires lisses. De la musculature longitudinale du rectum, on voit se détacher un faisceau musculaire qui vient se fixer ou se perdre sur la face postérieure de l'urètre. Le muscle recto-urétral passe juste au-dessous du bord inférieur de l'aponévrose de Denonvilliers et l'empêche par conséquent, comme on le dit parfois, d'aller se continuer avec l'aponévrose moyenne du périnée.

Chez la femme, la portion sous-péritonéale du rectum s'applique à la face postérieure du vagin. C'est à cet adossement que l'on donne le nom de cloison recto-vaginale. L'union est cependant loin d'être intime entre ces deux organes. En effet, du fond du cul-de-sac de Douglas descend une lame cellulo-fibreuse qui les sépare. Ce tissu cellulaire est assez lâche pour permettre une certaine mobilité des deux parois, rectale et vaginale, l'une sur l'autre.

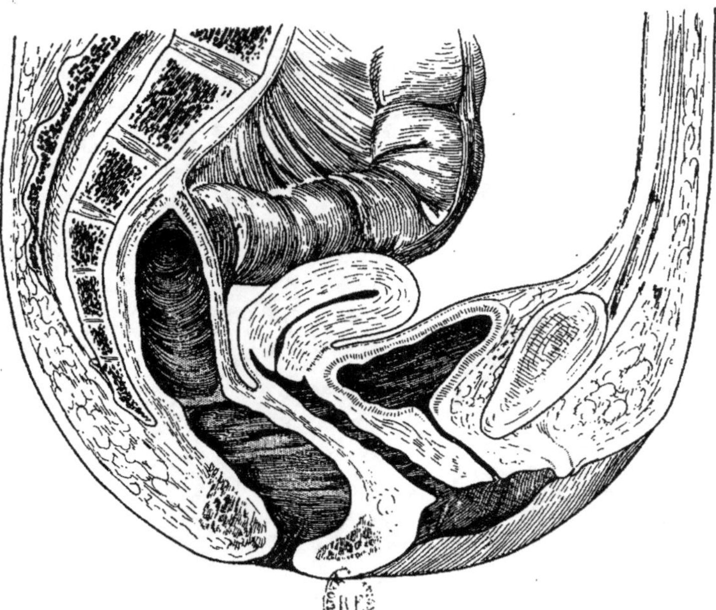

Fig. 82. — Destinée à montrer les limites du rectum par rapport au squelette pelvien
et la direction différente de ses deux parties, ampoule et canal anal.

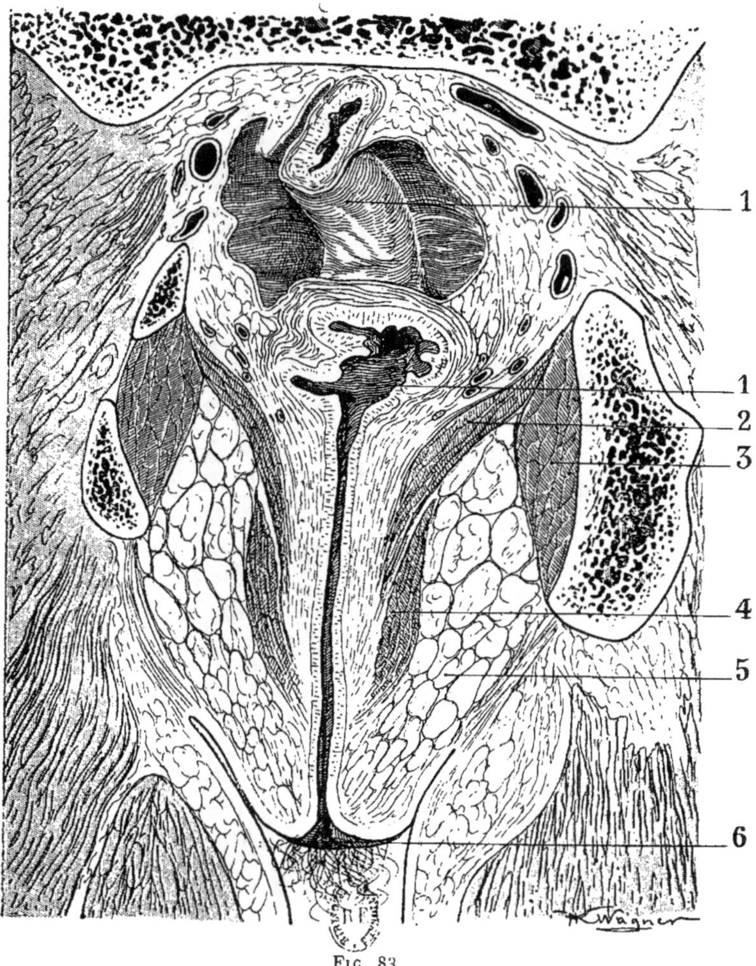

Fig. 83

Coupe verticale et transversale passant à travers le rectum inférieur et l'anus. Coupe
dessinée d'après nature sur un sujet durci au formol. Remarquer l'aspect très particulier de l'appareil sphinctérien qui a probablement été fixé par la mort en contraction.

1 et 1. Le rectum coupé en deux endroits de sa courbe. — 2. Le releveur anal.
3. — Le muscle obturateur interne. — 4. Le sphincter strié. — 5. La graisse du creux
ischio-anal. — 6. L'orifice anal.

Dans les cas de suppuration du cul-de-sac de Douglas ce tissu s'infiltre d'œdème ou de pus et il se fait un véritable dédoublement de la cloison recto-vaginale. On devine aisément que l'on peut sans peine séparer opératoirement les deux conduits à moins que, comme il arrive souvent, une tumeur née dans le rectum n'ait infiltré toute l'épaisseur de la cloison.

La portion sphinctérienne, périnéale ou anale du rectum, est, comme nous l'avons vu (page 110), entourée sur toute sa hauteur par l'appareil sphinctérien de l'intestin. Les expansions antérieures et postérieures du sphincter externe l'immobilisent sur la ligne médiane. En avant, il est fixé par le raphé ano-bulbaire, en arrière par le raphé ano-coccygien.

Latéralement, il est libre de toute connexion et se trouve en contact de l'abondante graisse qui remplit le creux ischio-rectal. Les vaisseaux et nerfs hémorroïdaux inférieurs, qui traversent cette graisse, viennent se jeter dans la partie latérale et postérieure de son appareil sphinctérien (voir fig. 83).

En avant le canal anal se trouve séparé de l'appareil de l'érection et des muscles qui l'entourent par un espace angulaire à sommet supérieur. On donne à cet espace, chez l'homme, le nom de triangle ano-bulbaire, chez la femme le nom d'espace ano-vulvaire. A travers cet espace se pratiquent quantité d'opérations portant sur les vésicules, la prostate, les releveurs anaux, le rectum.

C'est une voie facile à qui connaît l'architecture du périnée. Elle peut préparer de rudes mécomptes à qui ignore cette région.

Il est indispensable tout d'abord de se souvenir que le canal anal se porte en arrière et en bas, l'urètre au contraire en avant et en bas, comme le vagin. Le danger est dans le fond de l'espace, car on risque de s'y perdre et d'ouvrir soit le rectum, soit l'urètre ou le vagin. Au-dessous de la peau du périnée et du dartos qui la double, on trouve d'abord un raphé de fibres musculaires striées. Elles sont formées par l'union de la partie antérieure du sphincter externe de l'anus avec la partie postérieure du muscle bulbo-caverneux chez l'homme, du constricteur vulvaire chez la femme. L'artère transverse superficielle du périnée est en général très réduite sur la ligne médiane et la périnéale superficielle est plus externe.

De chaque côté du raphé médian, viennent se fixer les fibres du muscle transverse superficiel dont le bord postérieur cache et protège l'artère transverse profonde, volumineuse et qui donne un jet important quand on la sectionne.

Le raphé médian, une fois coupé et récliné, on aperçoit en avant la partie postérieure du bulbe chez l'homme. Puis on rencontre un tissu cellulaire assez dense dans lequel on repère et on isole les deux bords en regard des muscles releveurs de l'anus. Ces bords épais et arrondis sont enveloppés dans une aponévrose et ne donnent pas à première vue l'aspect fasciculé du muscle strié. L'espace qui sépare ces deux bords n'est que de 15 à 18 millimètres. Quand on tire en arrière l'anus, on aperçoit dans cet intervalle un second raphé médian profond, tendu du rectum à l'urètre. C'est le muscle recto-urétral, la clef de l'espace décollable recto-prostatique.

Chez la femme, la voie est beaucoup plus simple, car lorsqu'on a franchi le raphé médian et découvert les bords des releveurs, on n'a plus devant soi que le tissu cellulaire qui sépare le rectum du vagin jusqu'au cul-de-sac de Douglas.

Vascularisation du segment ano-rectal. — La connaissance des vaisseaux sanguins et lymphatiques du segment anorectal est depuis quelques années l'objet des préoccupations des chirurgiens. Il est essentiel de connaître les voies d'arrivée du sang au rectum, afin de ne pas compromettre sa nutrition par des tentatives chirurgicales malencontreuses. Il est essentiel de connaître le trajet et l'arrivée des voies lymphatiques, afin d'assurer l'exérèse rationnelle des tumeurs et de leurs propagations ganglionnaires.

Les artères qui assurent la nutrition du rectum sont d'un volume et d'une abondance que ne justifie nullement le rôle de canal excréteur et de réservoir de ce segment terminal du tube digestif. L'importance de cette vascularisation artérielle est en rapport avec la septicité du contenu, contre laquelle les parois ont à tout instant à se défendre. De fait, sitôt que les voies principales ont été obturées, malgré l'existence de voies collatérales, qui seraient suffisantes partout ailleurs, on voit la gangrène envahir tout ou partie de la paroi rectale.

Anatomiquement trois sources apportent du sang au segment ano-rectal : l'hémorroïdale supérieure, l'hémorroïdale moyenne, l'hémorroïdale inférieure. Pratiquement l'hémorroïdale supérieure seule est susceptible d'assurer la nutrition du rectum. L'hémorroïdale inférieure, peut être l'hémorroïdale moyenne, assure tout juste celle du canal anal.

L'hémorroïdale supérieure est un vaisseau considérable. Elle représente la terminaison de l'artère mésentérique inférieure qui, après avoir fourni les côliques gauches et sigmoïdiennes, descend dans le pelvis et prend le nom d'hémorroïdale supérieure. L'origine de cette artère se fait généralement au devant du sacrum à la hauteur du promontoire et un peu à gauche de la ligne médiane.

Elle est, à ce niveau, située dans la racine verticale du méso-côlon pelvien. C'est là qu'on pourra aisément la trouver. Encore faut-il savoir tenir compte des variations du méso-côlon pelvien.

Lorsque celui-ci est long et la fossette sigmoïde profonde, l'hémorroïdale supérieure est flottante avec le méso. On peut l'attirer en avant, à droite ou à gauche. On peut même la voir par transparence à travers le méso, quand on sait convenablement l'éclairer. Cependant la racine verticale du méso-côlon pelvien est le plus souvent infiltrée d'une graisse abondante qui cache les organes contenus entre les deux feuillets séreux.

Lorsque le méso est nul et le côlon pelvien adhérent sur toute sa longueur, l'hémorroïdale supérieure se trouve plaquée contre la paroi postéro-latérale gauche du pelvis et si le sujet est adipeux, il devient souvent très difficile de trouver le pédicule vasculaire du rectum.

L'hémorroïdale supérieure est très courte. Elle mesure d'habitude 3 à 4 centimètres de long, parfois moins. Son calibre, par contre, est considérable et atteint 3 à 4 millimètres de diamètre. Après un très court trajet descendant en arrière du dernier segment du côlon pelvien, elle atteint la partie supérieure du rectum et elle se divise en deux branches : la rectale droite et la rectale gauche. La fourche que fait cette bifurcation se met à cheval sur la face postérieure de l'ampoule (voir fig. 84).

La rectale droite est la plus volumineuse des deux. Elle continue la direction du tronc de l'hémorroïdale supérieure et descend sur la face postérieure de l'ampoule. On peut l'y suivre très bas, jusqu'à 3 ou 4 centimètres au-dessous du plancher du releveur. Elle pénètre alors dans l'épaisseur des tuniques rectales.

Elle a donné, très près de son origine, une branche volumineuse qui descend le long de la face latérale droite. Souvent aussi, elle donne une seconde branche qui suit la ligne médiane postérieure. C'est cette artère que Quénu appelle *la dorsale* du rectum. Souvent aussi cette dernière branche vient soit de la bifurcation même de l'hémorroïdale supérieure, soit plus rarement de la rectale gauche.

La rectale gauche, un peu moins volumineuse que la précédente, ne continue pas la direction du tronc de l'hémorroïdale. Elle se porte en avant, en contournant le pli que fait le rectum en se continuant avec le colon pelvien. Elle arrive ainsi sur la face latérale gauche de l'ampoule. Là, elle change de direction, devient descendante et suit la face gauche du rectum jusqu'à quelques centimètres du plancher des releveurs.

Elle donne une branche plus antérieure qui descend le long de la face antéro-latérale gauche du rectum.

Il est parfaitement exact de résumer cette distribution artérielle en disant, avec Quénu, l'hémorroïdale gauche et ses branches ont surtout une distribution antéro-latérale, tandis que l'hémorroïdale droite a une distribution postéro-latérale.

Bien que contenue sur toute son étendue dans la gaine fibreuse du rectum, l'hémorroïdale supérieure et ses branches donnent cependant quelques rameaux d'importance tout à fait secondaire aux organes voisins. C'est ainsi qu'elle envoie de minces vaisseaux au vagin chez la femme et à la prostate chez l'homme.

Sur des injections cadavériques bien réussies, on peut voir des anastomoses avec de nombreux vaisseaux du voisinage. J'ai constaté des anastomoses filiformes avec l'artère sacrée moyenne à la hauteur de la pointe du sacrum. A son extrémité supérieure, l'hémorroïdale s'anastomose avec la dernière sigmoïdienne.

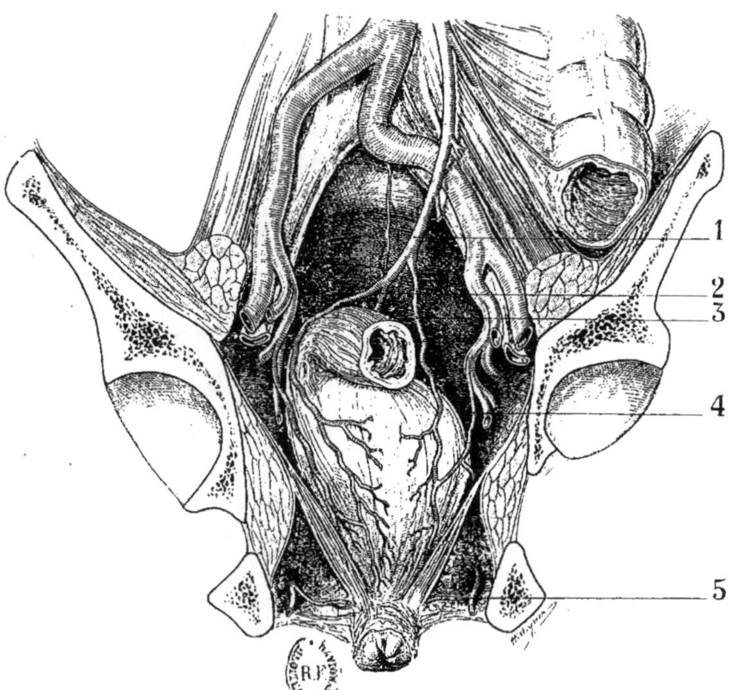

Fig. 84. — Les artères du rectum et de l'anus. — Ce dessin, fait d'après une préparation de mon élève Lazerme, représente l'ampoule rectale, distendue et touchant les releveurs.

1. L'artère hémorroïdale supérieure, donnant : 2, l'artère rectale droite et sa division et 3, l'artère rectale gauche. — 4. L'artère hémorroïdale moyenne reposant sur le releveur et ses anastomoses avec l'hémorroïdale supérieure. — 5. L'artère hémorroïdale inférieure, dans le creux ischio-anal et se distribuant à l'anus.

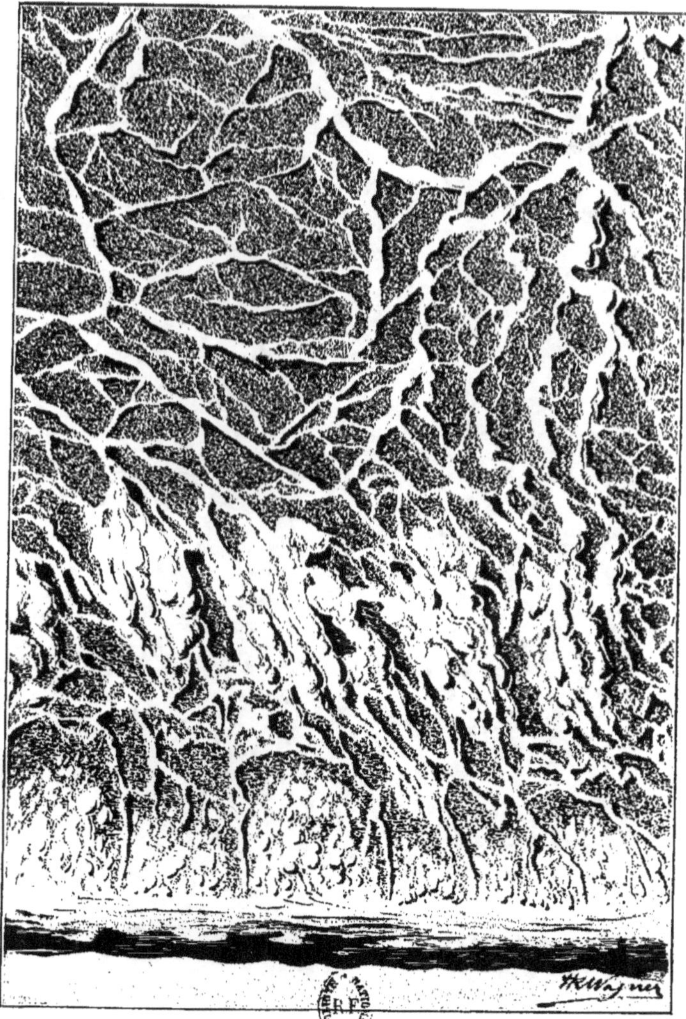

Fig. 85. — Veine de la sous-muqueuse rectale de l'adulte. — Remarquer la dilatation
ampullaire des veinules au niveau des valvules de Morgagni.
(D'après Quenu et Hartmann).

XXVII. Page 290.

Nous avons déjà dit (Voir Tome II, page 176) ce qu'il faut penser de ce point de Sudeck.

Dans un grand nombre de pièces, j'ai retrouvé les anastomoses entre l'hémorroïdale supérieure et l'hémorroïdale moyenne décrites par Konstantinowitch, Jonnesco, Quénu. Nous verrons plus loin ce qu'il faut en penser.

L'hémorroïdale moyenne, artère mal nommée, est bien plutôt génitale que rectale. Elle est même parfois exclusivement génitale. Ce serait déjà une raison de ne pas compter sur elle pour assurer la vascularisation du rectum.

Elle naît du tronc de division antérieure de l'hypogastrique (voir page 158). Dissimulée dans l'épaisseur de la paroi latérale de la gaine rectale, au-dessous du tronc de l'ombilico-vésicale, elle se porte en avant et en bas, à distance par conséquent de la paroi rectale. Elle contourne le bord externe de la vésicule séminale chez l'homme, lui donne quelques rameaux et se termine dans la prostate. Chez la femme, elle se porte jusqu'au vagin où elle se termine en fins rameaux.

Dans ce trajet, elle abandonne le plus souvent, mais non toujours, une ou plusieurs branches au rectum. Celles-ci se détachent à la hauteur de la partie basse de l'ampoule et se portent transversalement vers le rectum en soulevant au-dessus d'elles une expansion de la gaine hypogastrique à laquelle on donne généralement le nom d'**aileron du rectum.** Ce ou ces rameaux se distribuent à l'union du rectum avec la partie supérieure du canal anal.

Dans l'épaisseur du rectum, ces branches de l'hémorroïdale moyenne s'anastomosent par de fins rameaux avec les terminaisons de l'hémorroïdale supérieure. Pratiquement ces vaisseaux sont insuffisants pour assurer le retour du sang en cas d'oblitération de l'hémorroïdale supérieure.

Quénu a décrit en outre des anastomoses superficielles, c'est-à-dire à la surface du rectum, entre les deux hémorroïdales supérieure et moyenne. Il a trouvé ces anastomoses douze fois sur treize cas. Elles seraient suffisantes pour assurer la nutrition de l'intestin après la suppression du courant de l'hémorroïdale supérieure.

Sur des sujets finement injectés, j'ai retrouvé dans nombre de cas, mais non constamment, ces anastomoses. Elles sont tantôt unilatérales, tantôt bilatérales, mais toujours elles m'ont paru extrêmement grêles, presque filiformes. Leur existence n'est donc pas niable, à mon avis.

Reste à savoir si leur calibre les rend susceptibles d'assurer la nutrition de l'ampoule, quand l'hémorroïdale supérieure a été liée. Je crois que l'on peut sans crainte conclure par la négative. Peut-être s'il s'agissait d'un autre organe, ces petits vaisseaux auraient-ils le temps de prendre un calibre suffisant, mais le rectum a un contenu éminemment septique. L'ischémie n'y est pas possible car la gangrène envahit rapidement ses parois.

D'autre part, si l'on se souvient de l'inconstance du territoire rectal de cette artère, on comprend que pour bien des raisons, on ne peut se fier à ce vaisseau pour assurer la nutrition du rectum.

L'hémorroïdale inférieure est une artère du périnée. Elle se distribue exclusivement au canal anal et à son appareil sphinctérien. Elle naît de la honteuse interne au niveau de la face interne de l'ischion. Elle quitte immédiatement la gaine dans laquelle court la honteuse interne contre le muscle obturateur interne et se porte en dedans, en bas et en avant à travers la graisse du creux ischio-anal.

Elle arrive ainsi à l'anus, plus ou moins accompagnée par des expansions fibreuses parties de l'aponévrose du muscle obturateur interne. Au niveau de l'anus, elle donne des branches au sphincter externe et au releveur anal. D'autres traversent ce sphincter et se terminent dans la musculature propre de l'intestin et par le réseau intramusculaire ou sous-muqueux, contractent des anastomoses avec la circulation des hémorroïdales moyenne et supérieure.

Toutes les anastomoses que nous avons décrites entre les diverses artères qui se rendent au rectum sont, en somme, de très petit calibre. A la rigueur, il peut se trouver que, ici comme ailleurs, l'une quelconque de ces anastomoses prenne un calibre important et permette qu'anormalement le sang arrive en quantité suffisante au rectum après la ligature de l'artère principale, hémorroïdale supérieure. Mais en règle générale, on ne peut pas davantage espérer voir la circulation se rétablir par la voie de l'hémorroïdale moyenne ou inférieure que l'on ne peut compter sur la fameuse anastomose recto-sigmoïdienne de Sudech.

Au point de vue chirurgical, la vitalité du rectum est assurée par une seule artère qu'on ne peut lier sans dommage : l'hémorroïdale supérieure.

Les veines du segment ano-rectal naissent par un réseau à mailles nombreuses placé au-dessous de la muqueuse de l'intestin. Au niveau du canal anal, ces veines sous-muqueuses prennent une disposition spéciale et sont fréquemment le siège de dilatations variqueuses ou hémorroïdes.

Les veines sous-muqueuses de l'ampoule forment un réseau à mailles irrégulières et allongées dans le sens du conduit. Des vaisseaux plus volumineux en partent qui donneront naissance aux veines hémorroïdales supérieures.

Les veines sous-muqueuses du canal anal naissent dans la zone cutanée lisse par une série de petits troncs ascendants qui montent jusqu'aux valvules de Morgagni et se jettent dans des veines plus importantes qui suivent les colonnes de Morgagni. Celles-ci se réunissent en formant des troncs plus volumineux qui traversent les parois de l'intestin.

Ces veines sous-muqueuses du canal anal présentent des caractères très spéciaux. Constamment chez l'adulte, elles sont de place en place renflées en ampoules de volume irrégulier qui occupent la région des valvules de Morgagni. Ce sont, en somme, des hémorroïdes en miniature. Suivant certains auteurs, ce serait là une disposition normale. Cependant Marion, Quénu ont constaté que chez le nouveau-né cet état n'existe pas ; les veines sont cylindriques. Les ampoules n'apparaîtront que plus tard du fait des micro-traumas et de l'infection, inévitable en cette région.

Ce fin et abondant réseau sous-muqueux se trouve drainé dans un autre réseau périrectal par une série de troncs assez volumineux qui vont traverser les parois musculaires du rectum et de l'anus.

Ces veines perforantes, au niveau de l'ampoule (système rectal) sont surtout nombreuses sur les faces postérieure et latérale.

Les plus inférieures siègent à 8 ou 10 centimètres de la peau. Elles traversent très obliquement les diverses couches musculaires de bas en haut et de dedans en dehors. Elles se jettent dans le plexus périrectal à larges mailles.

Les veines perforantes, au niveau du canal anal (système trans-sphinctérien) traversent les parois de l'anus, les unes au-dessus du sphincter externe, par conséquent au travers des faisceaux du releveur anal, les autres à travers le sphincter externe. On trouve ces veines à 3 ou 4 centimètres de la peau de l'anus. Ce sont elles que l'on voit et qu'on lie, quand on pratique le Whitehead.

La circulation sous-muqueuse du segment ano-rectal est encore drainée, en haut dans les veines sous-muqueuses du côlon pelvien, en bas dans les veines sous-cutanées dites encore sous-sphincté-riennes. Ces dernières se jettent dans un réseau sous-cutané ou parfois dans une veine annulaire périnéale appelée par Konstanti-nowitch : veine marginale de l'anus.

Ainsi donc, à part ces deux déversoirs supérieur et inférieur, toute la circulation sous-muqueuse de l'ano-rectum doit traverser des couches musculaires lisses ou striées. On peut fort bien imaginer, comme l'avait dit Duret, que tout ce qui provoque la contracture de ce système ou augmente l'afflux sanguin gênera le libre cours du sang, favorisera la stase et préparera la distension des hémorroïdes. De même encore le relâchement des muscles facilitera la circulation veineuse et c'est ainsi très probablement qu'agit, dans ces cas, la dilatation forcée du sphincter.

Le large réseau périrectal, dont les mailles enveloppent l'intestin, distribue le sang dans trois directions : les veines hémorroïdales supérieures, moyennes et inférieures.

Les veines hémorroïdales supérieures suivent le trajet des artères. Mondor fait observer que les deux veines rectales, droite et gauche, se placent généralement en avant des artères. La veine hémorroïdale supérieure se trouve également en avant de l'artère du même nom. Il se forme donc dans la racine verticale du méso-côlon pelvien, un peu au-dessous du promontoire, un carrefour vasculaire formé par la bifurcation de l'artère hémorroïdale et l'origine de la veine du même nom. C'est dans cette fourche double que viennent se placer les ganglions tributaires de l'ampoule. On donne souvent, en pratique, à ce confluent vasculaire, le nom de *hile* du rectum.

Les veines hémorroïdales moyennes et **inférieures** suivent exactement le trajet des artères correspondantes.

Enfin **la veine marginale de l'anus** est drainée par des veines postérieures allant vers le coccyx, des veines latérales allant vers l'ischion, des veines antérieures allant vers le pli génito-crural et la circulation des veines honteuses externes.

La circulation veineuse de l'ano-rectum est donc tributaire de deux systèmes bien différents. Par la veine hémorroïdale supérieure, une partie du sang gagne la veine splénique et le système porte. Par les hémorroïdales moyenne, inférieure et le réseau sous-cutané, une partie du sang se déverse dans la circulation générale du système cave.

Aussi lorsqu'une gêne se produit dans la circulation de l'un ou l'autre système, voit-on habituellement se gonfler les veines de l'anus qui établissent une sorte d'anastomose entre eux. Dans la cirrhose veineuse, les hémorroïdes constituent un signe fréquent, de même que dans les compressions caves, dans la grossesse, la distension des veines anales est un phénomène habituel.

Les lymphatiques ano-rectaux prennent leur origine dans un réseau sous-muqueux extrêmement abondant dont les mailles deviennent de plus en plus serrées à mesure qu'on se rapproche de l'orifice cutané.

De ce réseau partent trois voies efférentes. Les deux premières suivent un trajet à peu près superposable à celui des artères hémorroïdales supérieure et moyenne. Le dernier a un trajet indépendant et sous-cutané.

Les lymphatiques issus de la muqueuse de l'ampoule rectale traversent les tuniques musculaires à des hauteurs variables et montent ensuite sur les faces latérale et postérieure de l'organe, en suivant le trajet d'une des branches de l'hémorroïdale supérieure. Cunéo et Marcille, comme avant eux Gerota, ont constaté sur leur trajet de tout petits ganglions, difficiles à voir en dehors de toute lésion pathologique.

Tous ces lymphatiques aboutissent à cinq ou six gros ganglions situés dans la racine verticale du côlon pelvien, au niveau de la bifurcation de l'artère hémorroïdale supérieure. Ainsi donc, un peu au-dessus de l'ampoule rectale, dans le méso-côlon pelvien, se trouve une région vasculaire d'une importance chirurgicale considérable. C'est là que se divise l'artère principale du rectum, que se réunissent les veines constituant la petite mésentérique. C'est là aussi que se trouvent la plupart des ganglions qui reçoivent les lymphatiques rectaux, qu'il faudra de toute nécessité extirper en cas de cancer.

Les lymphatiques nés de la partie inférieure de l'ampoule rectale et de la partie supérieure du canal anal se portent en dehors et en arrière, tout comme l'artère hémorroïdale moyenne dont ils suivent le trajet. Comme elle aussi, ils sont situés, au dire de Reinhold, dans l'épaisseur de la paroi latérale de la gaine rectale. Cette constatation est, pour cet auteur, une raison de plus d'enlever cette gaine en même temps que l'intestin en cas de cancer. Ces vaisseaux lymphatiques se terminent dans la région de l'artère hypogastrique. Quénu, d'après ses injections, pense que l'étage inférieur du rectum proprement dit envoie ses lymphatiques à la fois aux ganglions sacrés et aux ganglions hypogastriques.

C'est là, en tous cas, une voie accessoire, très difficile d'ailleurs à mettre en évidence par les injections (Cunéo et Marcille). Pratiquement, c'est-à-dire au point de vue chirurgical, il est rare qu'on s'efforce de rechercher et d'extirper ces ganglions en cas de cancer, car leur envahissement indique un degré de diffusion où la chirurgie ne garde guère d'espérance.

Les lymphatiques, issus du canal anal et de la région de la marge de l'anus, restent sous-cutanés et se portent vers les ganglions de l'aine. Ils suivent, par un trajet irrégulier et ordinairement sinueux, le pli génito-crural ou même le tissu cellulaire sous-cutané du périnée et arrivent ainsi aux ganglions internes de la région de l'aine. La plupart se terminent dans le groupe ganglionnaire supéro-interne, quelques-uns arrivent aux ganglions inféro-internes.

Mais le réseau périanal communique largement avec les lymphatiques sous-cutanés de la peau de la fesse, de sorte que, si les injections cadavériques ne montrent pas d'habitude des lymphatiques contournant la fesse et la hanche pour atteindre les ganglions externes de l'aine, il arrive en clinique de constater l'envahissement de ces ganglions au cours de lésions étendues de l'anus et de son pourtour cutané.

TABLE DES PLANCHES

TABLE DES MATIÈRES

Achevé d'imprimer le 28 octobre 1925

ORLÉANS. — IMP. H. TESSIER